Die Reihe „Studium Pflege, Therapie, Gesundheit" richtet sich an Studierende von pflege- und gesundheits-bezogenen Studiengängen. Das Angebot ist vielfältig und reicht von Pflege, Physiotherapie, Ergotherapie und Logopädie über Gesundheitsmanagement/ -Ökonomie, Pflegepädagogik, Gesundheitsförderung und Gesundheitspsychologie bis hin zu Gesundheitstourismus, Fitnessökonomie und Neurorehabilita-tion. Hier finden Sie die relevanten Themen mit interdisziplinärer Ausrichtung für Ihr Studium und kon-krete Unterstützung beim wissenschaftlichen Arbeiten.

Weitere Bände in der Reihe: http://www.springer.com/series/15210

Heike Hoos-Leistner

Kommunikation im Gesundheits-wesen

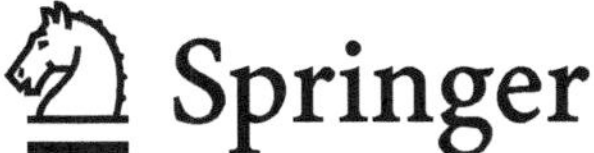

Heike Hoos-Leistner
München, Deutschland

ISSN 2522-820X   ISSN 2522-8218   (electronic)
Studium Pflege, Therapie, Gesundheit
ISBN 978-3-662-59219-9   ISBN 978-3-662-59220-5   (eBook)
https://doi.org/10.1007/978-3-662-59220-5

Die Deutsche Nationalbibliothek verzeichnet diese Publikation in der Deutschen Nationalbibliografie; detaillierte bibliografische Daten sind im Internet über http://dnb.d-nb.de abrufbar.

Springer

Fotonachweis Umschlag: © wwing, istock.com

Springer ist ein Imprint der eingetragenen Gesellschaft Springer-Verlag GmbH, DE und ist ein Teil von Springer Nature.
Die Anschrift der Gesellschaft ist: Heidelberger Platz 3, 14197 Berlin, Germany

Vorwort

Kommunikation ist ein wesentlicher Bestandteil von medizinisch begründeten Interaktionen. Sie gestaltet Arbeitsprozesse förderlich oder hinderlich und ist fester Bestandteil der Lehre medizinischer Studiengänge. Der Einfluss von Kommunikation auf das Erleben von Zufriedenheit ist bekannt und betriebswirtschaftlich von Interesse, denn zufriedene Patienten, zufriedene Angehörige und zufriedene Mitarbeiter sind Wirkungs- und Bindungsfaktoren.

Eine umfassende Sozialkompetenz trägt maßgeblich zu einem erfolgreichen und befriedigenden Arbeiten bei, doch warum ist das so?

- Den **Umgang mit Kranken und ihren Angehörigen** professionell zu gestalten erfordert Einfühlung. Es erfordert Gesprächstechniken, um Informationen zu bekommen, Compliance zu gewährleisten und mit Non-Compliance umzugehen. Erfolgreiche Kommunikation ist persönlicher Erfolgsfaktor und persönlicher Fürsorgefaktor.
- In der **Zusammenarbeit mit anderen Beteiligten im Gesundheitswesen** sind Rollenklärung und Rollenverständnis gefragt und äußern sich in inneren und nach außen wirkenden Kommunikationsmustern. Die Kommunikation in medizinischen Teams beeinflusst das Arbeitsklima wesentlich. **Führungspositionen, Teamarbeit und Mitarbeiterführung** erfordern Softskills und entscheiden über Personalbindung oder Fluktuation.
- **Kommunikation des Individuums** wird von eigenen Einstellungen, Überzeugungen und Wahrnehmungen beeinflusst. Eine innere Haltung zeigt sich bereits ohne Worte, und zahlreiche inneren Dialoge oder Zuschreibungen zu Personen oder Situationen prägen die eigene Wahrnehmung. Sie prägen somit die berufliche Rolle.

Der Kommunikation im Gesundheitsfachberuf wird inzwischen eine starke Relevanz beigemessen, und aus diesem Grund wird diese Fähigkeit auch curricular im Rahmen von beruflicher Qualifizierung festgesetzt.

Dieses Buch bezieht die wesentlichen Anforderungen an die Kommunikation im Gesundheitsfachberuf ein: die Kommunikation mit Patienten, die intra- und interpersonelle Kommunikation sowie die Kommunikation in medizinischen Teams. Ergänzt wird das Thema um die kommunikative Bedeutung in Führungsprozessen und um die Themen Selbstwirksamkeit und Selbstfürsorge.

Das vorliegende Lehrbuch bietet die Möglichkeit, kommunikativ relevantes Wissen zu erlangen, zu vertiefen und zu erweitern. Kommunikative Gewohnheiten können so reflektiert, hinterfragt und ergänzt werden, professionelles Kommunikationsverhalten wird ermöglicht.

Die berufliche Rolle erfordert von Gesundheitsfachberufen zudem spezielle und differenzierte Kommunikationskompetenzen in verschiedenen Situationen, denen mit diesem Buch entsprochen wird.

Lernziele des Buches sind:

1. Eine Wissensvertiefung von Grundlagen der Kommunikation zu Modellen, Ansätzen, Bedingungen für gelingende Kommunikation sowie zu Kommunikation in der beruflichen Rolle.
2. Die Umsetzung professioneller Kommunikation mit Patienten, welche die Sicherung von Verständnis, Empathie, Gesprächszielen und Entscheidungsfindung erfordert. Verschiedene Kenntnisse zur Bedeutung nonverbaler Kommunikation, subjektiver Wahrnehmungen und Patientenperspektiven erlangen und vertiefen.

3. Die optimierte Nutzung der intra- und interpersonellen Kommunikation und die dabei bedeutsamen Aspekte zu kennen. Den Einfluss von Emotionen zu verstehen, die Zufriedenheit im Interaktionsprozess fördern und die Reflexion der abhängigen Variablen *Einstellung – Verhalten – Kommunikation* verwirklichen. Kenntnisse zu unterstützenden Formaten wie kollegialer Beratung, Inter- und Supervision kennen und das Management von fehlerhaften oder ungewissen Zuständen zu verwirklichen.

4. Ein fundiertes Wissen zur Bedeutung von Kommunikation in medizinischen Teams zu bekommen, die Begründung von Individualität und Subjektivität in interaktiven Prozessen zu verstehen, das positive Gestalten von Arbeitsklima zu ermöglichen. Den professionellen Einsatz von Feedback-Techniken, ein konstruktives Management von Konflikten und Verhandlungen sicherzustellen. Sowohl Rollenklärung als auch Entfaltung von Potenzial zu fördern sowie die Auswirkungen eigener Interessen auf das medizinische Team zu kennen.

5. Führungsverhalten kommunikativ zu professionalisieren, in dem Kompetenzen, Verwirklichung erfolgreicher Führung, die Bedeutung der sozialen Einflussnahme sowie die Umsetzung professioneller Führung umgesetzt werden können.

6. Das Erkennen der Bedeutung von Kommunikation auf Selbstwirksamkeit, aber auch Selbstfürsorge und somit den Einfluss von Überzeugungen sowie Glaubenssätzen zu kennen und positiv nutzen zu können. Achtsamkeit und Selbstcoaching einsetzen zu können, darüber hinaus in der Lage zu sein, verschiedene Stressoren zu managen.

Dieses Buch verknüpft wissenschaftliche Erkenntnisse mit Erfahrungswissen und dient der Unterstützung sowie Förderung eigener Bedeutsamkeit und Ressourcen in der professionellen beruflichen Rolle. Fachtheoretisches Hintergrundwissen wird somit erweitert, damit Interaktionsprozesse erklärbar sind und positiv gestaltet werden können. Die Inhalte des Buches sind als Ergänzung auf dem erfolgreichen beruflichen Weg zu sehen. Sie laden ein, angesprochene Aspekte zu vertiefen und fachübergreifende Theorie-Praxis-Modelle im Gesundheitsfachberuf zu entwickeln.

Das Lehrbuch richtet sich an Studierende im Bereich Therapie und Pflege. Andere Berufsgruppen im medizinischen Bereich werden mit dem vorliegenden Werk in ihrer Professionalisierung und Entwicklung der beruflichen Rolle jedoch ebenfalls begleitet.

Heike Hoos-Leistner
München, Deutschland

Hinweise zum Buch

Das vorliegende Lehrbuch dient der Professionalisierung beruflicher Kommunikation im Gesundheitswesen. Es vereint Erkenntnisse aus Bereichen der Psychologie und Soziologie, welche hier relevant sind: relevant für erfolgreiche, ressourcenerhaltende und -fördernde Interaktion. Theoretisches Wissen über Kommunikation ist durch die Schulbildung häufig schon bekannt. Dieses Buch bietet theoretisches Wissen anwendungsorientiert und berufsspezifisch dar.

Im Jahr 2013 wurden europäische Ziele formuliert, welche kommunikative Kompetenzen auf der interdisziplinären Ebene festlegen. Seit 2016 liegen diese in deutscher Übersetzung vor. Das *Health Professions Core Communication Curriculum (HPCCC)* bildet das Fundament dieses Werkes und lässt sich wie folgt subsumieren ◘ Abb 1:

Um professionelle Kommunikation strukturiert und sinnvoll zu lernen, beginnt dieses Lehrbuch mit Basiswissen. Es thematisiert zunächst die theoretischen Grundlagen von Kommunikation, erst dann werden Themen der im HPCCC formulierten Lernziele aufgegriffen.

Jedes der sechs Kapitel kann einzeln bearbeitet werden, Verweise auf andere Kapitel sind vermerkt und ermöglichen so die thematisch bezugnehmende Wissenserweiterung.

Das Buch hat zwei Ziele:
1. das Verstehen und Nutzen individueller Interaktions- bzw. Kommunikationsmuster zur Professionalisierung von Kommunikation,
2. die reflektierte Anwendung von professioneller Kommunikation in der beruflichen Rolle.

Um theoretisches Wissen anwendungsorientiert zu nutzen, beinhaltet jedes Hauptkapitel ein Unterkapitel zur Reflexion und Übung.

Das Bearbeiten des jeweiligen Reflexions- und Übungsteils setzt die Lektüre des gesamten Kapitels voraus. Dennoch können einzelne Aufträge selektiv bearbeitet werden, wenn die Zuordnung zum Gelesenen gelingt.

Auf einen Lösungsteil wurde bewusst verzichtet – mit dem Ziel, dass eine individuelle Lösung gefunden wird. Diese ergibt sich, wenn man das bereits vorhandene Wissen mit dem durch die Inhalte des Buchs erworbenen Wissen verbindet. Zudem ist Kommunikation geprägt von der eigenen Biografie und der personenbezogenen Umwelt. In der beruflichen Rolle verknüpft sich Individualität mit den professionellen Ansprüchen. Die Herausforderungen für Pflege- und Therapieberufe sind im Bereich der sozial-kommunikativen Kompetenz vielfältig und anspruchsvoll. Die Übungen und Aufträge sind individuell zu bearbeiten, da eine allgemeingültige Lösung der Komplexität nicht gerecht werden würde.

Subjektive Einflussfaktoren prägen die Kommunikation multipler Interaktionsprozesse. Diese Faktoren zu kennen, ermöglicht das Verstehen der Dynamik eines Gesprächs; sie sind damit zentrale und wiederkehrende Schlüsselaspekte. Die Beeinflussung von eigenem und fremdem Kommunikationsverhalten gelingt jedoch nur durch Informieren, Transferieren und Anwenden.

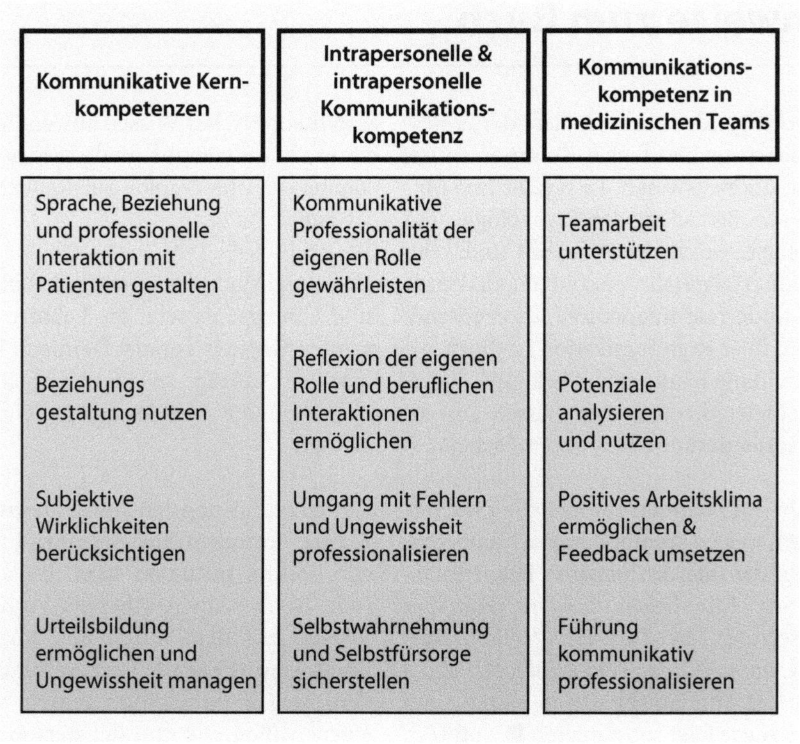

Kommunikative Kern-kompetenzen	Intrapersonelle & intrapersonelle Kommunikations-kompetenz	Kommunikations-kompetenz in medizinischen Teams
Sprache, Beziehung und professionelle Interaktion mit Patienten gestalten	Kommunikative Professionalität der eigenen Rolle gewährleisten	Teamarbeit unterstützen
Beziehungs gestaltung nutzen	Reflexion der eigenen Rolle und beruflichen Interaktionen ermöglichen	Potenziale analysieren und nutzen
Subjektive Wirklichkeiten berücksichtigen	Umgang mit Fehlern und Ungewissheit professionalisieren	Positives Arbeitsklima ermöglichen & Feedback umsetzen
Urteilsbildung ermöglichen und Ungewissheit managen	Selbstwahrnehmung und Selbstfürsorge sicherstellen	Führung kommunikativ professionalisieren

■ **Abb. 1**   Kommunikative Lernziele im Health Professions Core Communication Curriculum – HPCCC. (Eigene Abbildung in Anlehnung an Bachmann et al. 2016)

Inhaltsverzeichnis

Über die Autorin

Heike Hoos-Leistner

ist Erwachsenenbildnerin (M.A.), Coach (univ.) und Dozentin für unterschiedliche Medizinal- und Gesundheitsfachberufe. Sie besitzt jahrelange Erfahrungen in der Lehre an privaten Hochschulen, Berufsfachschulen und in verschiedenen Weiterbildungsbereichen.

Seit ihrem Diplom-Studiengang Physiotherapie (FH) beschäftigt sie sich mit dem Thema Kommunikation und Gesprächsführung. Sie transferierte die Aspekte Klientenzentrierter Gesprächsführung (Carl Rogers) bereits 2007 in die Physiotherapie und verfasste 2008 ein Buch dazu.

Ihre Veröffentlichungen thematisieren Erfahrungen und Ideen zur Professionalisierung von Kommunikation und Lehre. Insbesondere fokussiert sie die Anwendbarkeit und Umsetzung theoretischer Ansätze aus Psychologie und Pädagogik in den Lehr-Lern-Bereich verschiedener Medizinal- und Gesundheitsfachberufe.

Grundlagen der Kommunikation

© Springer-Verlag GmbH Deutschland, ein Teil von Springer Nature 2019
H. Hoos-Leistner, *Kommunikation im Gesundheitswesen*, Studium Pflege, Therapie, Gesundheit,
https://doi.org/10.1007/978-3-662-59220-5_1

1

Kommunikation ist ein entscheidender Gestaltungsfaktor, wenn es um Interaktionen im Gesundheitswesen geht. Diese umfassen Kommunikation mit Patienten, intrapersonelle und interpersonelle Kommunikation sowie Kommunikation zwischen medizinischen Teams. Hinzu kommen zwei weitere Faktoren, die durch Kommunikation beeinflusst werden: die Selbstwirksamkeit und die Selbstfürsorge von Fachkräften in Gesundheitsfachberufen.

Ein Mangel an Kommunikationsfähigkeit verursacht Fehler, Frustration, seelisch-körperliche Belastungen und Stresserleben.

Gesundheitsfachpersonal ist verantwortlich für Gesundungsprozesse. Es begleitet chronisch Erkrankte, sterbende Menschen sowie ihre Angehörigen und ist verantwortlich für angemessene Entscheidungen unter Abwägung aller Einflussfaktoren im medizinischen Prozess. Gesundheitsfachpersonal muss koordinieren, führen, beraten und Rechenschaft ablegen. Diese vielen Herausforderungen erfordern Klärungs- und Anpassungsfähigkeit, um eigene Ressourcen einteilen zu können.

Die Kommunikation von in Gesundheitsfachberufen Tätigen entscheidet darüber, wie sie wahrgenommen werden. Gelingt Kommunikation, werden sie als kompetent und vertrauenswürdig erlebt. Fühlen Patienten sich verstanden, steigert dies das gesundheitliche Ergebnis. Interagiert Gesundheitsfachpersonal kommunikativ klar, präzise und wertschätzend, steigert dies beruflichen Erfolg und Zufriedenheit.

Die Lehr- und Studiencurricula in Medizin, Pflege und Therapie integrieren bereits das Thema Kommunikation. Dies zeigt die Relevanz der Thematik und berücksichtigt Forschungserkenntnisse aus verschiedenen Nachbarwissenschaften. Das Wissen um Modelle und Ansätze professioneller Kommunikation stellen die theoretische Basis einer individuellen Fähigkeit dar: die Fähigkeit, in jeder Situation flexibel, angemessen, verantwortungsbewusst und zufriedenstellend interagieren zu können. Dafür ist das Verständnis subjektiver Einflussfaktoren entscheidend für die Umsetzung. Berufliche Kommunikation erfordert ein entsprechendes Rollenverständnis, welches die Umsetzung angemessener Interaktion ermöglicht. Hilfen bieten dabei Kommunikationsprinzipien sowie die Kenntnis eines stimmigen Einsatzes der Teilmengen von Kommunikation. Neben einer zugewandten inneren Haltung entscheidet zudem die Sicherung von Verständnis über das kommunikative Gelingen.

■ **Was erwartet Sie in diesem Kapitel?**

In diesem ersten Kapitel des Buches geht es um die Basis von Kommunikationsprozessen. Auf welchen Modellen und Ansätze beruht unser Wissen über Kommunikation? Welche Bedeutung hat die Wahrnehmung des Einzelnen? Worauf kommt es an, wenn wir Kommunikation in der beruflichen Rolle betrachten? Wie kann Kommunikation von Fachkräften in Gesundheitsfachberufen überhaupt gelingen?

Am Ende des Kapitels finden sich Reflexionen und Übungen zu Grundlagen der Kommunikation. Diese sensibilisieren für die Thematik und fördern das eigene Potenzial zur Optimierung der Kommunikationsfähigkeit.

Lernziele
- Nach dem Durcharbeiten dieses Kapitels sind Ihnen verschiedene Modelle und Ansätze der Kommunikation bekannt. Sie wissen um deren Urheber und die wesentlichen Begriffe. Anhand von Abbildungen gelingt Ihnen ein Transfer in den Alltag.
- Ihnen ist der Einfluss der subjektiven Wahrnehmung und ihre Bedeutung für die Kommunikation klar.
- Sie kennen Erwartungen an angemessene Kommunikation in der beruflichen Rolle. Ihnen sind Grundhaltungen für die Umsetzung professioneller Gesprächsführung sowie Gesprächshindernisse bekannt.
- Faktoren, die zum Gelingen von Kommunikation beitragen, sind Ihnen klar. Hierbei kennen Sie sozial-kommunikative Kompetenzen und Teilmengen der Kommunikation. Sie wissen, welche Herausforderungen und Möglichkeiten das Gelingen von Kommunikation beeinflussen, und verfügen über Techniken, die Verstehen sichern.

1.1 Modelle und Ansätze in der Kommunikation

Die professionelle Sicht auf Kommunikation berücksichtigt heute Ansätze aus Psychologie, Soziologie, Pädagogik und Philosophie. Erkenntnisse aus der Psychoanalyse, Impulse aus der humanistischen Psychologie und Aspekte der Systemtheorie werden integriert. Das Verständnis von Kommunikation stützt sich inzwischen auf aktuelle hirnphysiologische Erkenntnisse und Wissen aus der pädagogischen Psychologie. Dabei werden Grundannahmen zu subjektivem Erleben und Wahrnehmung bedacht.

Ansätze und Modelle der Kommunikation sind urheberbezogen ausdifferenziert. Sie beleuchten verschiedene Perspektiven auf zwischenmenschliche Kommunikation sowie deren Einflussfaktoren.

Die klassischen Kommunikationsmodelle sehen sprachliche Interaktion als:

- Enkodierung und Dekodierung,
- Intentionsorientierung,
- Perspektivenübernahme,
- Dialog.

Zunächst werden die Modelle und Ansätze kurz erklärt und ihre charakteristischen Begriffe aufgeführt. Mittels einer Abbildung werden die jeweiligen Bestandteile skizziert.

■ Kommunikationsprozesse als Enkodierung und Dekodierung

Diese Modelle nutzen die Begriffe Sender und Empfänger und sind sowohl zur Analyse von Kommunikationsprozessen geeignet als auch zur Klärung von Kommunikationsproblemen.

Die bekanntesten Modelle sind das **Transmissionsmodell** (Claude E. Shannon und Warren Weaver) und das **Vier-Ohren-Modell** oder **Kommunikationsquadrat** (Friedemann Schulz von Thun).

Diese Modelle beschäftigen sich damit, wie Botschaften kodiert (verschlüsselt) und dekodiert (entschlüsselt) werden. Die Begriffe „kodiert" und „dekodiert" beziehen sich dabei auf persönliche Kommunikationsfähigkeiten.

Diese Modelle bieten zudem Möglichkeiten der Optimierung von Kommunikationsprozessen.

Charakteristische Begriffe des Transmissionsmodells sind:

- Informationsquelle (z. B. das Gehirn),
- Sender (Sprechender und seine Stimmbildung),
- Signal (Worte, Tonfall),
- Kodierung (die Art und Weise, was der Sprecher wie sagt),
- Kanal (z. B. Telefon), ggf. Störungen (z. B. Nebengeräusche, parallele Denkprozesse des Empfängers beim Hören),
- Empfänger (Zuhörer mit seinen Ohren und seinem Gehirn),
- Dekodierung (das, was der Empfänger daraus entschlüsselt),
- Rückmeldung.

Eine Abbildung zeigt unter Verwendung dieser Begriffe den Ablauf eines Kommunikationsprozesses (◖ Abb. 1.1).

Das Vier-Ohren-Modell (Friedemann Schulz von Thun) oder Kommunikationsquadrat ist sehr populär, es bezieht in die sprachliche Informationsübermittlung die Perspektive von Sender und Empfänger mit ein. Definiert werden sowohl vier Seiten einer gesendeten Botschaft als auch vier Seiten einer empfangenen Nachricht.

Charakteristische Begriffe des Vier-Ohren-Modells sind:

- Sender (der Sprechende) mit vier Schnäbeln,
- Nachricht (eine Aussage),
- Sachinhalt der Aussage (darüber wird informiert),
- Selbstoffenbarung in der Aussage (das sagt der Sender über sich aus),
- Beziehung, welche die Aussage beeinflusst (sagt etwas über das Verhältnis von Sender und Empfänger aus),
- Appell der Aussage (das, was getan werden soll),
- Empfänger (der Hörende) mit vier Ohren,
- Sachaspekt (was sagt der Sender, worüber will er informieren),
- Selbstkundgabe (was gibt die Person von sich zu erkennen, und was bedeutet das Gesagte für sie),
- Beziehungshinweis (wie steht der Sender zur eigenen Person als Empfänger, was sagt das über sein Verständnis der Beziehung zu eigenen Person als Empfänger aus),
- Appell (was soll die eigene Person als Empfänger tun, wie soll sie reagieren).

◖ Abb. 1.1b skizziert die Begriffe der Informationsübermittlung. Sender und Empfänger wechseln in dialogischen Interaktionen.

Dem sehr bekannten Vier-Ohren-Modell wird eine hohe Praxisrelevanz und Erklärung kritischer Kommunikationssituationen zugeschrie-

1

◘ **Abb. 1.1**   **a** Transmissionsmodell der Kommunikation.
b Vier-Ohren-Modell/Kommunikationsquadrat

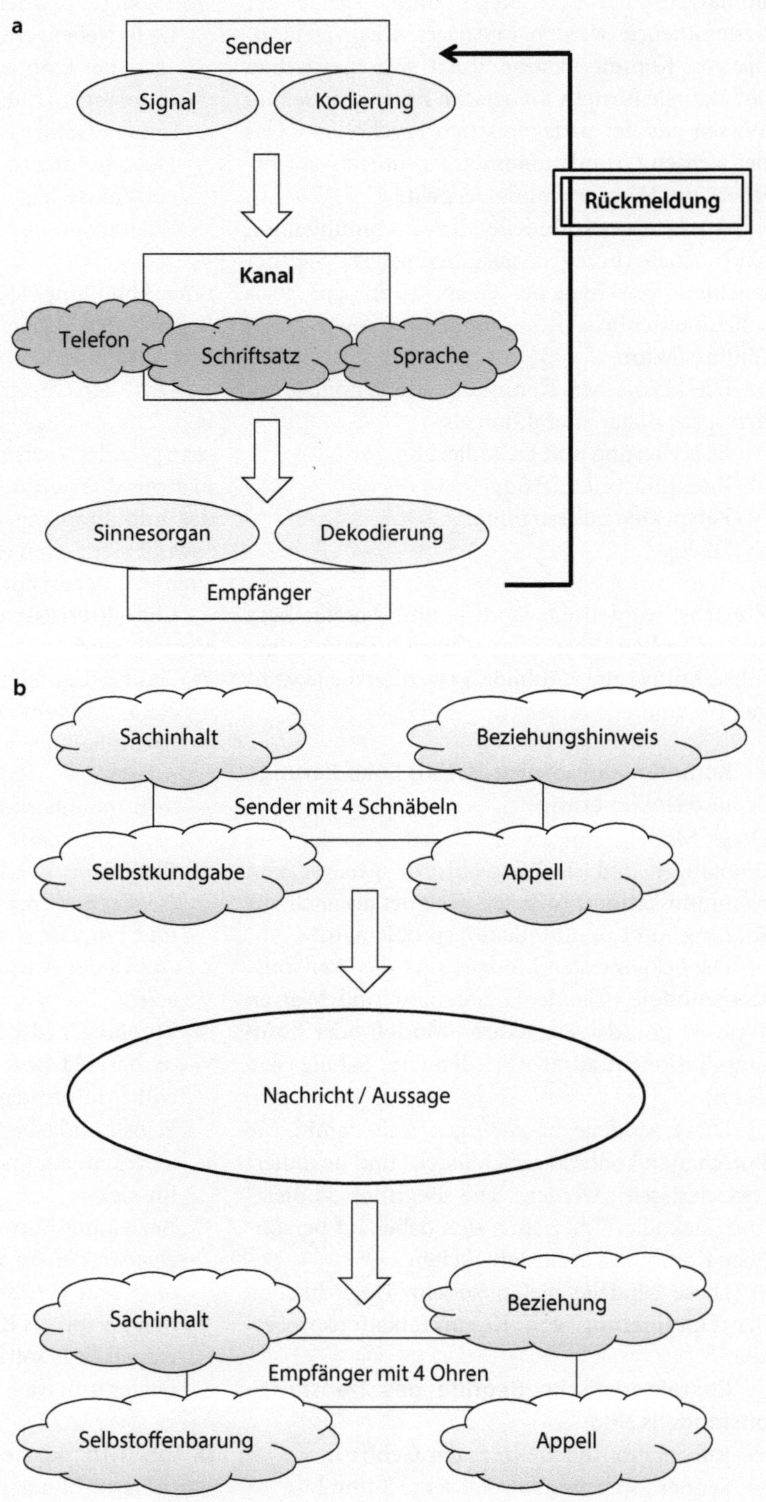

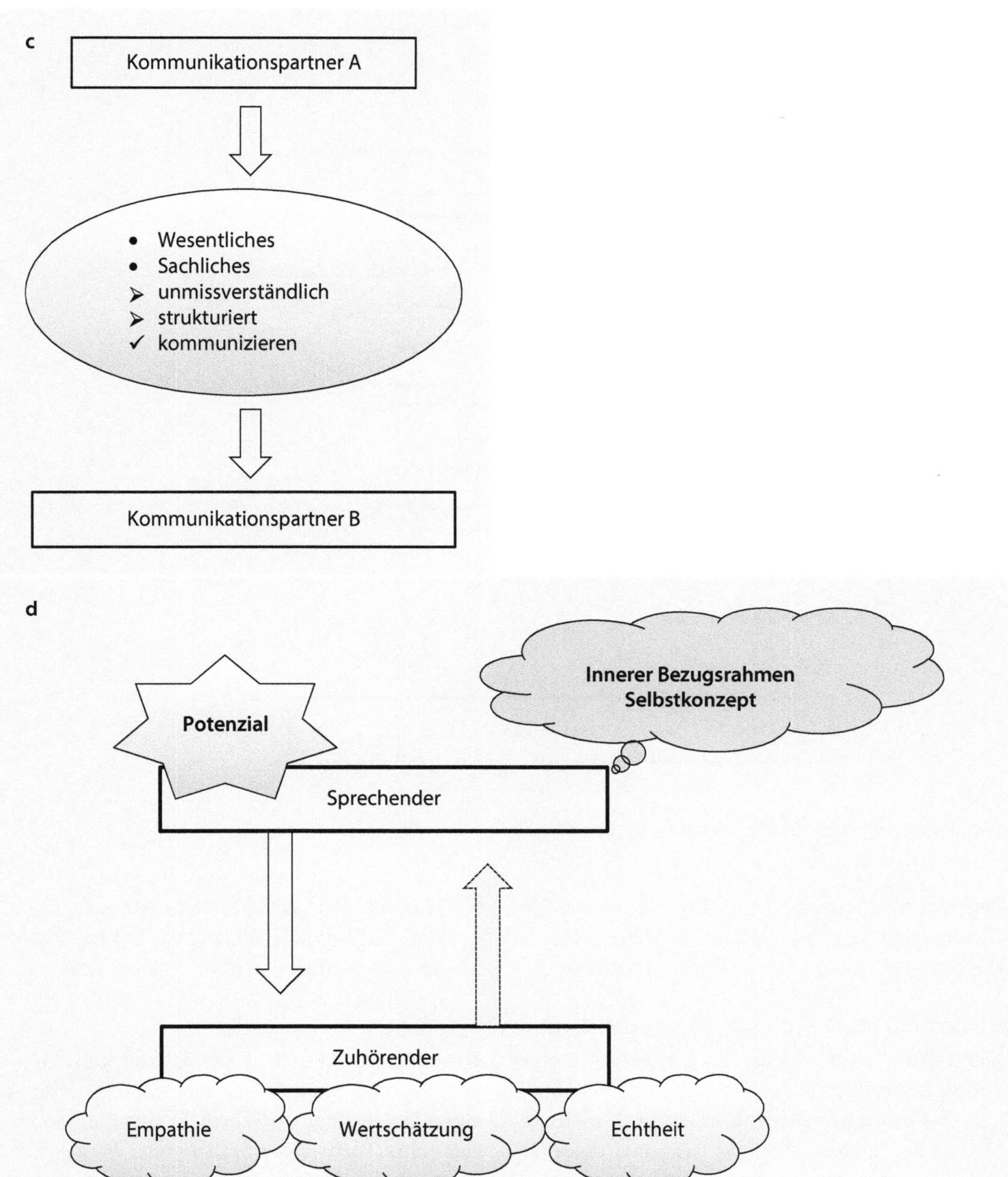

◘ **Abb. 1.1** **c** Kommunikation als Intention. **d** Kommunikation als unbewusster und bewusster Dialog

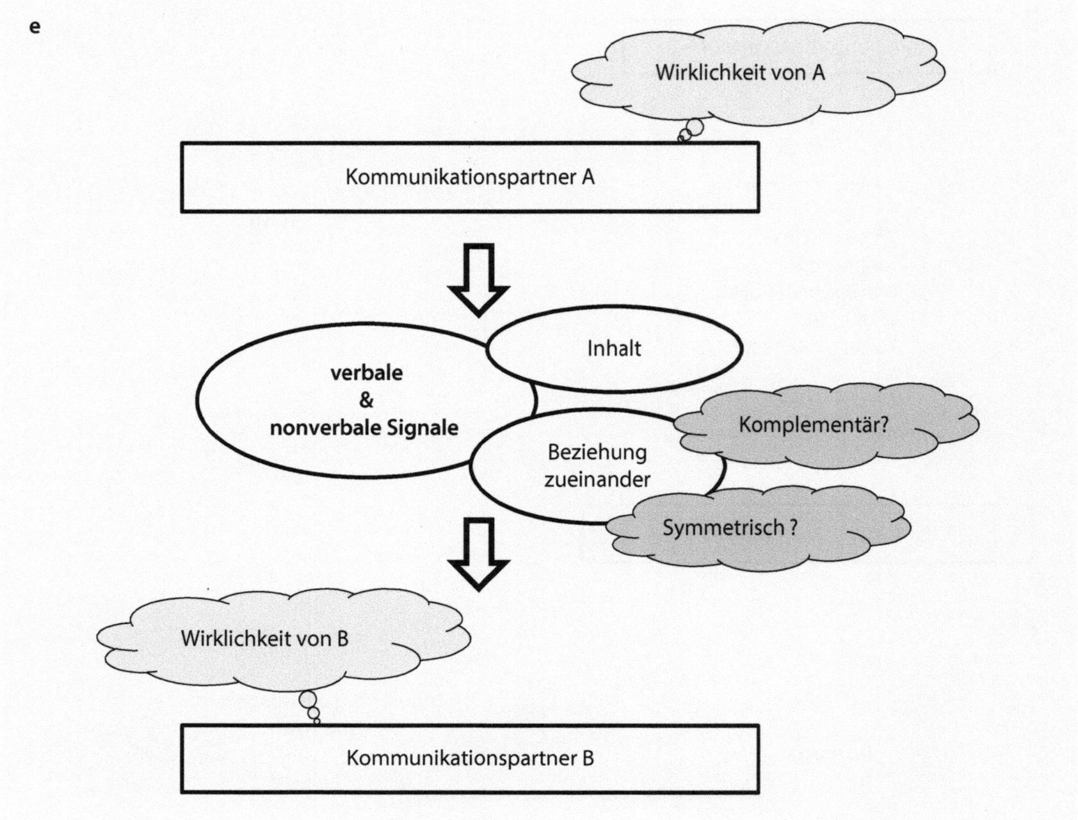

▣ Abb. 1.1 e Axiome der Kommunikation

ben, denn es analysiert den Inhalts- und Beziehungsaspekt von Interaktionen. Meist bildet es die Basis im Unterricht zur Kommunikation.

■ **Kommunikation als Intentionsorientierung**

Der Fokus dieses Modells ist der Absichtsaspekt von Sprache. Es hat das Gelingen der Verständigung als Ziel und versteht Kommunikation als kooperatives Handeln. Ziel und Zeitpunkt eines Gesprächs werden von den Kommunikationspartnern als akzeptiert vorausgesetzt. Die Effizienz von kommunikativen Prozessen wird nach dieser Annahme gesteigert. Das Modell stellt Konversationsgrundsätze auf, die Maxime genannt werden (Paul Grice).

Charakteristische Begriffe des Kommunikationsmodells nach Grice sind:

– Maxime der Quantität (weder zu wenig noch zu viel sagen),
– Maxime der Qualität (keine ungesicherte Behauptung oder Ironie benutzen),
– Maxime der Relevanz (keine irrelevanten oder nebensächlichen Dinge mitteilen),
– Maxime der Klarheit (keine Mehrdeutigkeit, Vagheit und Weitschweifigkeit, sondern logisch und zeitlich klar strukturiert sprechen).

▣ Abbildung 1.1c stellt die Charakteristika des Kommunikationsmodells dar. Sie zeigt lediglich einen Sendekanal, doch bezieht sich die Intention auf beide Partner als Sprechende. Wesentliches und Sachliches wird unmissverständlich, also klar und strukturiert kommuniziert.

Diese sehr zielorientierte Idee von Kommunikation ist einer Handlungsstruktur von Kommunikationsprozessen aus Sendersicht dienlich.

■ **Perspektivenübernahme als Faktor gelungener Kommunikation**

Dieses Modell wird auch „klientenzentrierte Gesprächsführung" (Carl Rogers) genannt. Es sieht gelungene Kommunikation als Bereitschaft an, Situationen aus Sicht des Sprechenden zu sehen. Förderliche Kommunikation beinhaltet nach diesem Modell drei Faktoren: Das einfühlende Verstehen (Empathie), eine generelle Haltung der Wertschätzung und eine Kongruenz (Stimmigkeit) des Sprechenden.

Ausgewählte charakteristische Begriffe der auch als personenzentriert bezeichneten Kommunikation sind:

- Klienten- oder personenzentriert interagieren: Der Sprechende steht mit seinem Erleben im Mittelpunkt, der Zuhörende nimmt sich und seine Assoziationen dabei ganz zurück.
- Empathie: Einfühlendes Verstehen als Haltung des Zuhörenden, in welcher er versucht, sich in das einzufühlen, was den Sprechenden bewegt.
- Unbedingte Wertschätzung: Der Zuhörende nimmt den Sprechenden in der Situation so an, wie er wahrgenommen wird. Dies geschieht ohne Bedingungen und mit einer positiven Haltung.
- Echtheit: Sie wird auch Kongruenz genannt und ist der Ausdruck von stimmigen nonverbalen sowie verbalen Reaktionen in Bezug auf das Gesagte, allerdings ohne dem anderen Menschen etwas vorzumachen.
- Aktualisierungstendenz: Jeder Mensch verfügt über das Potenzial, sich mit und durch Herausforderungen im Leben anzupassen und mit seinem Potenzial Ressourcen zu haben, die seine Weiterentwicklung ermöglichen.
- Selbstkonzept: Umfasst das, was der Kommunizierende von sich selbst hält. Es entsteht aus lebenslanger Erfahrung der eigenen Person in und durch die Umwelt.
- Innerer Bezugsrahmen: Ist alles an Überzeugungen, Meinungen, Werten und Einstellungen, die Kommunizierende prägen und nach denen sie fühlen und urteilen.

◘ Abb. 1.1d verdeutlicht diese Charakteristika. Sprechende werden mit ihrem Potenzial, ihren Bezügen und dem Konzept von sich selbst gesehen. Zuhörende haben dabei eine Haltung der Empathie und Wertschätzung.

Dieses Modell stammt ursprünglich aus der professionellen Beratung und Gesprächstherapie. Empathiefähigkeit und zugrundeliegende Wertschätzung in der Interaktion haben hier eine hohe Relevanz, denn sie fördern eine zugewandte Kommunikation, gegenseitiges Verständnis und

Offenheit. Spezielle Gesprächsführungstechniken machen diesen personenzentrierten Ansatz praxis- und anwendungsorientiert.

- **Kommunikation als unbewusster und bewusster Dialog**

Diese Sichtweise auf Kommunikationsprozesse zeichnet sich durch die Integration subjektiver Wahrnehmungen und deren Auswirkung aus. Sie beschreibt den Einfluss individueller Wirklichkeit auf Kommunikation und berücksichtigt zudem, wie Kommunikation subjektive Wirklichkeiten konstruiert.

In diesem Modell werden Axiome (im Sinne von Grundsätzen) der Kommunikation beschrieben (Paul Watzlawick). Diese integrieren sowohl die Beziehungsebene als auch die subjektive Wahrnehmung und Wirklichkeit der Kommunizierenden. Der sachliche Aspekt von Interaktionsprozessen gerät in den Hintergrund und wird als Aktion und Reaktion auf Interpretationen gesehen, die zu ungünstigen Mustern im Kommunikationsverhalten führen. Interaktion ist hiernach Ausdruck einer gemeinsamen Wirklichkeit, die miteinander konstruiert wird und gleichzeitig den weiteren Kommunikationsprozess beeinflusst.

Charakteristisch für dieses Modell sind die **5 Axiome** der Kommunikation:

1. Man kommuniziert immer, auch wenn man nichts sagt: Jedes Verhalten in einer Interaktion hat Mitteilungscharakter.
2. Kommunikation besteht immer aus einem Inhalts- und Beziehungsaspekt: *Was* wird kommuniziert und *wie* wird kommuniziert.
3. Kommunikation strukturiert sich durch individuelle Ereignisfolgen: Die eigene Wirklichkeit folgt individuell wahrgenommenen Ursachen und Auslösern, die unterschiedlich gewichtet werden. Dadurch kommt es zu einer differenten Ursachen-Wirkung-Zuschreibung. Es kann zu einem zirkulären Prozess aus Wahrnehmung und Reaktion kommen, welcher gelungene Kommunikation stört.
4. Menschliche Kommunikation beinhaltet verbale (im Modell *digital* genannt), aber auch nonverbale Kommunikation (im Modell *analog* genannt). Diese ergänzen sich: Die analogen Elemente sind bedeutsam, da sie sehr schnell wahrgenommen werden können, während digitale Elemente leicht verfälscht werden können.

1

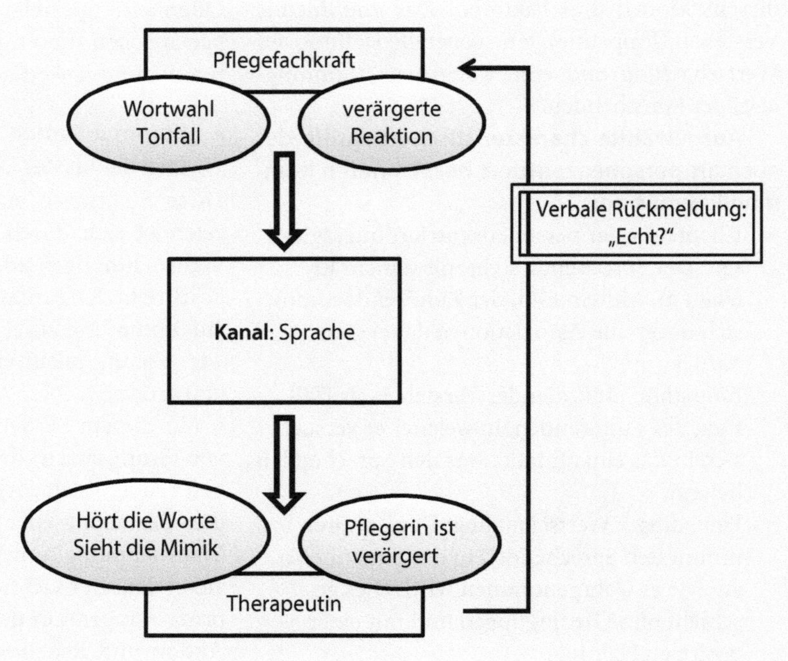

□ **Abb. 1.2** Transmissionsmodell

5. Kommunikation kann symmetrisch (gleichwertig) oder komplementär (ergänzend) sein – abhängig von einer Beziehung, welche auf Gleichheit ausgelegt ist oder auf Unterschiedlichkeit: Bezogen auf die Beziehung der Gesprächspartner kann es sich entweder um eine gleichwertige bzw. nicht gleichwertige Rolle oder Beziehungsebene handeln – abhängig von der Intention der Kommunikation.

Die Abbildung 1.1e zeigt die schematisch auf (s. □ Abb. 1.1e). Zwei Wirklichkeiten prägen die Interaktion, dabei beeinflussen sie die Sprache und den Inhalt. Die Beziehung zueinander regelt dabei den Habitus. Dieses Modell gehört zu den bekanntesten Kommunikationsmodellen zur Erklärung von Störungen und Bedingungen von Interaktionsprozessen, es wird häufig zitiert und unterrichtet. Der im zweiten Axiom postulierte Beziehungsaspekt von Kommunikation wurde insbesondere von Friedemann Schulz von Thun aufgegriffen, in seinem Vier-Ohren-Modell integriert und erweitert (s. oben).

■ **Modelle und Ansätze im Praxisbezug**

Anhand des folgenden Beispiels werden nun die beschriebenen theoretischen Sichtweisen jeweils verdeutlicht und konkretisiert:

Beispiel

Eine Kollegin aus dem Pflegebereich kommuniziert mit einer Kollegin aus dem Therapiebereich. Es geht um den Patienten Herrn Maier.

Die Aussage der Pflegenden lautet: „Herr Maier hat seine schlechte Laune heute an mir ausgelassen."

□ Abb. 1.2 stellt dar, dass die Pflegefachkraft ihre Wortwahl in einem bestimmten Tonfall färbt. Sie zeigt sich verärgert und kodiert ihre Signale mittels des Kanals der verbalen Sprache. Sicher zeigen diese sich sodann auch in nonverbalen Signalen. Die Therapeutin hört als Empfängerin die Worte und nimmt verschiedene Signale auf. Sie dekodiert Verärgerung und gibt eine verbale Rückmeldung, indem sie nachfragt. Dabei hat sie in ihrer Informationsquelle (Wahrnehmung im Gehirn) die für sie stimmige Reaktion gebildet. Nun könnte der Dialog aus **Enkodierung und Dekodierung** fortgesetzt werden (□ Abb. 1.2).

□ Abb. 1.3 zeigt die Kommunikationspartner mit einer Möglichkeit von individuellen Aussagen (vier Schnäbel) und der Wahrnehmung gehörter Aspekte (vier Ohren). Der Sachinhalt zeigt sich in dem oberen linken Feld, die Selbstoffenbarung steht darunter. Die Beziehung ist oben rechts abgebildet, darunter die Appellebene. Diese vier

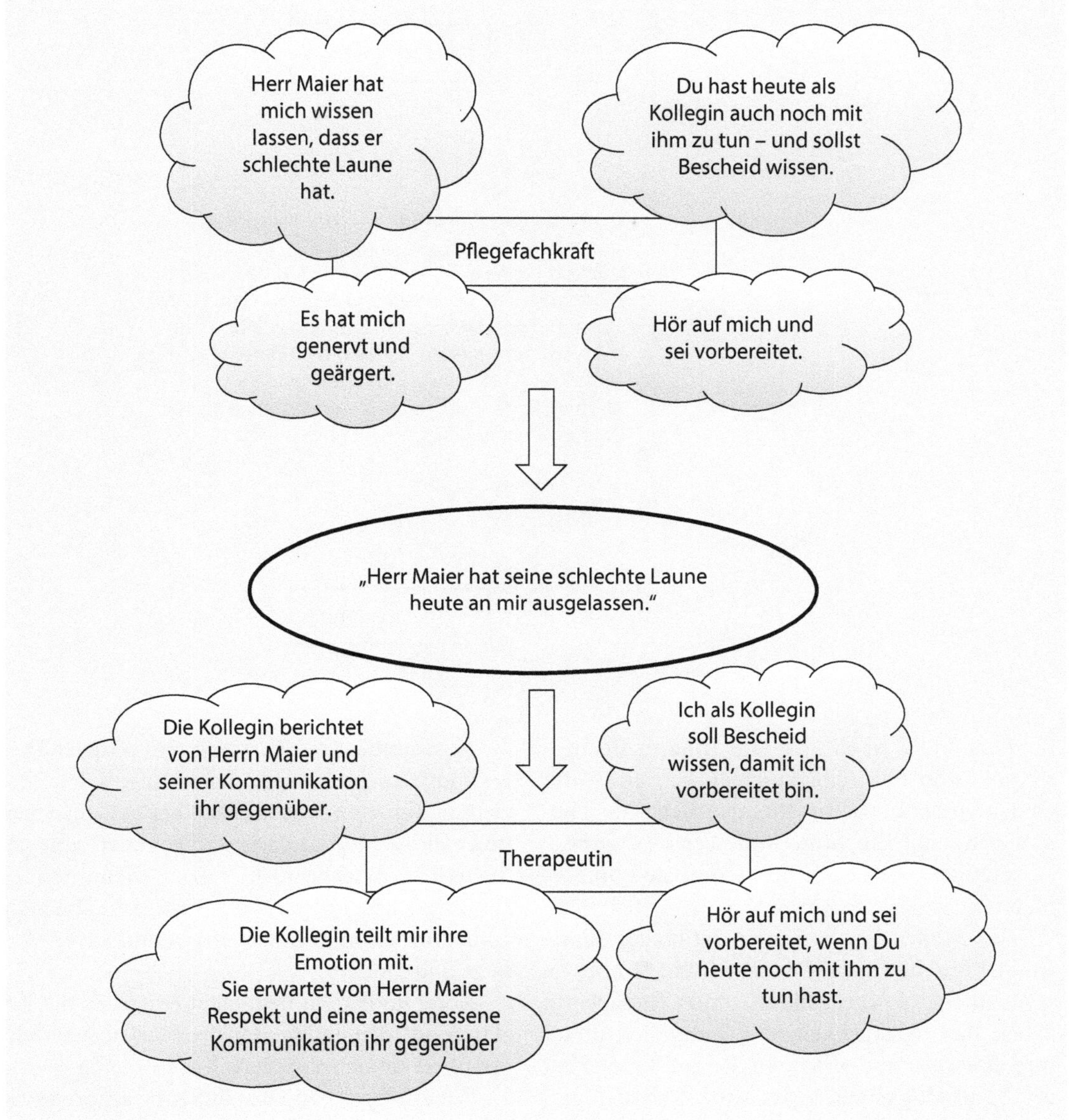

◘ **Abb. 1.3** Vier-Ohren Modell

Ebenen charakterisieren das Gesagt der Pflegefachkraft, das die Therapeutin mit ihren **vier Ohren** aufnimmt: Im oberen Bereich zeigt sich der Sachaspekt, daneben der Beziehungshinweis, Selbstkundgabe und Appell sind im unteren Bereich der Abbildung skizziert.

Die nächste Abbildung stellt das Modell der **Intentionsorientierung** von Kommunikation dar, mit dem sich Aussagen hinsichtlich Quantität und Qualität analysieren lassen. Die Relevanz und die Klarheit lassen erkennen, welche Intention angestrebt wird. Das Wesentliche ist die Person (Herr Maier), welche gegenüber der Pflege-fachkraft heute seine Laune zu erkennen gab. Die Relevanz besteht, da die Therapeutin ebenfalls mit der Person zu tun hat. Das Ganze wird klar kommuniziert – da Person und Situation deutlich werden (◘ Abb. 1.4).

◘ Abb. 1.5 zeigt das Modell der **Perspektivenübernahme**. Im Gespräch zwischen Pflegefachkraft und Therapeutin werden die Charakteristika des Modells deutlich. Die Pflegefachkraft hat durch ihre Erfahrung im Umgang mit Patienten ein Wissen und gute Gründe, sie weiß, dass die Laune von Herrn Maier nichts mit

1

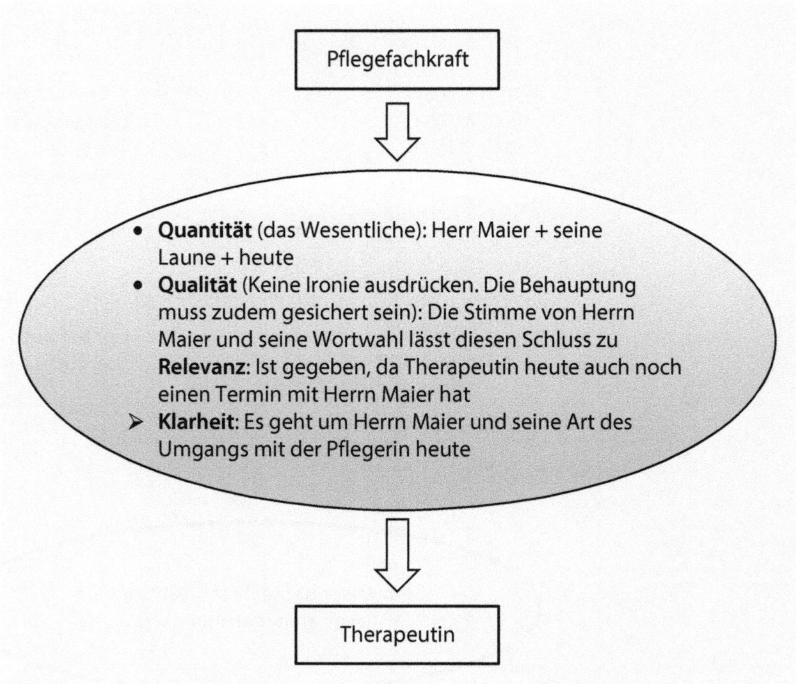

◻ **Abb. 1.4** Intentionsorientierung

ihr persönlich zu tun hat. Ihr innerer Bezugsrahmen und das Selbstkonzept werden in der Gedankenblase oben rechts deutlich. Die Therapeutin zeigt Empathie und Wertschätzung – beispielhaft hier ersichtlich – und sie kommuniziert echt, also kongruent.

Das Modell der Kommunikation als unbewusster und bewusster Dialog wird in ◻ Abb. 1.6 verdeutlicht. Pflegefachkraft und Therapeutin haben ihre Wirklichkeit, die Bestandteil dieser Interaktion ist und welche in diesem Beispiel auf die Berufstätigkeit bezogen wird. Verbaler und nonverbaler Ausdruck werden mittig links dargestellt, der Inhalt als unbewusster Dialog zeigt die Einstellung zur Situation mit Herrn Maier. Die Beziehung zwischen Pflegefachkraft und Therapeutin ist symmetrisch, was dunkelgrau hinterlegt gezeigt wird.

Bei diesen Beispielen für einen Praxisbezug der Modelle und Ansätze der Kommunikation ist zu bedenken: Pflegerin und Therapeutin befinden sich hier in einem kollegialen Verhältnis. Die Bestandteile und Einflussfaktoren können natürlich auch anders gedeutet werden. Zudem würde hier die Zuhörerin über ganz eigene Analyseinstrumente der Kommunikation verfügen.

Kommunikation ist immer ein sozialer Prozess mit wechselseitiger Beziehung. Diese Beziehung führt im Idealfall zu einer gemeinsamen und zielorientierten Basis und generiert eine gemeinsame Wirklichkeit. Deren zielführender, stimmiger und kooperativer Verlauf ist abhängig vom Anwendungswissen kommunikativer Ansätze und Modelle.

Kommunikation beinhaltet einerseits die Reaktion auf den Interaktionspartner, andererseits orientiert sie sich absichtsvoll am anderen.

Zur erfolgreichen Verständigung gehören zwei Dinge: soziales Verhalten und soziales Handeln. Erst dann kann eine als sozial erlebte gemeinsame Wirklichkeit geschaffen werden, was zu Verständnis, Mitarbeit, Übernahme von Verantwortung und Motivation führt (Dehn-Hindenberg 2010).

1.2 Die Bedeutung der subjektiven Wahrnehmung

Warum und wie entsteht subjektive Wahrnehmung? Weshalb hat dies Auswirkungen auf die Kommunikation? Und wie kann dieser Fakt konstruktiv genutzt werden? Darum geht es in diesem Abschnitt.

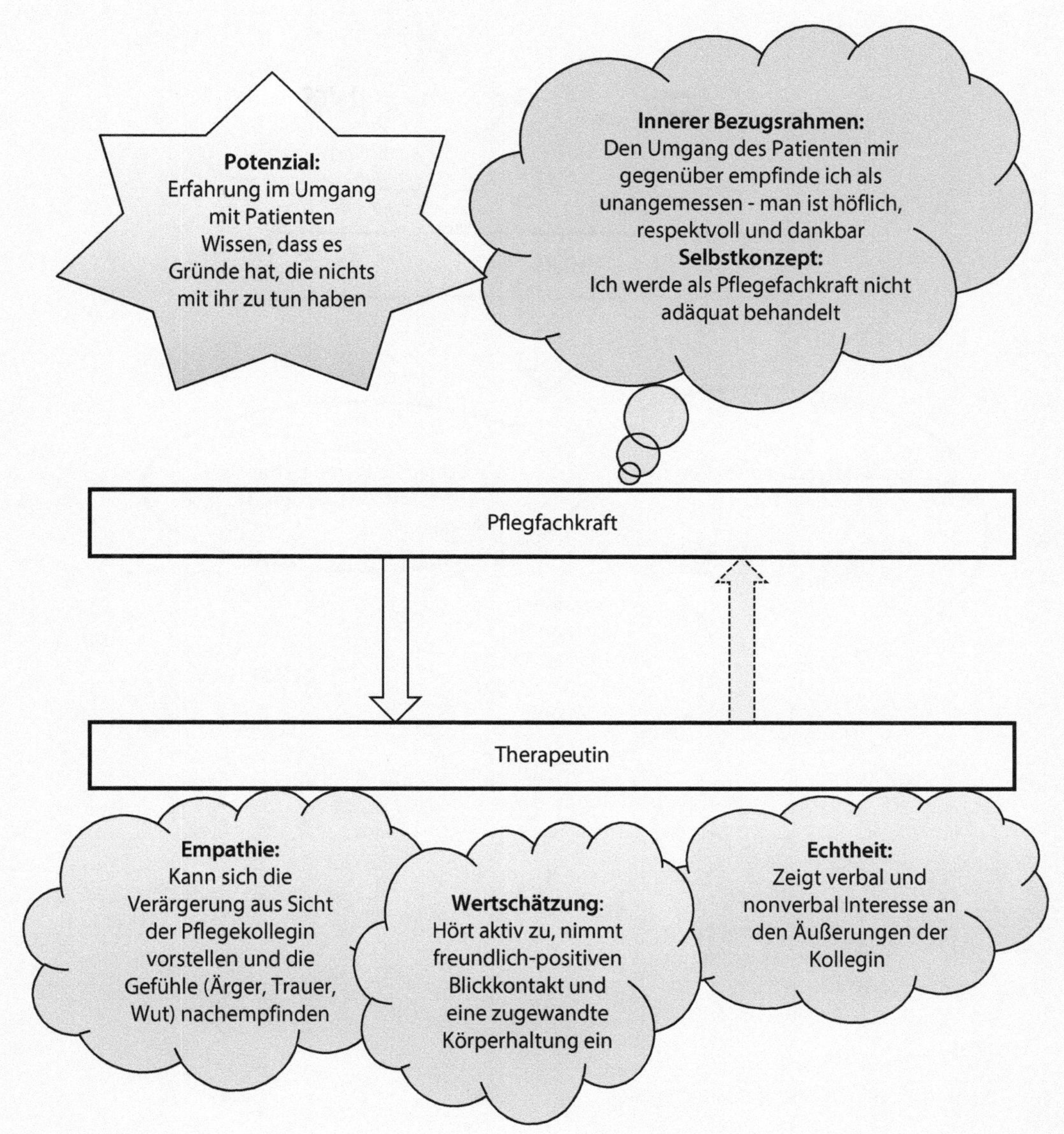

◨ **Abb. 1.5** Perspektivübernahme

■ **Wahrnehmung ist immer subjektiv**

Jede Person nimmt ihre Umwelt subjektiv wahr, denn jedes Gehirn entwickelt sich abhängig vom Lebenskontext ganz individuell. Die subjektiven Wahrnehmungen werden von der eigenen Biografie geprägt, sie interpretieren und konstruieren die eigene Wirklichkeit und werden durch folgende Einflüsse geprägt:

- Motive und Handlungsgründe,
- Einstellungen,
- Vorstellungen bzw. Werten und Normen.

Aus diesen Einflüssen bilden sich Deutungen, die unsere Wahrnehmung und unser Agieren ausmachen. Kulturelle Einflüsse und der jeweilige Interaktionskontext prägen die eigene Lebenserfahrung und Lebenseinstellung ebenfalls.

❯ **Wahrnehmung entwickelt ein Bild der Umwelt, welches uns ermöglicht, situationsbezogen erfolgreich zu agieren. Wirklichkeit beschreibt innere personale Mechanismen, keine allgemeingültige Realität.**

1

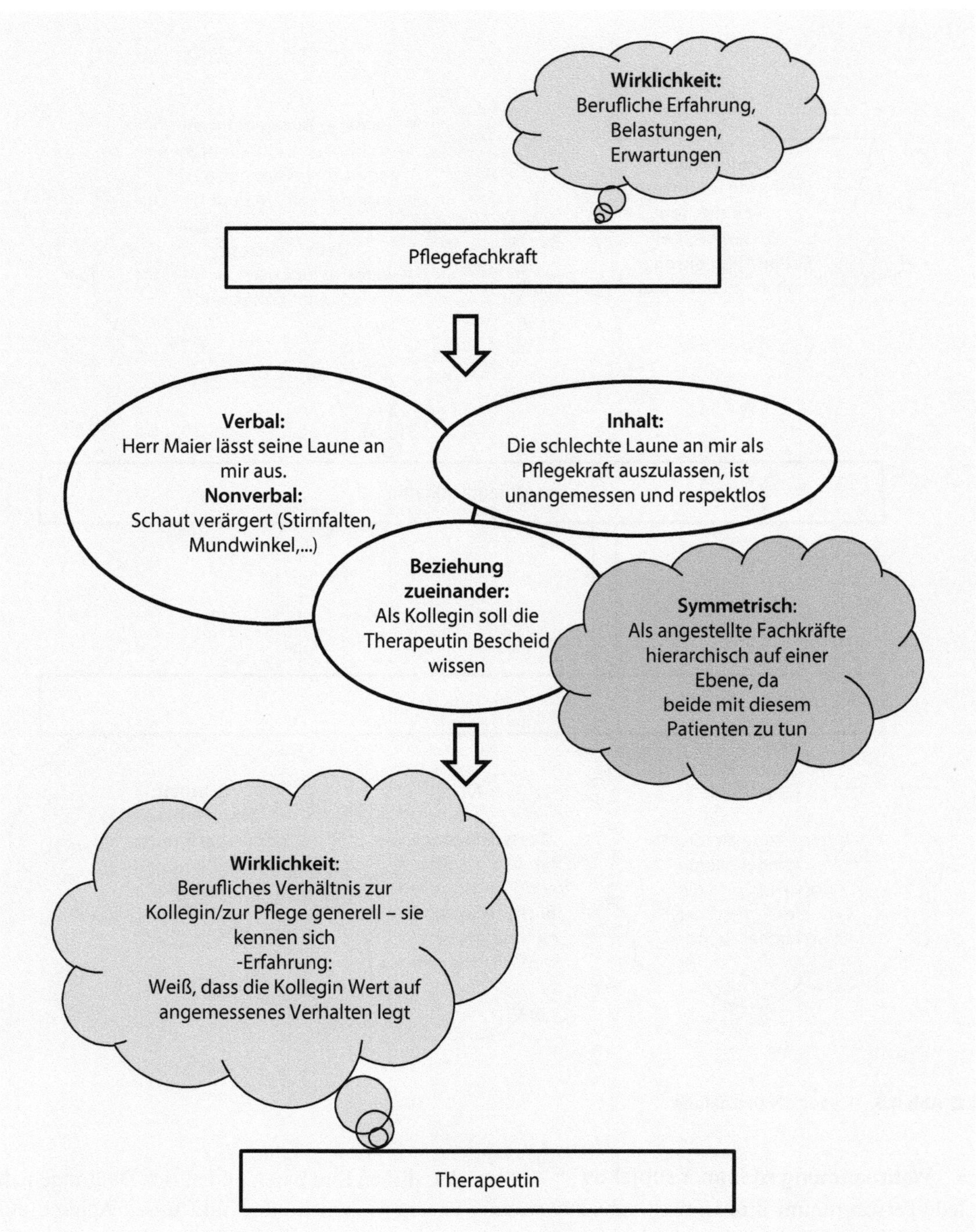

◘ **Abb. 1.6**   Bewusster und unbewusster Dialog

Für Fachkräfte in Gesundheitsberufen ist das Wissen um individuell geprägte Kommunikation und Interaktion wichtig. Jeder Patient, Angehörige, Kollege und Mitarbeiter lebt in und mit seinen Deutungen, welche sein Erleben, sein Verhalten und somit seine Kommunikation beeinflussen. Das, was gesagt und gehört wird, unterliegt also immer den Voraussetzungen der aktuellen individuellen Bedeutungen.

Subjektive Konstruktionen sind jedoch überprüfbar und können erweitert werden, da durch die Plastizität des Gehirns eine lebenslange Lernfähigkeit besteht.

Wir bezeichnen die Subjektivität von Wahrnehmung, Deutung und Lernen als Konstruktivismus. Menschen sind lernfähig, ordnen ihre Erlebnisse jedoch in das bestehende Weltbild ein. Sie lernen aus Erfahrung und Erleben sowie mittels sozialen Austauschs. Wollen in Gesundheitsfachberufen tätige Fachkräfte ihre Patienten, Kollegen oder Führungskräfte beeinflussen, hat dies also Grenzen.

■ Bedeutung für die Kommunikation

Mittels Kommunikation kommen wir mit verschiedensten Lebenshintergründen in Kontakt. Selbst sachliche Themen verbergen Erfahrungen, Bedürfnisse und Empfindungen. Individuelles Selbstbild und subjektive Deutungen haben Einfluss auf jede Kommunikationssituation, was zu Missverständnissen führen kann, die zunächst unbemerkt bleiben. Sie werden erst problematisch, wenn es zu konträrem Verhalten oder divergierenden Erwartungen kommt. Die eigenen Interpretationen, welche Einfluss auf die Kommunikation haben, werden als *Container* der Kommunikation bezeichnet (Arnold 2013). Sie begleiten jede Person als biografische Konstruktion von Wirklichkeit und basieren auf eigenen Grundemotionen und Grundmotiven. Diese eigene Welt ist vertraut, der eigene *Container* wird mitgeschleppt und aufgestellt. So werden dann Interaktionen auf die eigene Passung hin geprüft. Das äußere Leben ist variabel und wählbar – der eigene Container als innerer Bezugsrahmen hingegen bleibt.

Der Weg zu einem erweiterten Container ist Neugierde und Selbstreflexion, mit dem Wissen, dass die eigene Sicht- und Fühlweise nur eine Möglichkeit von vielen ist.

■ Kommunikation als Ausdruck eigener Identität

Kommunikation ist weit mehr als der Austausch von Botschaften: sie ist Ausdruck der eigenen Identität, der Beziehung zu uns selbst und zu anderen. Sie verdeutlicht anderen die eigene Wirklichkeit, die meist als richtig und berechtigt angesehen wird. Gesellschaft und Kultur prägen zudem die Kommunikation, sowohl durch die mediale Vielfalt als auch durch soziale Netzwerke.

> ❯ **Kommunikatives Handeln hat drei Grundaspekte:**
> 1. **Es bezieht sich auf die eigene Identität.**
> 2. **Es bezieht sich auf die Wahrnehmung, welche wir von anderen haben.**
> 3. **Es bezieht sich auf die gemeinsam erlebte situative Umwelt.**

Die bewusste Klärung aller drei Grundaspekte von Kommunikation verhindert Fehlinterpretationen, unangemessene emotionale Reaktionen bleiben aus. Die Klärung ist dienlich, um eigene Kommunikationsmuster aufzudecken und zu professionalisieren.

Der Austausch subjektiver Wahrnehmung hilft, Subjektivität zielführend zu nutzen. Beobachtungen, Interpretationen sowie Gefühle zu teilen, überprüft die eigene Wahrnehmung und verhindert Fehlinterpretationen.

■ Subjektive Wahrnehmung verstehen und für die Kommunikation nutzen

Teilt ein Gesprächspartner dem anderen etwas mit, so geschehen zwei Dinge.

Erstens: Der Hörende achtet auf die Art und Weise, wie der Sprechende etwas sagt. Und er gleicht die Bedeutung der Worte mit seinen Deutungen ab.

Zweitens: Er interpretiert das Gesagte in der aktuellen Situation, mit seiner Befindlichkeit und aufgrund eigener Erfahrung. Diese Interpretation ist die Folge unbewusster Aktivierung kognitiver sowie emotionaler Erfahrungen und führt zu Annahmen des Hörenden, die ihm schlüssig erscheinen.

Die kognitiven und emotionalen Aktivierungen des Hörenden bleiben dem Sprechenden verborgen, es sei denn, der Hörende zeigt nonverbal sein Erleben zu dem, was der Sprechende mitteilt.

Der Sprechende teilt neben verbalen und nonverbalen auch paraverbale Aspekte durch seine Botschaft mit, ganz abhängig von seiner Intention und seiner aktuellen Befindlichkeit.

Dieser Automatismus kann zu Missverständnissen und schwierigen Gesprächssituationen führen. Verhindern lässt sich dies, wenn der Sprechende seine Intention und den Gesprächsrahmen zunächst kommuniziert sowie der Hörende zunächst das Gehörte mit eigenen Worten zusammenfasst, ehe er antwortet.

1

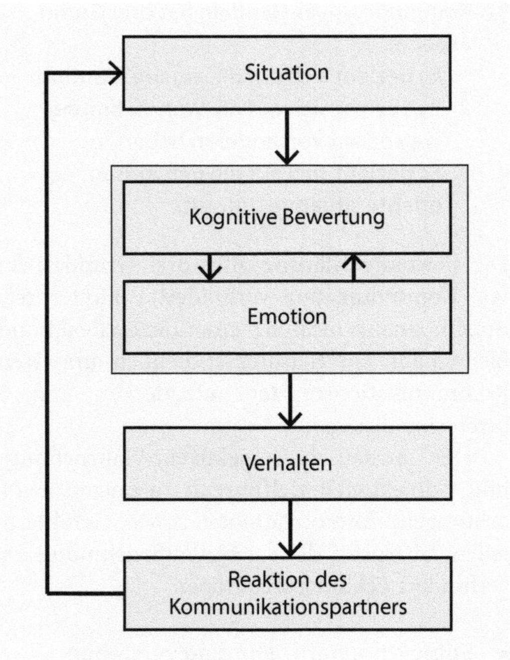

◘ Abb. 1.7   Kommunikation als Reaktionsschema. (Eigene Abb. in Anlehnung an Hinsch und Wittmann 2010, S. 32)

Kommunikation läuft situationsabhängig nach dem in ◘ Abb. 1.7 dargestellten Schema ab.

Diese Abbildung zeigt zusammenfassend, inwiefern Kommunikation zu einem Reaktionsschema führt, welchem sowohl Sprechende als auch Hörende unterliegen. Dieses Reaktionsschema läuft folgendermaßen ab: Eine Person befindet sich in einer aktuellen Situation ihres Alltags. Diese Situation löst häufig unbewusst, in jedem Fall jedoch sehr schnell ein Erregungsmuster von Gedanken, Zuschreibungen, Bewertungen und somit auch Emotionen im Gehirn aus. Dieses subjektive Gesamtpaket zeigt sich im Verhalten einer Person in dieser Situation, welche der Gesprächspartner nun wahrnimmt und auf die er reagiert. Denn auch er befindet sich in einer Situation, die er mit Vorwissen und Hintergrundwissen sowie aktueller Befindlichkeit erlebt. Auch diese Person hat schließlich ihre Erfahrung mit derartigen Situationen und beteiligten Personen. So zeigt ◘ Abb. 1.7 eigentlich einen Kreislauf zwischen Kommunikationssituationen, die sich bedingen. Ein Beispiel verdeutlicht dieses Schema:

Medizinalfachkraft Abraham und sein Kollege Robert treffen sich auf dem Stationsflur der Klinik beim Schichtwechsel. Abraham ist müde und unzufrieden, seine Patienten hatten heute alle etwas zu meckern. Robert hingegen kommt gerade aus dem Urlaub, er freut sich, Robert zu sehen, und ruft schon aus der Entfernung: „Hey Abraham – Du siehst ja noch älter aus als vor meinem Urlaub. Hat die Chefin Dich wieder gestresst?" Er lacht. Schließlich amüsieren sich beide oft genug über ihre hektisch wirkende Chefin. Abraham sieht Robert und denkt: „Oh, Robert ist wieder da. So oft, wie der sich Urlaub leistet – da wäre ich auch erholt und witzig. Und jetzt spricht er mich auch noch laut und fröhlich an. Dabei will ich einfach nur meine Ruhe haben und den Feierabend genießen." Abraham ist verärgert. Er zieht eine Augenbraue hoch, seufzt laut und geht an Robert vorbei mit den Worten: „Und das sagte einer, der ohne Ende Urlaub macht und nicht weiß, wohin mit seiner Energie. Schönen Tag noch!" Das klingt zwar unfreundlicher als beabsichtigt, aber Robert nervt Abraham heute mit seinem Spruch. Robert vergeht sein Lachen, und er ist irritiert über das Verhalten von Abraham. Was sollte das jetzt – fragt er sich. Es macht ihn traurig und ein bisschen verärgert, dass Abraham ihn so sieht. „Nun mach mal halblang, Kollege! Lass Deine schlechte Laune nicht an mir aus!". Empört tritt Robert seinen Dienst an.

Wie wird sich so eine Kommunikation weiterentwickeln, wenn sie fortgesetzt würde? Dies hängt in hohem Maße davon ab, wie beide Kollegen sonst miteinander umgegangen sind. Allerdings wird deutlich, dass Kommunikation aus einer situativ-individuellen Wahrnehmung heraus gestaltet wird und von kognitiven Reaktionen geprägt ist.

Wer eigene Annahmen und Interpretationen reflektiert und hinterfragt, ist offen für andere Annahmen und Interpretationen. Eine kurze Reflexion zwischen kognitiver Bewertung bzw. Emotion und dem folgenden Verhalten reicht meist schon aus. Sie kann im positiven Sinne hemmend wirken, erhebt den inneren Status quo in Bezug auf die eigene Befindlichkeit und gleicht die bisherige Erfahrung mit dem Kommunikationspartner ab. So hat Kommunikation eine Option zur Erweiterung der eigenen Wirklichkeit. Dies bereichert zudem die eigene Person um Verständnis und Flexibilität. ◘ Abb. 1.7 würde dann einen Zwischenschritt erhalten (◘ Abb. 1.8):

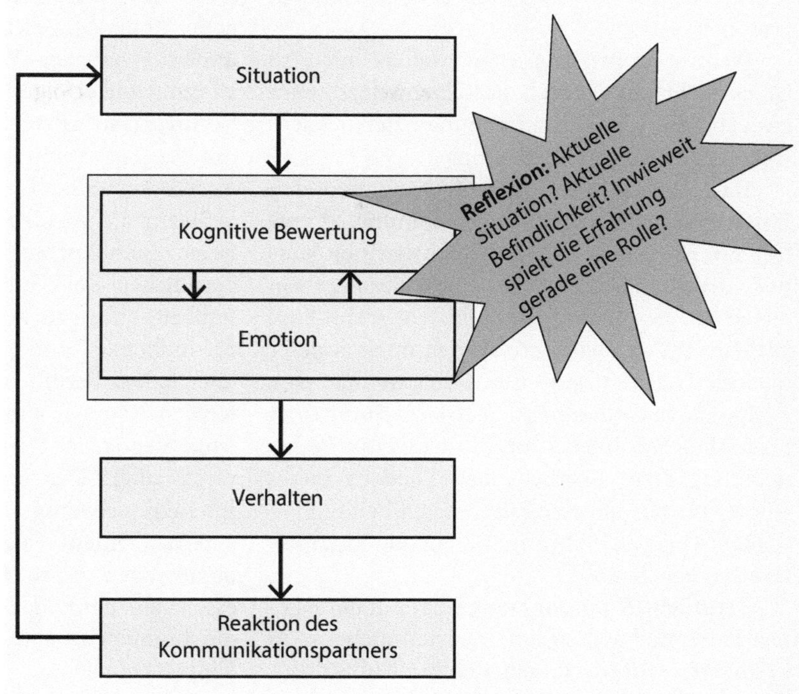

Abb. 1.8 Kommunikation mit Reflexion als Reaktionsschema. (Eigene Abb. in Anlehnung an Hinsch und Wittmann 2010, S. 32)

Vor, während oder nach einer kognitiven Bewertung und Emotion wird also eine Reflexion aktiviert. So kann kognitive Bewertung und reagierendes Verhalten auf Stimmigkeit überprüft werden. Bezogen auf das oben ausgeführte Beispiel würde dies bedeuten:

Abraham und Robert treffen sich auf dem Stationsflur der Klinik beim Schichtwechsel. Abraham ist müde und unzufrieden, seine Patienten hatten heute alle etwas zu meckern. Robert kommt gerade aus dem Urlaub, er freut sich Robert, zu sehen, und ruft schon aus der Entfernung „Hey Abraham – Du siehst ja noch älter aus als vor meinem Urlaub. Hat die Chefin Dich wieder gestresst?" Er lacht. Abraham sieht Robert und denkt: „Aha, Robert ist wieder da. So oft, wie der sich Urlaub leistet – da wäre ich auch erholt und witzig. Und jetzt spricht er mich laut und fröhlich an. Dabei will ich einfach nur meine Ruhe haben und den Feierabend genießen." Schon spürt Abraham Verärgerung in sich aufkommen. Am liebsten würde er seinem Kollegen eine unfreundliche Antwort geben und ihn stehen lassen. Mit einem inneren Seufzen überlegt Abraham: „Robert kommt gerade aus dem Urlaub. Er

hat die Energie, die mir fehlt. Na ja, er weiß ja nicht, wie fertig ich bin. Ich brauche meine Ruhe – und Robert ist voller Elan. Das schätze ich eigentlich an ihm. Und gerade vor seinem Urlaub haben wir uns noch über die Chefin lustig gemacht. Sie verbreitet mal wieder unnötig Stress wegen der Urlaubsplanung. Ich kann und will Robert jetzt nicht böse sein."

Abraham bemüht sich also um ein Grinsen und erwidert: „Na, Deine Energie kommt den gestressten Patienten jetzt sicher gelegen. Guten Start!". Er klopft ihm auf die Schulter und geht weiter.

Diese Reaktion verhindert vermutlich weitere Unstimmigkeiten der Interaktion. Sie lässt eine aus der kognitiven Bewertung entstandene Emotion zu, relativiert diese aber. So fällt das Verhalten gehemmter aus, und daraus folgende Kommunikationsbarrieren werden verhindert.

- **Subjektive Wahrnehmungen sind lediglich teilbar**

Wahrnehmungen bleiben subjektiv. Sie sind teilbar, übertragbar jedoch nicht, denn sie werden im individuellen Gehirn subjektiv konstruiert. Kommunikation ist Austausch von subjektiven Bedeu-

1

tungen, die jeder in seiner eigenen Weise versteht und interpretiert.

Wenn zwei Personen etwas wahrnehmen, so ist es nicht automatisch dasselbe. Selbst wenn zwei Personen das Gleiche kommunizieren, hat es trotzdem eine andere Bedeutung.

Das Wissen über die Bedeutung und den Einfluss der subjektiven Wahrnehmung ist entlastend, Fachkräfte in Gesundheitsberufen können so akzeptieren, dass ihre Sicht nur eine von vielen ist. So bleiben sie gelassen, wenn ihre Wahrnehmung von der Wahrnehmung anderer divergiert. Es darf jedoch erwartet werden, dass Fachkräfte in Gesundheitsberufen im Sinne einer professionellen Interaktion die subjektive Wahrnehmung nicht überbewerten. Sondern dieses Wissen nutzen, um eine Zusammenarbeit mit Patienten, Kollegen, Führungskräften und Mitarbeitern ermöglichen.

Berufliche Kommunikation hat mit der eigenen Persönlichkeit zu tun, und dennoch gibt es besondere Anforderungen, denen sie unterliegt. Diese werden im nächsten Abschnitt verdeutlicht.

1.3 Kommunikation in der beruflichen Rolle

Kommunikation im Beruf hat eigene Strukturen und Regeln, die von dem geprägt sind, was wir wollen und wie wir zu einer Sache oder Person stehen. Worauf kommt es an, wenn erfolgreich kommuniziert werden soll? Welche Hilfen können genutzt werden? Mit diesen Themen beschäftigt sich dieser Abschnitt.

■ Private und berufliche Kommunikation unterscheiden sich

Mit dem Ergreifen des Berufes entscheiden sich Gesundheitsfachkräfte für eine Lebensgestaltung im System der Gesundheitsversorgung. Sie lassen sich auf Kontexte ein, die nach Regeln der Ökonomie und Effizienz gestaltet werden. Jeder Professionelle wird gebraucht – und benötigt verschiedenste Kompetenzen. Interaktionsfähigkeit und soziale Kompetenz sind hierbei Basisfähigkeiten, denn Herausforderungen und Probleme müssen täglich bewältigt werden – in einem Bereich, der Sicherheit, Vertrauenswürdigkeit und Hilfe verspricht. Mit einer Tätigkeit im Gesundheitsfach-

beruf steigt die Zahl täglicher zwischenmenschlicher Kontakte, welche hinsichtlich der verbalen und nonverbalen Kommunikation produktiv, stimmig und erfolgreich gestaltet werden sollten.

Im privaten Bereich dürfen persönliche Emotionen, Erwartungen, Wünsche und Bedürfnisse kommunikativ unmittelbarer ausgedrückt, in Bezug auf Ausdruck oder Sprachmuster darf freier interagiert werden. Mit der Einnahme der beruflichen Rolle hingegen werden – durchaus implizit – Ansprüche gestellt. Eine Haltung der Freundlichkeit und Interaktionsfähigkeit gegenüber jedem beruflichen Kontakt muss erwartet werden können, Emotionskontrolle und Kontrolle der eigenen Ausdrucksweise sind selbstverständlich. Der Zeitrahmen ist begrenzt, die Interaktionsbedingungen durch den lebensentscheidenden Faktor Krankheit/Gesundheit ungünstiger. Klare Kommunikation ist dabei essenziell, denn das Empfinden in Bezug auf die Kompetenz eines Gesundheitsfachberuflers hängt davon ab.

■ Kommunikation beruflich klar gestalten

Sprachliche Interaktion teilt mit, fragt oder fordert auf. Dazu kann sie die drei Satzformen Aussagesatz, Fragesatz und Aufforderungssatz nutzen (von Stockert 2017, S. 7). Wird dieser grammatikalischen Gesetzmäßigkeit zu wenig Aufmerksamkeit geschenkt, bleibt dem Zuhörer die eigene Absicht nebulös.

Die Präsenz des Sprechers erhöht sich, wenn Kommunikation personenzentriert und grammatikalisch sauber geschieht. Lange oder verschachtelte Fragen, Anweisungen oder Meinungsäußerung überfordern das Gegenüber bei der Aufnahme von Informationen. Möglichkeitsformen wie könnte, müsste, sollte oder dürfte sind unverbindlich, denn sie geben dem Hörenden Optionen ohne klare Aufforderungen. Bemerkenswert ist auch das häufig inflationär genutzte Wort „müssen", welches die eigene oder eine andere Person unter Druck setzt. So bekommt bereits eine einfache Aussage Stresspotenzial.

Je klarer eine Person für sich ist, desto klarer ist auch ihre Kommunikation. Eine wichtige Basis klarer beruflicher Kommunikation bilden fünf Schritte im Prozess der Kommunikation: Absicht, Kontaktaufnahme, Gesprächsanlass, Austausch, Abschluss. Diese werden im Folgenden erläutert.

- **Optimale Kommunikationsprozesse haben verschiedene Schritte**

Von Stockert (2017) bietet für klare und intentionale Kommunikation verschiedene Schritte an. Mit diesen wird Kommunikation professionell, wertschätzend, klar und deutlich gestaltet:

- **Die Absicht des Gesprächs wird klar:** Dies ist die intrapersonelle Vorbereitung auf ein intendiertes Gespräch. Dabei werden der Gesprächspartner gewählt, der Kommunikationsgegenstand definiert und die Kontaktaufnahme geplant.
- **Der Kontakt wird aufgenommen:** Der Interaktionspartner wird kontaktiert, indem er mit Namen angesprochen wird. Blickkontakt wird aufgenommen bzw. abgewartet, dann folgt eine kurze Pause. Geschieht die Ansprache wertschätzend, erhöht sich die Bereitschaft eines Zuhörers auf das Gespräch, und es wird klar, wer gemeint ist. Dem Angesprochenen wird Zeit gegeben, sich auf die Kontaktaufnahme einzulassen.
- **Zur Einstimmung wird der Gesprächsanlass kommuniziert:** Hier wird entweder die Frage formuliert oder etwas mitgeteilt bzw. eine Aufforderung platziert. Diese sollte in kurzen, vollständigen Sätzen erfolgen.
- **Gemeinsam wird das Gespräch geführt:** Der Kommunikationsgegenstand ist platziert, und der Grund der Kontaktaufnahme ist klar, nun kann sich ein Gespräch entwickeln. Es werden Meinungen, Argumente und Vorstellungen thematisiert bzw. eine Klärung oder Positionierung verwirklicht. Berufliche Aufgaben oder Erwartungen werden kommuniziert, weitere Abläufe können vorbereitet und verfolgt werden.
- **Den Abschluss des Gesprächs verdeutlichen:** Ist der Austausch erfolgt, wird das Gespräch beendet. Dies kann mit einer Aussage zum weiteren Vorgehen oder einer anderen Möglichkeit geschehen, ein Ende des Gesprächs wird somit für beide klar ersichtlich.

Zur Erläuterung folgen zwei Beispiele. Das erste Beispiel bezieht sich auf ein Anliegen einer Pflegefachkraft an einen Arzt, das zweite Beispiel auf eine Therapeuten-Patienten-Kommunikation.

Die Pflegefachkraft möchte den Arzt Herrn Helf auf Station vor der Visite darauf hinweisen, dass der Allgemeinzustand einer Patientin schlechter wird. Sie überlegt, wo und wie er zu erreichen ist, und formuliert gedanklich ihr Anliegen. Dann nimmt sie persönlich Kontakt auf: „Guten Morgen Herr Doktor Helf (Blickkontakt suchen und kurze Pause) – es geht um die Patientin in Zimmer 5. Puls und Blutdruck weisen auf eine Verschlechterung ihres Zustandes hin. Wie sollen wir vorgehen?". Nun überlegen beide Möglichkeiten und ein weiteres Vorgehen. Hat die Pflegefachkraft die nötige Information, beendet sie das Gespräch: „Ich verstehe. Dann werde ich die notwendigen Schritte einleiten. Ich danke Ihnen."

Die Physiotherapeutin ist beim Hausbesuch eines Patienten. Der in der Gehfähigkeit beeinträchtigte ältere Herr Stock soll heute mit ihr die Treppe gehen. Sie überlegt, wann der richtige Zeitpunkt ist und wie sie den Patienten dazu auffordern kann und beginnt mit der Kontaktaufnahme in Bezug auf ihr Anliegen: „So Herr Stock – (Blickkontakt und kurze Pause, bis er auf sie reagiert) – jetzt möchte ich mit Ihnen das Treppensteigen üben. Lassen Sie uns gemeinsam zur Treppe gehen. Dort erkläre ich Ihnen, wie wir weiter vorgehen." Herr Stock ist sich nicht sicher, ob er das schafft, und stellt der Therapeutin verschiedene Fragen, schließlich ist er bereit, mit ihr zur Treppe zu gehen. Die Therapeutin beendet das Gespräch, um mit Herrn Stock loszugehen, und sagt: „Gut. Dann helfe ich Ihnen jetzt, und wir gehen los."

Diese Beispiele deuten an, dass auf Ausschmückungen und Schachtelsätze verzichtet wird. So wird das Anliegen klar und unmissverständlich, die Gesprächspartner können gut folgen.

Beide sprechenden Personen nutzen vollständige Sätze, die auch hörbar mit einem Satzzeichen enden. So wird Klarheit im Verstehen unterstützt. Es wird gesagt, was gemeint ist, Handlungsaufforderungen sind wertschätzend im Ton sowie klar in der Sache, gelungene Kommunikation wird so ermöglicht. Angemessene Sprechpausen zwischen den Sätzen dauern etwa 4 Sekunden bzw. einen Atemzug. Dies wird der Aufnahmezeit des zuhörenden Gehirns gerecht, und Verstehen wird erleichtert.

Die Reflexion der folgenden 5 Punkte fördert die Gestaltung einer klaren Kommunikation in der beruflichen Rolle.

- Halte ich die Kommunikationsschritte ein?
- Wie lang sind meine Sätze?
- Nutze ich vollständige Sätze oder „Stummelsätze" (Springer 2017, S. 28)?

- Mache ich Pausen zwischen den Sätzen?
- Wie inflationär gebrauche ich Möglichkeitsformen und das Wort „müssen"?

Berufliche Kommunikation hat zwei Säulen: Gespräche mit Kollegen und Mitarbeitern **sowie** Gespräche mit Patienten.

■ Berufliche Kommunikation mit Kollegen und Mitarbeitern

Berufliche Kommunikation hat viele Facetten und ist geprägt von vorgegebenen Kontexten so-wie Personalien. Beides erfordert Fähigkeiten von Anpassung und Offenheit. Herausforderungen begründen sich dabei aus folgenden Aspekten:

1. Das Kollegium besteht aus vielen verschiede-nen Individuen, die aufgrund eines Arbeits-kontextes zusammentreffen. Die Personalaus-wahl ist als gegeben hinzunehmen.
2. Es herrscht in der Regel eine gewisse Hierar-chie.
3. Führungspersönlichkeiten und Führungsstile sind genauso subjektiv wie die Individuen, welche diese Position innehaben.
4. Erfahrungen der Mitarbeiter sind unter-schiedlich, einige Kollegen haben wenig Berufserfahrung, andere verfügen über längere berufliche Biografien. Erfahrung ist jedoch mehr als nur in der Arbeit begründet, lebensweltliche Erfahrung kann für berufli-che Erfahrung hilfreich sein – gerade in Bezug auf Kommunikation. Unabhängig von der Berufserfahrung kommt es zu erhebli-chen Unterschieden von Kenntnissen.
5. Medizinische Kontexte sind unterschiedlich. Sowohl stationäre als auch ambulante Einrichtungen werden von hierarchischen und externen Interessen beeinflusst.
6. Es existiert ein mehr oder weniger etabliertes Leitbild bzw. eine Philosophie des Unterneh-mens.

Nicht nur die fachliche Kompetenz ist entschei-dend für den beruflichen Erfolg, die eigene Einstellung, das Auftreten und die Art der Ge-sprächsführung beeinflussen ebenfalls die be-rufliche Rolle. Immer wieder entscheiden die ersten Sekunden eines Kontaktes über Sympa-thie oder Antipathie. Ein souveränes, wertschät-zendes Auftreten vermittelt einen kompetenten Eindruck, hier spielen Wortwahl und Stimm-ausdruck eine große Rolle. Die Körperspra-che wirkt zu über 50 % auf den Hörer ein, die Stimme macht gut ein Drittel des Wirkens aus. Stimmen Mimik und Sprache überein, wird Ge-sagtes glaubwürdig, und eigene Überzeugungen, Erwartungen und Gefühle charakterisieren eine eigene Haltung. Diese spürt der Gesprächspart-ner, was eine Selbstreflexion der eigenen Haltung so wichtig macht.

Die Körperhaltung und die eingesetzte Gestik sind Teil der Ausdrucksfunktion von Sprache und für den Gesprächspartner erkennbar.

Berufliche Kommunikation sollte eine offene, einfühlende Haltung beinhalten. Interaktionen sollten auf Emotionskontrolle, Wertschätzung und Zugewandtheit basieren, Positives sollte erkannt und anerkannt werden. Die eigene Sprache ist der Schlüssel dazu: Als Zuhörender ist es sinnvoll, die Wirkung der Worte des Sprechenden an ihn selbst zurückzumelden, und als Rückmeldender ist es wichtig, konkrete Situationen oder Beispiele zu nennen. Eine angemessene Reihenfolge sieht fol-gendermaßen aus und darf alle Punkte umfassen:

1. Beobachtungen schildern,
2. Folgen verdeutlichen,
3. Wünsche artikulieren.

Berufliche Kommunikation nutzt verschiedene Kanäle: persönliches Gespräch, Telefonat, E-Mail, Brief. Neben den kontextbezogenen Anforde-rungen sollten Angehörige von Gesundheits-fachberufen situativ überlegen, welche Vor- und Nachteile sie mit der Nutzung in Kauf nehmen, denn auch Schriftsprache birgt die Möglichkeit zu Missverständnissen und Fehlinterpretationen.

> ❯ **Jede Art der beruflichen Kommunikation hat Vor- und Nachteile. Diese ergeben sich aus dem Kommunikationsanlass, der Inten-tion, der Wortwahl und dem Zeitfaktor.**

Fünf Grundhaltungen fördern das generelle Ge-lingen beruflicher Kommunikation (Weimann und Weimann 2012). Sie charakterisieren Fach-kräfte in Gesundheitsberufen, die einen profes-sionellen Verhaltenskodex aufweisen:

A. **Wertschätzung:** Interaktionen werden mit einer akzeptierenden Haltung der Person gestaltet. Selbst herausfordernde Situationen werden so bewältigt, und es darf durchaus hart in der Sache geblieben werden, wenn gegenüber dem Menschen Akzeptanz aufgebracht wird.

B. **Verantwortung**: Arbeitsprozesse erfordern Übernahme von Verantwortung für sich selbst und für die eigene Profession.

C. **Leistung**: Arbeit leisten zu wollen zeigt sich in dem Bemühen um Leistung, hierzu sind Engagement und Motivation wichtig.

D. **Wandlungsfähigkeit**: Medizinische Prozesse erfordern Anpassungsfähigkeit – an Menschen und an Möglichkeiten bzw. fehlende Möglichkeiten. Medizin verändert sich zunehmend, das Personal sollte daher über die notwendige Flexibilität und Lernbereitschaft verfügen.

E. **Integrität**: In der eigenen Arbeit und gegenüber dem Arbeitgeber so zu handeln, dass alle Interessen gewahrt werden, ist in einem teamorientierten Arbeitsfeld wie der Medizin essenziell. Oft wirken verschiedene Erwartungen und Interessen auf Gesundheitsfachkräfte ein. Dabei die Gesamtinteressen wahren zu können, erfordert eine diplomatische Kommunikation.

Entscheidend ist die Bereitschaft des Einzelnen, sich grundlegende Erfolgskriterien anzueignen und sie einsetzen zu wollen. Die eigene Haltung auf Umsetzungskriterien zu prüfen ist ein guter Anfang, denn eigenes Verhalten wirkt sich auch auf andere aus.

Die zweite Säule beruflicher Kommunikation findet in der Interaktion mit Patienten statt.

■ **Berufliche Kommunikation mit Patienten**

Kommunikation zwischen Fachkräften in Gesundheitsberufen und ihren Patienten ist ein Wirkfaktor. Die Qualität der Beziehung von Professionellen zu Patienten oder auch Angehörigen stützt eine erfolgreiche medizinische Therapie. Folgende Faktoren sind dafür verantwortlich (Kreß 2012):

- die psychosoziale Kompetenz der Fachkraft im Gesundheitsfachberuf zum Zuhören und die Bereitschaft zu einem patientenbezogenen Dialog,
- verständliche, ausführliche Informationen geben zu können,
- Geduld und Zeit für den Patienten aufzubringen,
- eine stimmige und die nonverbale Kommunikation berücksichtigende Interaktion.

Hingegen wirken sich abweisendes Auftreten und Gesprächsverweigerung negativ auf Interaktion und Kooperation aus.

Kommunikation mit Patienten unterliegt vielen subjektiven sowie impliziten Begebenheiten und verfolgt gewisse Ziele. Die gemeinsamen Umgangsformen haben dabei jedoch Bedeutung und Einfluss.

Für Gesundheitsfachberufe besteht der Tag aus vielen verschiedenen Patientenkontakten. Für Patienten und ihre Angehörigen ist jedoch entscheidend, wer gerade was zu ihnen sagt, denn sie sehen sich als einzigartig an. Dennoch sind im Gespräch folgende kommunikativen Aspekte grundlegend zu beachten:

- Das Vorstellen der eigenen Person mit Namen und Funktion zu Beginn einer medizinischen Interaktion schafft Klarheit. Bei Patienten mit demenziellen Erkrankungen ist dies öfter zu tun, denn die kognitiven Fähigkeiten des Erkennens und Wiedererkennens sind beeinträchtigt.
- Die Bekanntgabe zu Erwartungen und Zielen im medizinischen Kontext fördert die Compliance der Beteiligten.
- Wann immer es möglich ist, können Vereinbarungen von Behandlungsplänen getroffen werden. Aufklärung und Transparenz gewährleisten die Bereitschaft von Patienten oder ihren Angehörigen zur Mitarbeit.
- Um Patientenaussagen richtig zu verstehen, hilft die Gesprächstechnik der Paraphrase, mit der das Gesagt in eigenen Worten wiederholt wird. Bekannt ist diese Technik auch als „Spiegeln".
- Das Aufgreifen von emotionalen und psychosozialen Themen hilft beim Verstehen von Patientenäußerungen.
- Eigene Aussagen sollten wertfrei formuliert werden.
- Bei positiver Bewältigung von Anforderungen und Situationen sollte Anerkennung gegenüber Patienten oder ihren Angehörigen gezeigt werden.
- Für Fragen genügend Zeit einplanen.

Das erlebte Kommunikationsverhalten fließt mit ein in die Kompetenzwahrnehmung einer medizinischen Interaktion zwischen Patient und medizinischem Personal: aufgrund der Kommunikationsfähigkeit beurteilen Patienten Kompetenz – auch Fachkompetenz. Werden persönliche Bedürfnisse und Ziele berücksichtigt, fühlen sich Patienten verstanden. Erhalten sie verständliche Erklärungen und Informationen, fördert dies die Vertrauensbasis und führt zur Qualitätssicherung (Dehn-Hindenberg 2007).

Um patientenzentrierte Medizin zu verwirklichen, werden Patienten als Individuen mit einer gesundheitlichen Beeinträchtigung gesehen. Aufklärung, Beratung, Hilfe zur Selbsthilfe sowie das Ermöglichen eigenverantwortlicher Entscheidungen sind hierbei wichtige Aspekte. Persönliche Werteüberzeugungen müssen berücksichtigt und toleriert werden. Eigene Fehlurteile angemessen einzugestehen und ansprechen zu können, sollte für Fachkräfte in Gesundheitsberufen ebenfalls zum sprachlichen Repertoire gehören.

Der wesentliche Erfolgsfaktor in der Kommunikation mit Patienten ist die Empathie, denn sie ist die Basis für eine gelingende Beziehung und umfasst die Fähigkeit, sich in den psychosozialen Zustand mit den zugehörigen Emotionskomponenten einzufühlen. Zudem wirkt eine Grundeinstellung, welche Einfühlung als innerpersonales positives Konstrukt beinhaltet, motivierend auf die Empathiefähigkeit. Als Wirkfaktor in der medizinischen Beziehung zum Patienten kann Empathie emotionale Belastungen des Patienten reduzieren. Sie unterstützt professionelles, reflektiertes Handeln am Patienten. Empathie ermöglicht außerdem einen vertrauensvolleren Informationsaustausch.

> **Es ist lohnenswert, Empathiefähigkeit zu fördern und zu erhalten, denn sie reduziert Fehlinterpretationen und Belastungen. Sie schützt vor Burnout, wenn sie richtig verstanden und genutzt wird, und ist ein Zeichen für Kompetenz, welche Patienten Fachkräfte in Gesundheitsberufen zuschreiben.**

Berufliche Kommunikation wird beeinflusst von der Umwelt und dem Kontext, welchem Gesundheitsfachberufe angehören. Um diese Bedingungen geht es im folgenden Abschnitt.

- **Umweltbezogene und kontextabhängige Kommunikation**

In ihrer beruflichen Rolle passt sich die Gesundheitsfachkraft dem Arbeitskontext an. Abhängig davon, mit wem sie in welchem Kontext zusammenarbeitet, lassen sich professionelle Kommunikationsmuster flexibel einsetzen. Die Basiskompetenzen der beruflichen Kommunikation werden bei Fachkräften in Gesundheitsberufen jedoch vorausgesetzt.

◻ Abb. 1.9a–d zeigt die Konstellation kontextbezogener Kommunikation.

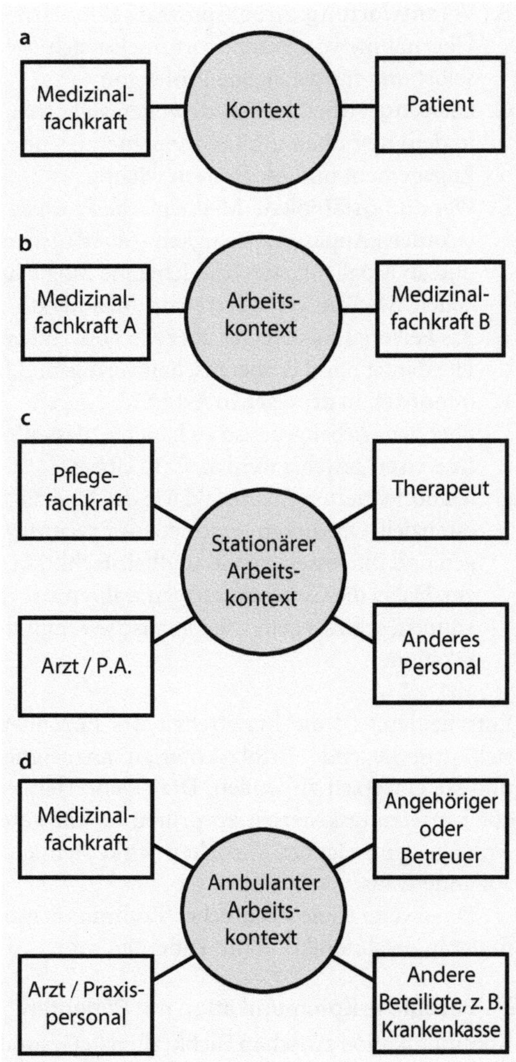

◻ **Abb. 1.9** Kommunikation als berufliche Wirklichkeitskonstruktion. **a** Gemeinsamer Kontext auf mikrosozialer kommunikativer Ebene mit Patienten. **b** Gemeinsamer Kontext auf mesosozialer kommunikativer Ebene im stationären Versorgungsbereich. **c** Gemeinsamer Arbeitskontext auf intraprofessionaler mikrosozialer Ebene. **d** Gemeinsamer Arbeitskontext auf ambulanter mesosozialer Ebene

Der gemeinsame Kontext zwischen einer Gesundheitsfachkraft und „ihrem" Patienten prägt die Kommunikation. Sie macht eine eigene Realität aus, welche von zwei Subjekten unterschiedlich ausgelegt wird. So kommt es zu einem System subjektiver Realitäten, welche die Kommunikation bestimmen. Gesundheitsfachkräfte nehmen jedoch abhängig vom Fachbereich Anpassungen zu Wortwahl, Informationsmenge oder das

Sichern von Verstehen vor. Es ist beispielsweise ein Unterschied, ob mit Kindern oder mit Patienten höheren Alters in der Geriatrie kommuniziert wird. Die Gestaltung der mikrosozialen Ebene ist dabei so variabel wie jede Fachkraft und jeder Patient.

Kommunizieren zwei Fachkräfte miteinander, ist die kommunikative Ausgangslage eine andere, je nachdem, ob es sich um Interaktionen mit eigenen oder anderen Professionen handelt. Es hat großen Einfluss, welcher Kontext miteinander geteilt und konstruiert wird. Der Verhaltenskodex einer unternehmerischen Kommunikation fließt hier ebenfalls mit ein, wobei vorausgesetzt wird, dass das Miteinander konstruktiv und wertschätzend abläuft.

Ein bestehender unternehmerischer Verhaltenskodex prägt auch die Kommunikation zwischen verschiedenen Berufsgruppen einer stationären Versorgungseinrichtung. Beeinflussend wirken zudem subjektive Rollenauslegungen einzelner Personen, ihre Überzeugungen und die Erwartungen ihrer Berufsgruppe. Die Einstellung zu anderen Berufsgruppen hat ebenso Einfluss auf Kommunikationsprozesse wie die Hierarchie und die Gestaltung von Führungsverantwortung.

Das subjektive Erleben jedes Einzelnen prägt die gemeinsame Konstruktion des arbeitsbezogenen Kontextes. Kommunikations- und Interaktionsmuster Einzelner beeinflussen die Arbeit, was sich negativ wie positiv auf andere auswirkt.

Die Kommunikation in einem ambulanten Kontext ist hingegen vielschichtiger. Es fließen andere Interessen und finanzielle Bedürfnisse ein, beispielsweise seitens der Krankenkassen. Dabei wirken sich Selbstdarstellung, teilweise unbekannte Kompetenzprofile und Interessen von Interaktionspartnern kommunikativ aus.

Der zeitliche Faktor und die mediale Kommunikation in der beruflichen Rolle haben ebenfalls Einfluss. Auch die mediale Kommunikation ist heute fester Bestandteil im Beruf, sie erfordert allerdings einige beachtenswerte Aspekte, die nun thematisiert werden.

■ **Angemessene Nutzung medialer Kommunikationsformen**

Interaktionen umfassen heute neben dem physischen Kontakt Medien wie Telefon, E-Mail und Chats, welche auch von Fachkräften in Gesundheitsberufen die richtige Nutzung und angemessene Umgangsformen erfordern. Nur so gelingt berufliche Kommunikation, und gleichzeitig werden Missverständnisse verhindert. Die Herausforderung von medialer Interaktion ist der Mangel an nonverbalen Kommunikationsanteilen, welcher leicht zu Fehlinterpretationen führt.

Ein weiterer beachtenswerter Punkt ist die Frage der Angemessenheit des gewählten Mediums.

Wenn beide Aspekte zur vermeintlich richtigen Wahl führen, kann es dennoch zu Hürden kommen. Diese liegen einerseits im Bereich des korrekten Umgangs sowie einer angemessenen Reaktion, andererseits in Verstößen des „Social Media Code of Ethics" (Baller und Schaller 2017, S. 222). Dieser wurde vom Bundesverband für digitale Wirtschaft veröffentlicht.

Zum jetzigen Zeitpunkt sind in Bezug auf die Nutzung medialer Kommunikation folgende Leitaspekte zu nennen (in Anlehnung an Baller und Schaller 2017, Kap. 15):

■■ **E-Mail-Korrespondenz:**

— Diese eignet sich eher zum Informationsaustausch. Konfliktklärung, genauere Erläuterungen und komplexe Sachverhalte sind besser telefonisch und in einer persönlichen Interaktion zu klären.

— Eingangsbestätigungen oder erste Reaktionen auf eine E-Mail sollten am Tag des Erhalts erfolgen.

— Soll eine Reaktion sichergestellt werden, ist eine höfliche Ansprache genauso nötig wie die Formulierung verständlicher Aussagen oder die Vermeidung langer und verschachtelter Sätze. Die wichtige Möglichkeit der Klassifizierung einer Mail für den Empfänger ergibt sich durch eine themenspezifische Betreff-Zeile und das begründete Überdenken der Anzahl von Adressaten.

— Ein überlegtes Verfassen des Inhalts durch Grenzen und Möglichkeiten der Weiterleitungsfunktion muss sichergestellt werden.

— Das Kennzeichnen der Priorität, die Auswahl einer Verteilerliste und eine Antwortfunktion innerhalb des Textes sollten wohl überlegt und begründet sein. Erwartungen zu Rückmeldungen oder Terminen müssen klar ersichtlich sein, und es sollte bedacht werden, dass die Gestaltung des Textes Einfluss auf die subjektive Wahrnehmung hat.

1

▪▪ Telefonkontakt:
- Dieser sollte inhaltlich, zeitlich und mit der richtigen inneren Haltung akribisch vorbereitet werden, da ein fehlender Sichtkontakt Missverständnisse begünstigt.
- Ein Telefonat kann unvorbereitet kommen, also sollte eine zeitliche Passung geklärt sein. Dem Empfänger sollte Zeit zum Verstehen gegeben werden, da er durch das Klingeln des Telefons in seinen Gedanken gestört wird.
- Störungen durch Geräusche oder Dritte sollten während des Gesprächs vermieden werden.
- Eine mündliche Information kann schlechter behalten werden, je länger sie ist. Tonfall und Geschwindigkeit der Sprache sind abhängig von Charakter und Emotion des Anrufers. Wichtig sind Erklärungen, Nachfragen und Wiederholungen in Bezug auf das Gesagte. Oftmals bleibt unklar, ob es sich um eine Aufforderung, eine Aussage oder eine Frage handelt, dies sollte überprüft bzw. bewusst intoniert werden.
- Der Zeitfaktor, die Informationsmenge sowie Fehldeutungen führen leicht zu Verständnisschwierigkeiten.

Für den Austausch mittels Chat gelten ähnliche Leitaspekte wie beim Mailing. Insbesondere sollten sie in der beruflichen Nutzung auf Relevanz, Zeitraub sowie Ablenkung geprüft werden, zudem ist die Datensicherheit unter Umständen ein Problem.

Die Wahl der medialen Kommunikation ist abhängig von der zu bewältigenden Kommunikationsaufgabe und sollte hinsichtlich effektiver Kommunikation, Mehrdeutigkeit oder Nebeninformationen geprüft werden.

Die Wahl des entsprechenden Mediums und seine korrekte Nutzung entscheiden über Verstehen, Verständnis und Gelingen von Kommunikation.

Briefe und E-Mails weisen eine geringe Effektivität und Komplexität von Kommunikation auf. Video-Telefonie oder ähnliche Medien sowie das persönliche Gespräch besitzen eine hohe Komplexität und Effektivität, da sie verbale und nonverbale Zeichen zu einer kompletten Kommunikation vereinen. ◘ Abb. 1.10 stellt einen Überblick zur Abhängigkeit von Medium und Komplexität der Kommunikation dar.

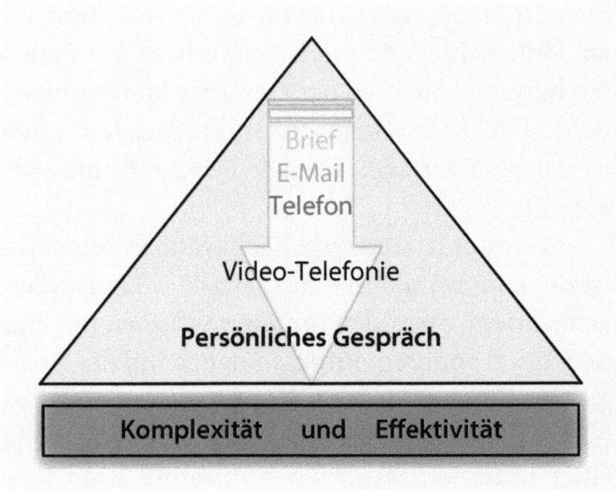

◘ **Abb. 1.10**   Mediale Kommunikation und Effektivitätsinterdependenz

Jedes Medium ist für Gesundheitsfachberufe wichtig. Bei der Auswahl haben rechtliche und formale Aspekte eine starke Bedeutung, Kommunikation in der beruflichen Rolle erfordert also hinsichtlich jedes Mediums fachliche und soziale Kompetenzen.

Unabhängig von arbeitsbezogenem Kontext, dem Umfeld und der Wahl des Mediums gibt es Gesprächshindernisse. Ausführungen zu deren Vermeidung bilden nun den letzten Abschnitt.

▪ Vermeidung von Gesprächshindernissen

Hindernisse in Gesprächen sind kommunikative Verhaltensweisen, welche erfolgreiche Gespräche und Interaktion verhindern. Sie werden von Fachkräften in Gesundheitsberufen unbewusst oder bewusst verursacht. Typische Gesprächshindernisse werden im Folgenden benannt und erläutert. Sie tun sich entweder auf, wenn Professionelle mit eigenem Wissen unterstützen wollen oder wenn sie ihre Sichtweise für die einzig richtige halten.

Monologisieren: Es wird auf den anderen eingeredet, dieser wird zum Zuhören gezwungen und bekommt zu viele Informationen. Ausführungen des anderen bekommen keinen Raum.

Bewertung: Erläuterungen des Gesprächspartners werden bewertet, klassifiziert und undifferenziert positiv oder negativ besetzt.

Vermeintliche Ursachen nennen oder diskutieren: Mögliche Ursachen oder Schwierigkeiten werden dem anderen aufgezeigt. Dies wirkt schulmeisterhaft und führt gerne zu Diskussionen.

Bagatellisieren: Das Gesagte wird abgetan und als übertrieben dargestellt. „Kluge" Ratschläge werden erteilt, eigene Erfahrungen verallgemeinert oder abgetan.

Ablenken: Es wird vom Thema abgelenkt. Der Interaktionspartner fühlt sich weder gehört noch in seinem Anliegen berücksichtigt.

Debattieren: Eine Diskussion wird geführt. Jede Aussage wird hinterfragt, mit Kommentaren versehen oder mit eigenen Ergänzungen immer weitergeführt.

Sofortiges Anbieten einer Lösung: Die Gesundheitsfachkraft kennt aus Erfahrung viele Möglichkeiten, schlägt aber die ihr hilfreich erscheinenden ungefragt vor. Sie weiß dabei nicht, ob sie zu der jeweiligen Person passen.

Gesprächshindernisse können zu schwierigen Situationen der Interaktion führen. Sind sich Angehörige medizinischer Berufe unsicher, was der Interaktionspartner braucht, ist es besser nachzufragen, beispielsweise in Form folgender Äußerungen:

- „Wie kann ich Ihnen dabei helfen?"
- „Was wünschen Sie sich diesbezüglich?"
- „Wie sehen Sie das?"

Verschiedene Themen zur Kommunikation mit Patienten greift auch das 2. Kapitel des Buches auf.

Unabhängig vom beruflichen System, in dem Gesundheitsfachkräfte tätig sind, gilt: Kommunikation in der beruflichen Rolle sollte kontext- und adressatenbezogen flexibel gehalten werden.

Werden kommunikative Aufgaben mit einer zugewandten, präsenten und wertschätzenden Haltung gelöst, gelingen diese leicht.

Was gelingende Kommunikation noch ausmacht, ist Gegenstand des nächsten Abschnitts.

1.4 So gelingt Kommunikation

In Gesundheitsfachberufen gelingt Kommunikation häufig, und doch gibt es eine Reihe von Herausforderungen, denn gesagt heißt nicht immer gleich verstanden. Wie gelingt Kommunikation? Was genau beinhaltet kommunikative Interaktion? Und was lässt sich in beruflichen Kommunikationsprozessen verbessern? Diese Fragen werden hier erörtert.

Kommunikation vermittelt Botschaften aus wahrnehmbaren Signalen, deren Verarbeitung immer auch die Wahrnehmung von Gefühlen und Interpretationen bedeutet. Diese dienen dem Sinnverstehen, wobei Wahrheit und Wirklichkeit dabei relativ sind. Sie richten sich nach den Bedeutungen des kommunizierenden Individuums.

Gelingende Kommunikation benötigt einige sprachliche Grundlagen, um die es hier zunächst geht.

- **Berücksichtigung von Grundprinzipien**

Gelungene verbale Kommunikation beinhaltet folgende Aspekte:

- das Einhalten von fünf Schritten im Kommunikationsprozess (► Abschn. 1.3): Intention, Kontaktaufnahme, Rahmen, Diskurs und Schluss (Stockert 2017: Das Lingva Eterna Kommunikationsmodell),
- die Nutzung von vollständigen Sätzen und Sprechpausen,
- die angemessene, für Transparenz sorgende Verbalisierung von interaktionsbezogenen Gedanken und Handlungsschritten (Springer 2017).

Eine zugewandte innere Haltung und das Wissen um permanent stattfindende subjektive Wahrnehmungen fördert gelingende Kommunikation.

Fachkräfte in Gesundheitsberufen haben es mit sehr vielen verschiedenen Menschen zu tun, und jeder Einzelne hat seinen individuellen Bedeutungsrahmen. Die subjektiven Bedeutungsinhalte werden als innerer Bezugsrahmen bezeichnet, welcher eigenes Erleben vergleicht und bewertet.

Jede Ansprache eines Kommunikationspartners stellt eine Unterbrechung seiner Gedanken-, Gefühls- und Erwartungswelt dar. Der Interaktionspartner weiß vor Beginn der Kommunikation nicht, was der andere ihm genau mitteilen wird, und wird in seinem momentanen inneren Bezugsrahmen gestört. In einem Gespräch treffen also zwei Bezugsrahmen aufeinander – doch es bleibt ungewiss, wie genau sie sich decken.

Das Wissen um solche Grundprinzipien stellt die professionelle Basis für gelingende Kommunikation dar.

Des Weiteren erfordern gelungene Kommunikationsprozesse Kenntnisse zu sozial-kommunikativen Kompetenzen, die durch verschiedene Bestandteile charakterisiert sind.

1

- **Nutzung sozial-kommunikativer Kompetenzen**

Fünf wesentliche Fähigkeiten werden erfolgreichen sozialen und kommunikativen Interaktionen zugeschrieben (Becker et al. 2018):

1. Empathie oder Einfühlungsvermögen: Diese kognitive und emotionale Fähigkeit lässt nachvollziehen, was in anderen Menschen vorgeht, Motive und Bedürfnisse sind erkennbar und verstehbar. Empathie bezeichnet eine Haltung gegenüber anderen Personen und ist in jedem Menschen angelegt. Sie wird jedoch durch primäre und sekundäre Sozialisation beeinflusst und kann aufgrund psychisch-pathologischer Begebenheiten fehlen. Fachkräfte in Gesundheitsberufen zeichnet Empathie aus, wenn sie:
   - Interesse am anderen mit seinen Sichtweisen und Argumenten zeigen,
   - aufmerksam zuhören und beobachten können,
   - achtsam und situativ-personal angemessen sprechen,
   - sich auf andere Menschen einstellen können,
   - die Perspektive des Interaktionspartners einnehmen können,
   - verbale, paraverbale und nonverbale Signale erkennen und aufgreifen können,
   - sich der eigenen Wirkung bewusst sind und diese im beruflichen Kontext angemessen und rollenadäquat einsetzen können.
2. Kommunikationsfähigkeit und Überzeugungskraft: Kann man sich mit seiner Stimme und dem Körper gut ausdrücken, findet man überzeugende Argumente, die dem jeweiligen Gesprächspartner gegenüber selbstsicher und angemessen dargelegt werden. So zeigen sich Ausdrucksstärke und Überzeugungsfähigkeit. Angehörige von Gesundheitsfachberufen, die Ausdrucksvermögen besitzen, kommunizieren auch Ziele und Interessen angemessen. So werden Einsichten und Erfahrungen für andere nachvollziehbar und erfüllen ihren Zweck. Fachkräfte in Gesundheitsberufen zeigen Kommunikationsfähigkeit, wenn sie:
   - klar und deutlich kommunizieren können,
   - nachvollziehbar und angemessen formuliert argumentieren können,
   - sich auf das Sprachniveau anderer Personen einstellen und über verschiedene Kommunikationsstile verfügen,
   - im Gespräch fokussiert bleiben,
   - in der Lage sind, Gespräche zu steuern.

   Überzeugend im Sinne von Argumentation und Engagement ist medizinisches Personal, wenn es:
   - das Gesagte mit Gestik und Mimik unterstreichen kann,
   - Gespräche aktiv gestalten und initiieren kann,
   - andere begeistern und eine positive Stimmung wecken kann,
   - Argumente mit Beispielen verdeutlichen kann.
3. Durchsetzungsvermögen und Verhandlungsgeschick: Durchsetzungsvermögen ist etwas Positives und wird verwirklicht, wenn in Gesundheitsfachberufen Tätige ihre eigenen Interessen, Bedürfnisse, aber auch Pflichten und Rechte geklärt haben. Denn nur so werden eigene Ziele erreicht, und es wird selbstbestimmt gehandelt. Eigene Interessen werden so wertschätzend verhandelt. Spürt auch der Gesprächspartner, dass jeder dabei profitiert, handelt es sich um Verhandlungsgeschick. Um die Kompetenzen Durchsetzungsvermögen und Verhandlungsgeschick zu verwirklichen, müssen Fachkräfte in Gesundheitsberufen:
   - sich ihrer eigenen Interessen bewusst werden,
   - Spannungen aushalten können,
   - Argumente für ihre Bedürfnisse und Ziele finden,
   - Handlungsmöglichkeiten zur Umsetzung kennen, aber auch Alternativen haben,
   - die Interessen und Bedürfnisse der am Prozess Beteiligten aufgreifen, ohne diese bloßzustellen.
4. Konfliktfähigkeit: Sie ist gegeben, wenn man Konflikte bewältigen möchte, und zwar ganz lösungsorientiert. Als angemessen wird Konfliktverhalten bezeichnet, wenn weder rein emotional noch rein sachlich kommuniziert wird. Ist diese Kompetenz bei Fachkräften in medizinischen Berufen vorhanden, merkt man das an:
   - der Fähigkeit, Konfliktpotenzial zu erkennen,

— der Wahrnehmung eigener Gefühle und Bedürfnisse sowie ihrer Formulierung,

— der Fähigkeit, der eigenen Wahrnehmung und Interpretation nur den Stellenwert einzuräumen, der ihnen subjektiv gebührt,

— der Fähigkeit zur Konfliktlösung,

— der Fähigkeit, sachlich und ruhig zu bleiben,

— dem Willen einer Ziel- und Lösungsfindung,

— der Ressource zum Bewahren einer persönlich-emotionalen Stabilität trotz Konflikten.

5. Teamfähigkeit: Diese sehr wichtige Kompetenz ist die Voraussetzung vieler erfolgreicher Arbeitsprozesse im medizinischen Fachbereich. Ideen müssen ausgetauscht, Gedanken ergänzt und Lösungen erarbeitet werden, wobei Integration gefragt ist: Integration der eigenen Person, von anderen Personen und ihren jeweiligen Individualitäten. Das ist möglich, wenn:

— jeder einbezogen wird,

— sich integriert wird, ohne seine Individualität aufzugeben,

— Kompromissbereitschaft umgesetzt wird,

— aufgabenorientiert und zielfokussierend gearbeitet wird,

— Notwendigkeit und Nutzen von Integration auch im persönlichen Bezugsrahmen verwirklicht wird.

Kommunikation sollte geplant werden, damit sie in einem dialogischen Kommunikationsprozess mündet.

▪ Planung dialogischer Kommunikationsprozesse

Der gemeinsam geschaffene Kontext zweier Subjekte durch Kommunikation wird durch folgende Bedingungen geprägt: das individuelle Selbstbild, das eigene Rollenverständnis und die Ausgangssituation der Zusammenarbeit. Drei Aspekte leiten dabei die Planung dialogischer Kommunikationsprozesse:

1. **Die Analyse der Ausgangsbedingung:** Welches Vorwissen herrscht in Bezug auf die andere Person? Wie sind die Kenntnisse und das Vorwissen in Bezug auf den zu kommunizierenden Sachverhalt? Was sind die Interessen und Bedürfnisse des Gesprächspartners?

2. **Die Passung der eigenen Kommunikation:** Was ist das Ziel des Gesprächs? Inwieweit müssen eigene Bedürfnisse und Interessen abgewogen werden? Welchen Einfluss hat das auf die weitere Zusammenarbeit?

3. **Das Beachten der Grundlagen professioneller Kommunikation:** Diese umfassen Höflichkeit, angemessene nonverbale und paraverbale Kommunikationsmuster, Offenheit, Interesse sowie wertungsfreie Interaktion.

Berufsbezogene Kommunikation zu gestalten heißt bewusste Kommunikation zu gestalten. Die Intention wird geklärt, situative Gefühlszustände und Einstellungen zum Kommunikationspartner werden kritisch hinterfragt. Die subjektive Interpretation einer Situation wird jeweils überprüft, berufliche Kommunikation wird planbar, durchdacht und angepasst.

Kommunikation beinhaltet mehrere Teilmengen, und die situative Berücksichtigung ihrer Gesamtheit bestimmt das Gelingen.

▪ Teilmengen von Kommunikation

Definierte Bestandteile von Kommunikation sind:

— verbale Kommunikation,

— nonverbale Kommunikation,

— paraverbale Kommunikation.

Zudem spielen **subjektive Konstruktionen** eine Rolle (► Abschn. 1.2), denn sie beeinflussen unsere Wahrnehmung und somit unsere Aktion und Reaktion im Kommunikationsprozess.

Entscheidend sind auch **Erwartungen**, die oft implizit, jedoch selten offen kommuniziert werden, gerade im Kontext der Interaktionen zwischen Patienten und Professionellen oder in Bezug auf Hierarchien. Erwartungen prägen Ereignisse und Wahrnehmungen von Situationen.

> ❯ **Gelingende Kommunikation berücksichtigt eine personenzentrierte und situativ passende Wortwahl. Diese ergänzt der Sprechende mit angepasst-authentischen nonverbalen Anteilen. Paraverbale Anteile komplettieren die angemessene Kommunikation, der Angesprochene hört so das Anliegen und kann nachvollziehen, was gemeint ist.**

Die Wirkung gelungener Kommunikation ist erheblich. Zudem sind aktives Zuhören, Bezugnahme und Sichern des Verständnisses positive beitragende Faktoren für subjektiv empfundene Besserung seitens Patienten und Angehörigen.

■ Wirkung verbaler Kommunikation kennen

Unter verbaler Kommunikation versteht man das gesprochene Wort und hörbare Laute, welche sich zu Aussagen und Konstruktionen zusammenfügen. Sprache erfüllt somit verschiedene Funktionen, in denen Sachverhalte, Begebenheiten, Wahrnehmungen und Gefühle sowie Wünsche, Aufforderungen oder Absichten mitgeteilt werden.

Berufliche Kommunikation im Gesundheitsfachbereich beinhaltet häufig Einschätzungen, Absichten, Aufforderungen oder Informationsweitergabe.

Fachkräfte im Gesundheitsberuf tragen für die Wirkung ihrer Kommunikation Verantwortung. Haben Patienten Vertrauen gefasst, legen sie viel Wert auf Meinungen und Einschätzungen von Fachkräften aus Gesundheitsfachberufen, was einen verantwortlichen Umgang mit Worten erforderlich macht. Worte wirken, und so wird der Wortwahl der Fachkräfte sogar eine „Nozebowirkung" zugeschrieben. Das bedeutet, dass Patienten aufgrund bestimmter – negativ verstandener – Äußerungen Belastungen erleben. Das folgende Beispiel verdeutlicht das:

Die Physiotherapiestudentin erhebt einen orthopädisch-chirurgischen Eingangsbefund. Sie misst die anatomische Beinlänge am operierten Bein. Da sie sich nicht sicher ist, wiederholt sie die Messung zweimal und äußert ein „oh-mh." Die Patientin nimmt wahr, dass der Therapeutin irgendetwas Erstaunliches oder Irritierendes auffällt, und fragt: „Was ist denn mit meinem Bein?" Darauf antwortet die Therapeutin: „Das Bein ist 2 cm kürzer." Allerdings handelt es sich um eine falsch-positive Messung, da die Therapeutin die anatomischen Referenzpunkte nicht sauber ertastet hat.

Beteiligte in Kommunikationsprozessen sollten Missverständnisse und Fehlinterpretationen vermeiden bzw. klären. Dazu sind folgende Gesprächstechniken hilfreich:
- aktives Zuhören,
- bezugnehmende Gesprächstechniken.

Beim aktiven Zuhören wird mit Mimik und Lauten signalisiert, dass zugehört wird, hierbei sind Blickkontakt und zustimmende Bewegungen typische Zeichen dieser Gesprächstechnik. Zustimmende und auffordernde Äußerungen sind beispielsweise: „Mhm", „Aha", „Verstehe", „Nur weiter", „Ja" oder „Okay".

Bezugnehmende Gesprächstechniken sind Ausdruck verbaler Fokussierung auf den Gesprächspartner, und der Sprechende nimmt dabei Bezug auf die drei Sprachfunktionen Darstellung, Ausdruck und Appell. Anteile der Sprachfunktionen werden beim Sprechen verbal, paraverbal oder nonverbal ausgedrückt. Diese bewussten oder unbewussten Nachrichten nimmt der Empfänger auf und thematisiert sie. Wünsche, Gefühle oder ein vom Sender kommunizierter Sachverhalt wird somit sprachlich aufgegriffen, was Missverständnissen und Fehlinterpretationen vorbeugt.

◘ Abb. 1.11 gibt einen Überblick über die Funktionen von Sprache sowie deren Bestandteile und Möglichkeiten einer Bezugnahme.

Wichtig ist, dass Worte und Phrasen genutzt werden, die individuell stimmig sind. Im Zweifel lassen sich Verbalisierungen als Fragen formulieren, so hat der Sender die Möglichkeit, die Annahme des Empfängers zu korrigieren.

Damit verbale Kommunikation beruflich gelingt, bedarf es prägnanter, erklärender, informativer und fachlich fundierter Äußerungen. Sprechende sollten die Verantwortung der eigenen verbalen Kommunikation also nicht unterschätzen. Hierbei ist zudem die Frage der Kommunikationsabsicht und des Adressaten wichtig.

Verbale Kommunikation ist jedoch nur so echt, wie die nonverbalen Anteile stimmig sind.

■ Nonverbale Bestandteile von Kommunikation berücksichtigen

Nonverbale Kommunikation umfasst: Mimik, Gestik, Körperhaltung, den gewählten Abstand zum Gesprächspartner sowie Blickkontakt. Sie ist sehr individuell und schneller beurteilbar als gesprochene Worte. In der Regel drückt die nonverbale Kommunikation das aus, was wir denken und fühlen, oder sie drückt Verständnis bzw. Unverständnis aus. Der Anteil des Gesamteindrucks einer Person wird maßgeblich von den nonverbalen Aspekten geprägt, denn das gesprochene Wort macht weniger als 10 % des Verstehens aus. Ist die sprachliche Kommunikation reduziert, so wird der nichtsprachlichen Kommunikation mehr Bedeutung beigemessen. Körpersprache ist weit

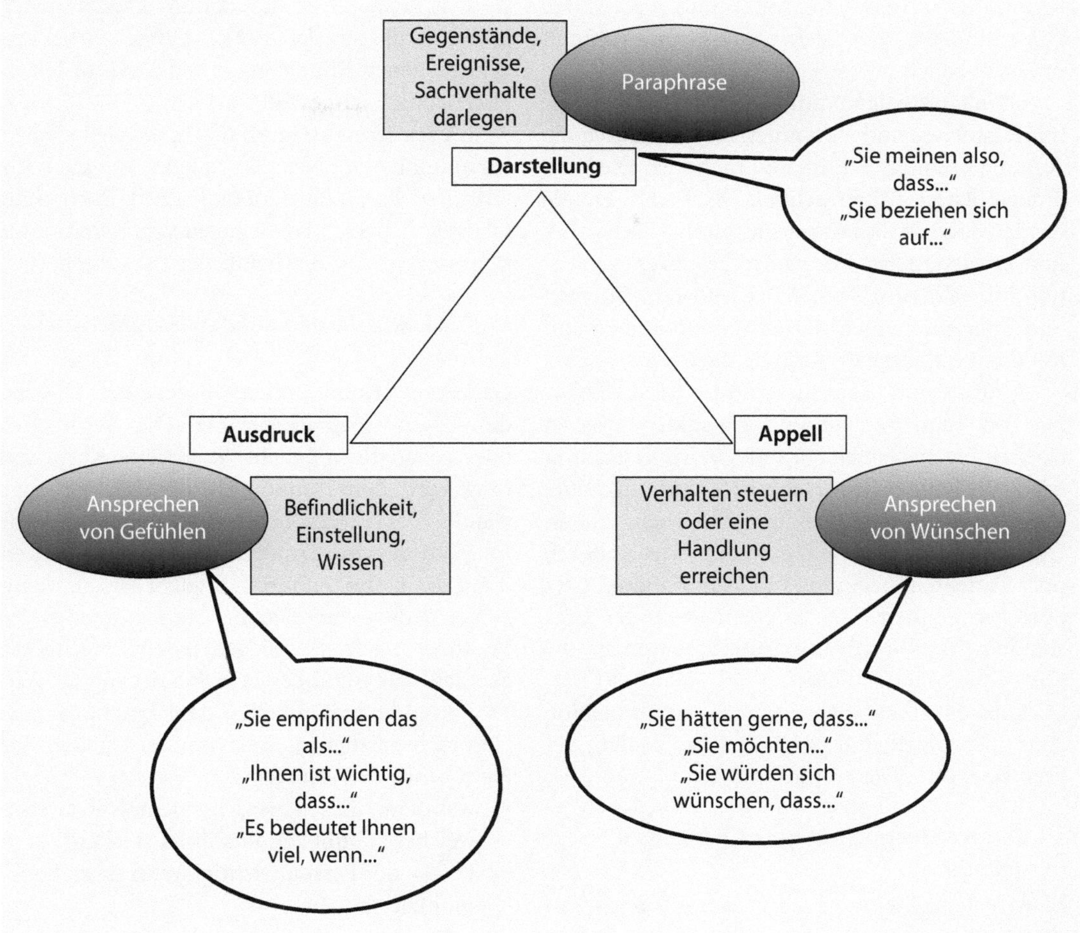

❏ Abb. 1.11   Sprachfunktionen und Bezugnahme

älter als die Wortsprache und übermittelt wesentliche Informationen der Beziehung und Emotion. Sie ist mehrdimensional und dynamisch und lässt keine Verneinungen zu. Die Herausforderung der nonverbalen Kommunikation ist die Tatsache, dass sie durch andere Menschen deutlich wahrnehmbar ist. Dies kann unbeabsichtigt zu Missverständnissen oder Fehlinterpretationen führen.

Negativ oder als kritisch verstandene Äußerungen von in Gesundheitsfachberufen Tätigen führen bei Patienten zu Belastungen. Doch es reicht auch eine mimische Reaktion, die sogenannte „nozebowirksame" Mimik. Dazu ein Beispiel:

Die Physiotherapiestudentin erhebt einen orthopädisch-chirurgischen Aufnahmebefund der anatomischen Beinlänge nach einer Operation. Während sie mit dem Maßband das operierte Bein vermisst, runzelt sie die Stirn und misst zweimal nach. Die Patientin sieht das und fragt sich, warum die Therapeutin so besorgt das Bein und das Maßband anschaut – ist etwas nicht in Ordnung mit der Beinlänge nach der Operation?

In der beruflichen Kommunikation sollte also besonders auf die nonverbale Kommunikation geachtet werden, und Kommunizierende sind in der Verantwortung, ihre nonverbale Kommunikation zu kontrollieren.

Eine weitere gut wahrnehmbare Teilmenge von Kommunikation ist die paraverbale Kommunikation.

▪ Paraverbale Anteile von Kommunikation kennen

Paraverbale Kommunikation umfasst Intonation, Stimmlage, Färbung der Sprachstimme, Sprechtempo, -rhythmus, -intensität und Lautstärke. Diese sind u.a. genetisch bedingt und kulturell unterschiedlich.

Die paraverbale Kommunikation unterliegt Gefühlseinflüssen und wird unter anderem durch die Atmung beeinflusst. Primäre Emotionen wie Wut, Trauer, Angst, Überraschung, Ekel und Freude werden deutlich und färben die Stimme. Neben der nonverbalen ist auch die paraverbale Kommunikation hilfreich zum Verständnis anderer. Patienten und Kollegen können so in ihren Emotionen und mit ihren Emotionen verstanden werden.

Sprach- und Ausdrucksmuster sind abhängig von Temperament und Charakter. Was an eigenen Eigenschaften bei anderen wiedererkannt wird, erleichtert oder erschwert Kommunikation. Treffen introvertierte medizinische Fachkräfte in Gesundheitsberufen auf extravertierte Kollegen oder Patienten, beeinflusst das ihr Zuhören bzw. Sprechempfinden, und es entstehen unter Umständen Annahmen und Interpretationen, die Stresssituationen auslösen.

Obwohl Teilmengen von Kommunikation ganz individuell und automatisch ablaufen, gelingt Interaktion erstaunlich gut.

■ Kommunikation hat gute Chancen zu gelingen

Es wird tagtäglich kommuniziert und das meist ohne Probleme, selbst wenn Kommunikation mittels Schreiben oder Telefonieren und ohne Sichtkontakt zum Kommunikationspartner stattfindet.

Dennoch führt das Kommunizieren, bzw. das Nichtkommunizieren, regelmäßig zu beruflichen Herausforderungen, auch bei Fachkräften in Gesundheitsberufen. Sie erleben Menschen in Kranken- und Stresssituationen, erleben Leid, Ungeduld, Trauer und Wut. Und immer wieder Angst und Sorge von Patienten, Angehörigen sowie Kollegen. Die Interaktionspartner können sie sich nicht aussuchen, gerade deswegen sind in diesem Bereich Tätige in besonderer Weise auf Informationsaustausch angewiesen.

Ist die Kommunikation erst defizitär, führt sie zu Missverständnissen, unangebrachten Erwartungen und Erklärungsnot. Die Verwendung von Fachsprache und der Ausdruck von Ungeduld sind nur zwei Beispiele für den Eintritt in schwierige Situationen. Das Sicherstellen von Verstehen hilft, unkooperatives Verhalten zu vermeiden.

Berufliche Kommunikation gleicht einem „Kommunikationslabyrinth" (Risse 2010) mit verschiedenen Blindgängen, welche in ◘ Tab. 1.1 übersichtlich dargestellt sind.

Gibt es denn Patentrezepte für das Gelingen von Kommunikation? Nein. Denn jeder Mensch erlebt, fühlt und kommuniziert individuell, doch helfen folgende Aspekte, das Gelingen von Kommunikationsprozessen wahrscheinlicher zu machen.

■ Die Fokussierung auf den Gesprächspartner

Gelungene Kommunikation bedeutet Hinwendung zum Gesprächspartner. Die Kopfhaltung oder sogar die möglichst komplette Körperhaltung wird dem Kommunikationspartner zugewandt. Der Blickkontakt zeigt Interesse, echte Interaktion wird ermöglicht. Folgt der Zuwendung das aktive Zuhören, braucht es nur wenige Worte. Nonverbale Signale wie Kopfnicken und Veränderung der Mimik geben dem Sprechenden ebenfalls das Gefühl einer Fokussierung auf ihn.

Folgende Fragen helfen dem Empfänger, den Gesprächspartner ins Zentrum der eigenen Aufmerksamkeit zu stellen:

- was denkt diese Person bei dem, was sie sagt?
- welches Gefühl kann dahinter stecken?
- was ist der Person wichtig, wenn sie so kommuniziert?

Kommunikation auf räumlicher Augenhöhe hilft, Hemmungen abzubauen und Vertrauen zu fördern. In schwierigen Gesprächssituationen werden so die unbeabsichtigte Wirkung von Autorität und eine empfundene Hierarchiedifferenz verhindert.

■ Das Sichern von Verstehen

Verstehen zu sichern ist ein starker Faktor für das Gelingen von Kommunikation. Entsprechende Gesprächstechniken ermöglichen dies, was gerade bei Anweisungen, Vorgaben, Aufträgen und Wünschen wichtig ist, um das Verständnis anderer zu sichern. Mentale Muster sowie Begriffsdefinitionen sind eben genauso individuell und unterschiedlich wie Menschen.

Verstehen zu sichern kann auf zweierlei Arten gelingen:

1. durch Nachfragen: „Verstehe ich Sie richtig, dass …",
2. durch Bitten um Wiederholung: „Bitte sagen Sie mir, wie Sie das verstanden haben."

◘ Tab. 1.1 Hindernisse und Auswege im Kommunikationslabyrinth

	Hindernisse	Auswege
Mangelndes Zuhörverhalten	– Zuhörer ist mit seinen Assoziationen und Wertungen beschäftigt – Unterbrechen des Sprechers	– Auf ausgeglichenes Hören und Sprechen achten – Unterbrechungen begründen
Mangelnder Perspektivwechsel	– Fixierung auf die eigene Meinung & Erfahrung – Ungeduld – Abweisende Haltung – „Ja-aber"-Sätze	– Perspektivenvielfalt zulassen – Körperhaltung kontrollieren – „Ich"-Form verwenden
Konfrontation & Negativität	– Abgrenzende Körperhaltung & Distanz – Unfreundliche Mimik – Unangemessene Stimmlage	– Zugewandte Haltung – Mimikkontrolle – Kontrolle der paraverbalen Ebene – Eigene und andere Sichtweise bewusst trennen
Vernachlässigung der kommunikativen Beziehungsebene	– Verallgemeinerungen – Mangelnde Personzentrierung – Keine positive Rückmeldung – Ausdruck einer Antipathie	– Einfühlung und Sichtweise des anderen nachvollziehen – Positive Rückmeldungen geben – Nonverbal Zeichen der Zugewandtheit ausdrücken
Kein Verständnis sichern	– Fachsprache nutzen – Verschachtelte, lange Sätze sprechen – Medizinische Abkürzungen unerklärt lassen – Vermutungen anstellen statt nachzufragen	– Sprache klar und deutlich verwenden – Wörter nutzen, welche zum Niveau und dem Wahrnehmungstyp des Empfängers passen – Verstehen sichern durch Bezugnehmen auf die Sprachfunktionen Darstellung, Ausdruck und Appell

Zudem kann die Wiederholung einer Äußerung des Gesprächspartners helfen, einer subjektiven Fehlinterpretation vorzubeugen, beispielsweise mittels folgender Phrasen:

- „Sie meinen also …",
- „Ich sollte also …",
- „Sie hätten gerne, dass …".

Was zunächst umständlich wirkt, ist letztlich hilfreich, denn der Gesprächspartner bekommt eine Rückmeldung über das, was verstanden wurde. So hat er die Möglichkeit der Korrektur – Verstehen wird somit gesichert.

■ **Die Anpassung von Kommunikationsmustern**

Jeder Mensch hat Kommunikationsmuster und Phrasen, deren Auswirkung ihm nicht immer bewusst sind. Bereits die Kindheit vermittelt Umgangsweisen und Rollenverständnis, prägt die eigene Haltung und die Position zu anderen Menschen.

Es hat Einfluss auf den Kommunikationsprozess, ob Gesprächspartner als mehrwertig, gleichwertig oder minderwertig gesehen werden, ebenso wie die Sicht auf die eigene Person als minderwertig, gleichwertig oder mehrwertig.

In der beruflichen Rolle sollten in Gesundheitsfachberufen Tätige ihre Phrasen, Überzeugungen und Muster immer wieder auf Stimmigkeit, Angemessenheit und Aktualität überprüfen. Phrasen sind oft automatisiert, was meist problemlos von Menschen, die uns kennen, richtig verstanden wird. Doch Personen, welche in Gesundheitsfachberufen Tätigen eine bestimmte Rolle zuschreiben, können Probleme damit haben. Ein Beispiel sei hier die Phrase: „Das geht nicht." Sie vermittelt Generalismus, und eigentlich wäre konkreter und richtiger folgende Aussage: „Das geht in dieser Situation nicht. (Weil …)."

Gerne werden auch Verallgemeinerungen wie „immer", „stets", „nie", „generell", grundsätzlich" genutzt. Hierauf sollte verzichtet werden, da sie lediglich das subjektive Erleben und bestimmte Gefühle ausdrücken.

Ein ebenfalls gerne genutztes Wort ist das Personalpronomen „wir", wobei offen bleibt, wer genau gemeint ist. Zudem kann dieses Gemeinsamkeit implementierende Wort unangemessen sein, beispielsweise bei Anweisungen. Dazu ein Beispiel:

Die Physiotherapeutin Marie leitet ihren Patienten bei einer Gleichgewichtsübung im Stehen an: „Dann machen wir noch die Übung vom letzten Mal auf dem Wackelbrett. Auf geht's." Doch sie sichert den Patienten nur, er führt die Übung ganz alleine aus. Klarer und stimmiger wäre: „Bitte steigen Sie jetzt auf das Wackelbrett hier. Führen Sie bitte die Übung vom letzten Mal nochmal durch."

■ Die Bedeutung von Pausen

Pausen in der Kommunikation sind je nach Sprachmuster und Emotion unterschiedlich, allerdings helfen sie Zuhörenden, kommunizierte Inhalte wahrzunehmen und zu verarbeiten. Sie können Ausführungen Bedeutung beimessen und geben Zeit, um aus der Hörerrolle in die Sprecherrolle zu wechseln. Pausen dienen beim Sprechen zunächst einmal zum Luftholen, doch das bewusste Pausieren nach einem Satzzeichen hat auch Wirkung auf die Präsenz des Sprechenden. Pausen können ganz bewusst eingesetzt werden und stellen sicher, dass Hörende verstehen, was Sprechende sagen. Sie verdeutlichen, wie Sprechende zu etwas stehen.

■ Kommunikation als Dialog

Gespräche dienen dem Ausdruck und der Entfaltung der Persönlichkeit. Missverständnisse, Annahmen und Interpretationen stehen einem echten Verstehen und gemeinsamer Verständigung jedoch im Wege. Wichtige Merkmale von Kommunikation als Dialog und Diskurs sind:

- hören zu wollen,
- verstanden zu werden,
- Ziele und Absichten zu klären.

Hören zu wollen heißt, den Ausführungen des Sprechenden gedanklich fokussiert und antizipativ zu folgen und bedeutet, neben der Darstellungsfunktion von Sprache auch die Ausdrucks- und Appellfunktion wahrzunehmen.

Hören zu wollen bezieht das Stellen von Fragen mit ein, dabei ermöglichen offene Fragen weiteren Informationsaustausch, denn bei diesen Fragen reicht kein „ja" oder „nein" als Antwort.

Verstehen untereinander gelingt, wenn mittels Fragen oder Zusammenfassen auf wahrgenommene Sprachfunktionen Bezug genommen wird. Absichten und Ziele können geklärt oder nachgefragt werden. Missverständnissen wird vorgebeugt, und eigenes Verstehen wird abgesichert. Somit können Wortwahl und Ausdruck spezifiziert oder differenziert werden.

Interaktion profitiert von einer Kommunikation als verbaler und nonverbaler Dialog genauso wie intra- und interdisziplinäre Anweisungen, Behauptungen oder Informationsaustausch.

Soll ein Gespräch wirksam sein und gelingen, so erfordert dies Kommunikationswillen, es braucht die Klärung von Ziel und Inhalt sowie einen angemessenen Rahmen. Gespräche als Dialog zu führen bedeutet, dass beide Interaktionspartner Raum bekommen. Dabei wirken geeignete Fragen klärend und steuernd auf die Gesprächsthematik.

> **Folgende Tatsachen verhindern gelungene Kommunikation:**
> - Der Gesprächspartner wird beim Reden unvorbereitet unterbrochen.
> - Es fehlen Gesprächstechniken zum Sichern des Verstehens.
> - Inform*atio*nen bleiben unverständlich.
> - Ausschließlich die eigene Wahrnehmung gilt.
> - Wichtige Themen des Gesprächspartners bleiben unberücksichtigt.

Gelingende Kommunikation braucht Kenntnisse und Übung. Die Inhalte des 1. Kapitels stellen daher zunächst ein Fundament zur Anwendung professioneller Kommunikation im Medizinalfach dar.

1.5 Selbstreflexion und Übungen

In diesem Abschnitt findet sich eine Auswahl an Übungen und Selbstreflexionen, welche zur Vertiefung und zum Transfer der gelesenen Inhalte dienen.

■ ► Abschn. 1.1 Modelle und Ansätze in der Kommunikation

A. **Beschäftigen Sie sich mit folgenden Fragen:**
- Welche Kommunikationsmodelle sind Ihnen vor der Lektüre des Abschnitts bekannt gewesen?
- Welches Wissen deckte sich mit den hier beschriebenen Modellen und Ansätzen?
- Was war Ihnen neu?

B. **Schätzen Sie die Relevanz der einzelnen Modelle und Ansätze für den beruflichen Alltag auf einer Skala von 1 (wenig bis keine Relevanz) und 10 (sehr hohe, tägliche Relevanz) ein:**

Transmissions-modell:	Skalenwert	__________
Vier-Ohren-Modell:	Skalenwert	__________
Intentionsorien-tierung:	Skalenwert	__________
Kommunikative Axiome von Watzlawick:	Skalenwert	__________
Personenzent-rierte Kommuni-kation von Rogers:	Skalenwert	__________

C. **Reflektieren Sie**: Welche Modelle nutzen Sie bereits erfolgreich, wenn vielleicht auch unbewusst?

D. **Verschriftlichen Sie** folgende Aufgaben:
  — Sie werden von einem Patienten als un-professionell bezeichnet. Was sagt Ihnen das in Bezug auf seine **Selbstoffen-barung? Mit welchem Ohr werden Sie diese Botschaft empfangen, damit ein Konflikt vermieden wird?**
  — Sie sollen Ihr Arbeitsteam über eine er-weiterte Patientendokumentation infor-mieren. Sie bezieht den sozialen Kontext des Patienten und dessen Einstellung zur Krankheit mit ein. Das Ziel ist die Er-hebung von externen beitragenden Fak-toren, die sich förderlich oder hinderlich auf den Gesundungseffekt auswirken. **Wie strukturieren Sie Ihre Aussage nach den Maximen von Grice?**
  — Als Sie eintreffen, weint Ihre Patientin nach einem Arztgespräch. Der Arzt sagte zu ihr, sie wäre viel zu übergewichtig für eine operative Behandlung. Sie müsse ab sofort 30 kg abnehmen. Die Patientin be-wegt sich jedoch schon immer viel und achtet seit dem Erwachsenenalter jeden Tag auf ihre Ernährung. Sie versteht die Aussage des Arztes nicht und fühlt sich geringgeschätzt. **Beantworten Sie folgende Fragen: Welche personenzen-**

trierten Aspekte werden hier relevant? **Wie können Sie diese in der Kommuni-kation berücksichtigen?**
  — Ihr Kollege beschwert sich bei Ihnen. Seine Chefin, die seiner Meinung nach ein Problem mit seinen Tätowierungen hat, verdreht immer die Augen, wenn er Verbesserungsvorschläge in der Teamsit-zung anbringt. Sie atmet dabei hörbar aus und widerspricht seinen Ideen. Er empört sich Ihnen gegenüber mit den Worten: „Was hat das bitte mit Kommunikation zu tun?!" Er wünscht sich von Ihnen eine Erklärung. **Erläutern Sie anhand des Mo-dells und der Axiome nach Watzlawick.**

■ ▶ **Abschn. 1.2 Die Bedeutung der subjekti-ven Wahrnehmung**

A. **Erklären Sie:**
  — Inwieweit sind Wahrnehmungen immer subjektiv?
  — Finden Sie Beispiele für das subjektive Er-leben und individuelle Deutungen mittels eines von Ihnen erlebten **Konfliktes.**
  — Was haben der Begriff *Konstruktivismus* **und *Container*** (Arnold 2013) miteinan-der zu tun?

B. **Verdeutlichen Sie sich die ◘ Abb. 1.7** *Kommunikation als Reaktionsschema* anhand eines **Beispiels.**

■ ▶ **Abschn. 1.3 Kommunikation in der beruflichen Rolle**

A. **Analysieren und notieren Sie während der nächsten Woche** in Ihrem **Alltag:**
  — Wie klar kommunizieren Sie, wenn Sie **etwas wollen**, etwas **nicht wollen**, etwas **anderes wollen?** Nutzen Sie eine Skala von 1-10 (1 = sehr klar, 10 = nur mit Möglichkeitsformen, Herumreden, Aus-reden o.ä.). Führen Sie Ihre Gelegenheiten und ihre Werte mit Datum auf. Am Ende der Woche fragen Sie sich: Wie häufig ska-lierten Sie in Richtung 1? Wie häufig in Richtung 10?
  — Wie häufig nutzen Sie *könnte, müsste* **und *sollte*?** Kreuzen Sie an:
    ☐ 5x täglich
    ☐ 10x täglich
    ☐ häufiger.
  — Wie lange sind Ihre **Pausen zwischen Aussagen, Fragen und Aufforderungen?**

1

Zählen Sie in Atemzüge (AZ) und Kreuzen Sie an:

- ☐ Etwa 1 AZ
- ☐ Weniger als 1 AZ
- ☐ mehr als 1 AZ, und zwar: ___ AZ

B. **Reflektieren Sie**: In Ihren letzten 5 Telefonaten mit Personen, denen Sie und Ihr Anliegen unbekannt oder eines von vielen war – **wie verwirklichten Sie folgende Kommunikationsschritte?** Kreuzen Sie zwischen den Aussagen auf der Linie an:

  ▬ Die eigene Absicht und Wortwahl vorher durchdacht:
  Jedes Mal ------------- Kein einziges Mal
  ▬ Kontaktaufnahme wertschätzend gestaltet:
  Jedes Mal ------------- Kein einziges Mal
  ▬ Den Gesprächsanlass mitgeteilt:
  Jedes Mal ------------- Kein einziges Mal
  ▬ Den Abschluss des Gesprächs verdeutlicht:
  Jedes Mal ------------- Kein einziges Mal

C. **Hören Sie für einige Tage Ihrem Umfeld zu**: Welche Schritte im Kommunikationsprozess fehlen häufig? Was sind die Konsequenzen? Notieren Sie die Schritte und die Folgen:

____

____

____

____

____

____

D. Was unterscheidet Ihre Kommunikation im Privatleben zu der von Ihnen einzunehmenden berufliche Rolle? Was gibt es zu beachten und umzusetzen?

____

____

____

____

____

____

E. **Kommunikationsprozesse professionalisieren**
   1. Notieren Sie auf einem Blatt Papier: Wie stellen Sie Ihre Person bei neuen beruflichen Interaktionen vor? Welche Worte nutzen Sie, um sich vorzustellen? Welche nonverbalen Kommunikationsbestandteile nutzen Sie (denken Sie an Körperhaltung, Mimik und Gestik)?
   2. Sie wollen Ihrer Patientin/Ihrem Patienten eine Untersuchung oder Behandlungsmaßnahme erklären. Mit welchen Worten tun Sie das? Schreiben Sie 3 kurze Sätze (maximal 15 Wörter) auf.
   3. Überprüfen Sie Ihre oben notierten Sätze auf folgende Füllwörter: „mal", „ein bisschen", „kurz", „schnell", „muss" und streichen bzw. ersetzen Sie diese.
   4. Tragen Sie nun Ihre Sätze laut vor. Achten Sie dabei darauf, dass Sie am Ende einer Aussage mit der Stimme heruntergehen, atmen Sie nach jeder Aussage einmal ein und aus.
   5. Wie äußern Sie Lob? Sammeln Sie schriftlich 3 Aussagen. Diese sollten möglichst universal beruflich einsetzbar sein.
   6. Überlegen Sie: Wie können Sie Patienten zum Handeln auffordern, sodass diese sich eingeladen fühlen, es zu tun?
   7. Sammeln Sie: Wie können Sie am Anfang eines Gesprächs wertschätzend auf die zur Verfügung stehende Zeit und mögliche Unterbrechungen Ihrerseits hinweisen?

F. **Gesprächshindernisse erkennen und zuordnen**
   Ordnen Sie die „Gesprächshindernisse" aus dem Kapitel den folgenden Interaktionen von Gesundheitsfachkräften (GFK) und Patienten (Pat.) zu:
   1. GFK: „Hallo, meine Name ist Anna, ich bin hier verantwortlich für Sie und wollte Ihnen nur schon mal sagen, dass Sie noch den Bogen A und Bogen B und Bogen C ausfüllen müssen; dann müssen wir noch den Röntgentermin ausmachen, das kann aber dauern, weil die dort viel Krankheitsfälle haben, und Sie wissen ja wie sowas ist, naja – was wollte ich noch sagen …"

   Pat.: Setzt zwischendurch an, etwas zu sagen, findet aber keine Möglichkeit aufgrund der Menge an Informationen.
   Gesprächshindernis:

____

   2. Pat.: „Ich weiß nicht – irgendwie habe ich das Gefühl, diese medizinischen Maßnahmen machen mein Problem schlimmer!"

GFK: „Na, Sie sind einfach zu ungeduldig. Das kann schon sein, dass es erst mal schlimmer wird. Sehen Sie das nicht so negativ."
Gesprächshindernis:

____

3. Pat.: „Können Sie mir das bitte nochmal erklären? Ich verstehe nicht, was auf dem langen Zettel hier steht, den ich ausfüllen soll."

   GFK: „Ach, das ist immer so kompliziert geschrieben – unterschreiben Sie doch einfach unten auf der Linie."
   Gesprächshindernis:

____

4. Pat.: „Ist der Arzt bitte nochmal zu sprechen? Mir ist noch eine Frage eingefallen."

   GFK.: „Ne, das geht nicht – ach übrigens, wussten Sie schon, dass wir jetzt eine neue Untersuchung bei Ihrer Krankheit anbieten?"
   Gesprächshindernis:

____

- ▶ **Abschn. 1.4 So gelingt Kommunikation**
A. Beschreiben Sie mit eigenen Worten den **inneren Bezugsrahmen**. Warum macht es als Medizinalfachkraft Sinn, diesen Begriff zu kennen?
B. Begründen Sie **schriftlich**: Inwieweit werden sozial-kommunikative Kompetenzen benötigt, damit berufliche Kommunikation gelingt? Wie können Sie diese verwirklichen?
C. **Stellen Sie sich vor**: Sie sollen ein Anforderungsprofil für sozial-kommunikative Kompetenzen in Ihrem Beruf erstellen, um Einstellungs- bzw. Schulungsbedarf von Personal im Unternehmen zu ermitteln. Schreiben Sie dazu einen Text. Dieser soll in ganzen Sätzen formuliert sein. Pro Satz sollten maximal 15 Wörter verwendet werden. **Er soll den Umfang einer minimal halben bis maximal ganzen DIN-A4-Seite haben.**

D. **Machen Sie sich Gedanken zu folgenden Fragestellungen:**
   - Was ist mir wichtig, wenn ich über berufliche Kommunikation nachdenke? Warum ist das so?
   - Wie sieht man Ihnen Freude, Wut, Angst, Trauer und Ekel an? Denken Sie an Haltung von Unterkörper, Oberkörper und Kopf. Wie ist Ihre Mimik (Nutzen Sie die Kamerafunktion Ihres Mobiltelefons oder Tablets, wenn Sie nicht sicher sind)?
   - Sprechen Sie den fett gedruckten Satz aus und färben Sie ihn paraverbal und nonverbal mit folgenden Emotionen: Überraschung, Ärger, Angst und Freude:
      „Das kann doch nicht wahr sein!"
      Wir unterscheidet sich die Äußerung in Klang, Geschwindigkeit, Stimmlage und mimischer Reaktion? Diese Übung eignet sich auch sehr gut als Partner- oder Dreierübung.

E. **Stellen Sie sich folgende Situation vor:**
   Ihr Chef kommt zu Ihnen. Er bittet Sie, mitten in Ihrer Arbeitszeit und vor Ihren Kollegen mitzukommen. Er will Sie unter vier Augen sprechen. Als Sie mit ihm alleine sind, zieht er die Augenbrauen zusammen und sagt zu Ihnen: „Es geht überhaupt nicht, dass hier auf Station durch Dein Arbeitstempo so eine Hektik herrscht. Du bist viel zu ungeduldig und fordernd mit den Patienten. Das steckt die anderen an."
   1. Analysieren Sie:
      - Was denkt Ihr Chef wohl bei dem, was er sagt?
      - Welches Gefühl steckt dahinter?
      - Was ist ihm wichtig?
   2. Wie würden Sie nachfragen, um Ihr Verstehen zu sichern?
   3. Schreiben Sie ein vermutetes Gefühl und/oder einen Wunsch auf, den Sie bei Ihrem Chef heraushören. Schreiben Sie dies als bezugnehmende Gesprächstechnik auf.
   4. Was müssten Sie tun, damit die Situation in einen Konflikt ausartet? Sammeln Sie!

F. **Wie tragen Sie zu einem gelungenen Verhaltenskodex bei? Reflektieren Sie zu folgenden Aufgabenstellungen:**
   1. Wie merkt man Ihnen eine wertschätzende Haltung und Kommunikation an? Denken

Sie an Mimik, Haltung und an Ihre Wortwahl bei den folgenden Beispielen:
- Sie erklären einem Patienten den Ta-
  gesablauf auf einer Station.
- Sie fordern eine jugendliche Patientin
  zur Mitarbeit auf (Pflegeverrichtung,
  Übungstherapie, Medikamenteneinnahme …).
- Sie erläutern einer Kollegin aus einem
  anderen Team Ihren Qualitätsanspruch.
- Sie vertreten Ihre Meinung bei einem
  Konflikt im Team zum Thema Dienst-
  plan.

2. Woran merken Ihre Kollegen und
   Patienten, dass Sie ein verantwortungsbe-
   wusster Mitarbeiter sind? Finden Sie
   Beispiele zu den Themen:
   - Fehler und Missverständnis.
   - Eine Entscheidung treffen in Abwe-
     senheit Ihrer Führungskraft.
   - Konflikte im Team.

3. Was ist für Sie Leistung im Beruf? Wie
   merkt man Ihnen diese an? Was muss
   passieren, damit Sie mehr oder weniger
   Leistung bringen?

4. Warum ist Wandlungsfähigkeit im
   beruflichen Verhalten so wichtig?

5. Recherchieren Sie den Begriff **Integrität**
   und finden Sie ein **Synonym** dazu, das Sie
   anspricht. Was zeichnet Mitarbeiter aus,
   die diese Grundhaltung überhaupt nicht
   besitzen?

G. **Eine gemeinsame Interaktionswelt schaffen: Woran kann Verstehen zweier Individuen scheitern?** Sammeln Sie:
   - zwischen Gesundheitsfachkraft und Pa-
     tient oder auch Angehörigen,
   - zwischen zwei Fachkräften,
   - zwischen Therapie und Pflege,
   - zwischen Gesundheitsfachkraft und
     leitendem Arzt in einem stationären
     Arbeitsfeld,
   - zwischen Arzt und ambulant tätiger Med-
     zinalfachkraft,
   - zwischen Medizinalfachkraft und Mit-
     arbeitern fachfremder Beteiligter (gesetz-
     liche Betreuer, Mitarbeiter der sozialen
     Arbeit, von Behörden oder Krankenkas-
     sen …).

H. **Üben Sie sich in bezugnehmenden Gesprächstechniken**
   1. Lesen Sie die unten stehenden Aussagen,
      die jemand an Sie richtet. Überlegen Sie
      jeweils, welches **Gefühl** und welcher
      Wunsch dahintersteckt. Dann formulie-
      ren Sie eine passende Antwort mittels
      bezugnehmender Gesprächstechnik:
      Patient ist Sender:
      - „Das wurde aber das letzte Mal bei
        meiner Frau nicht so gemacht."

        ____

        ____

        ____

      - „Das letzte Mal ging alles viel besser,
        als ich hier operiert wurde."

        ____

        ____

        ____

      - „Sie sind schon die fünfte Pflegekraft/
        Therapeutin."

        ____

        ____

        ____

      - „Sie sind wirklich sehr attraktiv. Kön-
        nen wir nicht mal einen Kaffee trinken
        gehen?"

        ____

        ____

        ____

      Kollege/in ist Sender:
      - „Du verbreitest so eine Hektik, das
        macht mich total verrückt."

        ____

        ____

        ____

– „Zu Dir ist der Chef immer viel netter
   als zu mir."

   ____

   ____

   ____

– „Du kannst immer so gut mit den alten Leuten, auch wenn die weinen."

   ____

   ____

   ____

– „Mit den anderen Kollegen kann ich
   überhaupt nicht, die sind ja total anstrengend."

   ____

   ____

   ____

2. Sammeln Sie weitere 3–5 Aussagen, bei
    denen Sie nicht wissen würden, wie Sie
    reagieren sollen. Gehen Sie genauso vor
    wie unter Punkt 1. beschrieben.

1

Das ist mir aus ▶ Kap. 1 besonders im Gedächtnis geblieben:

Das will ich aus ▶ Kap. 1 noch vertiefen:

Literatur

Arnold Rolf (2013) Kollegiale Beratung und Supervision. In: Technische Universität Kaiserslautern (Hrsg) Schriftenreihe: pädagogische Materialien der Technischen Universität Kaiserslautern Heft Nr. 47. Technische Universität Kaiserslautern, Kaiserslautern

Becker JH, Ebert H, Pastoors S (2018) Praxishandbuch berufliche Schlüsselkompetenzen. Springer, Berlin/Heidelberg

Dehn-Hindenberg, Andrea (2007): Patientenbedürfnisse in der Physiotherapie, Ergotherapie und Logopädie. (Wissenschaftliche Schriften). Schulz-Kirchner Idstein

Dehn-Hindenberg A (2010) Gesundheitskommunikation im Therapieprozess. Schulz-Kirchner, Idstein

Hinsch R, Wittmann S (2010) Soziale Kompetenzen kann man lernen, 2. Aufl. Beltz, Weinheim/Basel/Berlin

Kreß H (2012) Das Arzt-Patient-Verhältnis im Sinn patientenzentrierter Medizin. Bundesgesundheitsblatt 2012/55, Springer, https://www.springermedizin.de/das-arzt-patient-verhaeltnis-im-sinn-patientenzentrierter-medizin/8012392. (PDF-Dokument). Zugegriffen im April 2012

Risse T (2010) Kommunikation und Interaktion in der Pflege. In: INQA Berlin (Hrsg). Thematischer Initiativkreis Gesund Pflegen – INQA-Pflege der Initiative Neue Qualität der Arbeit, 2. Aufl. Bundesanstalt für Arbeitsschutz und Arbeitsmedizin, Dortmund

Springer P (2017) Die Kraft der Sprache im Krankenhausalltag. In: von Scheurl-Defersdorf M (Hrsg) Wir sind füreinander da – bewusste Sprache in der Pflege. Lingva Eterna, Erlangen

von Stockert T (2017) Das Lingva Eterna Kommunikationsmodell. In: von Scheurl-Defersdorf M (Hrsg) Wir sind füreinander da – bewusste Sprache in der Pflege. Lingva Eterna, Heidelberg

Weimann E, Weimann P (2012) High Performance im Krankenhausmanagement. Springer, Berlin/Heidelberg

Weiterführende Literatur

Ärztekammer Nordrhein (Hrsg) (2015) Kommunikation im medizinischen Alltag. www.aekno.de/Leitfaden-Kommunikation. (Broschüre, PDF-Dokument, Stand 2018). Zugegriffen im März 2018

Bucka-Lassen E (2011) Das schwere Gespräch, 2. Aufl. Deutscher Ärzte-Verlag, Köln

Büttner C, Quindel R (2013) Gesprächsführung und Beratung, 2. Aufl. (2005, 2013). Springer, Berlin/Heidelberg

Frey S (2012) Neue Pflegekonzepte trotz zunehmenden Fachkräftemangels. AVM Akademische Verlagsgesellschaft, Thomas Martin Verlagsgesellschaft, München

Großhans R, Seitlinger M (2007) KommunikaTUM – professionelle Kommunikation in der Pflege und im Gesundheitswesen. Teilnehmerunterlagen WS 2007/08. http://www.praeventive-paediatrie.sg.tum.de/fileadmin/tuspl02/www/Downloads/Studium_GP/Fachpruefungsordnung_2006/KommunikaTUM_Kap1u2_WS07_08.pdf. Zugegriffen im März 2018

Harke K (2017) Wirkung und Auftreten in der Praxis. Z PT-Erfolg:13–14. Richard Pflaum, München

Henninger M, Mandl H (2003) Zuhören – verstehen – miteinander reden. Hans Huber, Bern/Göttingen/Toronto/Seattle

Hoos-Leistner H, Balk M (2008) Gesprächsführung für Physiotherapeuten. Georg Thieme, Stuttgart

Knoblauch H (2013) Grundbegriffe und Aufgaben des kommunikativen Konstruktivismus. In: Keller R et al (Hrsg) Kommunikativer Kontstruktivismus. Springer VS, Wiesbaden. https://doi.org/10.1007/978-3-531-19797-5

Mergel A (2017) Achtsame Kommunikation. Scorpio, München

van Oorschot B (2012) Empathieverlust in Studium und Weiterbildung? Z Info Onkologie 15(5): 12–14. https://www.springermedizin.de/empathieverlust-in-studium-und-weiterbildung/9278590. (Journal Club, Ausgabe 5/2012, Springer Medizin, PDF-Dokument). Zugegriffen im April 2018

Rixen D, Hax P-M, Wachholz M (2015) Das Arzt-Patienten-Gespräch. Walter de Gruyter GmbH, Berlin/Boston

Roth G (2011a) Bildung braucht Persönlichkeit – Wie Lernen gelingt. Klett-Cotta, Cotta'sche Buchhandlung Nachfolger GmbH, Stuttgart. Edition Kindle

Roth G (2011b) Persönlichkeit, Entscheidung und Verhalten. Klett-Cotta, Cotta'sche Buchhandlung Nachfolger GmbH, Stuttgart. Edition Kindle

Röhner J, Schütz A (2016) Psychologie der Kommunikation, Basiswissen Psychologie. Springer Fachmedien, Wiesbaden

Scharlau C, Rossié M (2014) Gesprächstechniken, 2. Aufl. Haufe-Lexware GmbH & Co. KG, Freiburg

Schulz von Thun F (2018) Kommunikationsquadrat. Schulz von Thun-Institut, Rothenbaumchaussee 20, 20148 Hamburg. https://www.schulz-von-thun.de/die-modelle/das-kommunikationsquadrat. Zugegriffen im April 2018

Schwenke S (2011) Die dunkle Macht der Gedanken. Z Phys 7–8(11):40–42. Thieme, Stuttgart

Kommunikation mit Patienten

© Springer-Verlag GmbH Deutschland, ein Teil von Springer Nature 2019
H. Hoos-Leistner, *Kommunikation im Gesundheitswesen*, Studium Pflege, Therapie, Gesundheit,
https://doi.org/10.1007/978-3-662-59220-5_2

Mitmenschen werden zu Patienten, wenn sie eine Symptomatik haben, die körperlichen oder psychischen Krankheitswert besitzt. Im medizinischen System nehmen sie dann eine sogenannte Patientenrolle ein. Die Zuschreibung zu dieser Rolle erfordert zwei Dinge: die eigene Erkenntnis einer Störung und die Einordnung durch medizinisches Fachpersonal. Die persönliche Haltung und Einstellung zum Thema Krankheit und Patient-Sein wird durch viele Einflüsse geprägt und hat mit der biografischen Erfahrung sowie dem Medieneinfluss zu tun.

Medizinische Informationen sind heute leicht zu bekommen und können dennoch zu Verwirrung, unreflektierten Annahmen sowie Fehlinterpretationen führen. Dennoch prägen Einstellungen und Erfahrungen von Patienten und deren Bezugspersonen das Bild einer Störung. Im Kontakt mit Angehörigen von Gesundheitsfachberufen bringen sie nun bereits gewisse Überzeugungen mit, die als solche die Kommunikation beeinflussen.

Beteiligte im Pflege- und Gesundheitswesen lernen Patienten in der Zuschreibung ihrer Patientenrolle kennen und werden mit deren Angst, Frustration, Trauer, Wut und Unverständnis konfrontiert.

Das Verhalten von Patienten resultiert aus der subjektiven Wahrnehmung der eigenen Probleme, hinzu kommen die damit verbundenen Erlebnisse im privaten und systemischen Kontext. Sie alle führen zu den Repräsentationen, die Patienten gegenüber in Gesundheitsfachberufen tätigem Personal zeigen.

Gelungene Informations- und Kommunikationsprozesse sind also berechtigte Ansprüche von Betroffenen und ihren Angehörigen. Diese bewerten ihre medizinischen Erlebnisse danach, ob mit ihnen offen, freundlich und transparent umgegangen wird.

Patienten und zum Teil auch deren Angehörige werden im Gesundheitsmanagement inzwischen als „Kunden" betrachtet, Qualitätsmanagement sieht Patientenzufriedenheit demnach als Kundenzufriedenheit. Diese wird erhoben bzw. analysiert, hierbei gilt: Kundenzufriedenheit ist die Summe aus zwei Faktoren: Erfahrung während der Inanspruchnahme einer Leistung und dem Abgleich mit bisheriger subjektiver Erfahrung.

■ Der Patient als Kunde

Wahrnehmungen von Mitmenschen in ihrer Rolle als Patient und den eigenen Angehörigen sind subjektiv (► Abschn. 1.2). Der Wahrneh-

mungsprozess umfasst persönliche Erfahrungen und prägt sich durch Vergleiche. Eigene Ansprüche, Erwartungen, Ziele und Wertungen fließen in die Bewertung des aktuellen Erlebens ein. Patienten beobachten Verhalten und Handeln von Fachkräften der Gesundheitsfachberufe genau, was ihr Erleben von Sympathie und Antipathie prägt (Dehn-Hindenberg 2010).

> **Der Patient als Kunde vergleicht die von ihm erwartete Leistung mit der von ihm wahrgenommenen Leistung. Fällt die erwartete Leistung positiver aus oder so, wie es angenommen wurde, stellt sich Zufriedenheit ein. Ist die Leistung negativer als erwartet, kommt es zur Unzufriedenheit (Busse et al. 2010).**

Natürlich werden viele Faktoren erhoben und nicht nur das Verhalten des Personals, doch ein schönes Zimmer oder ein interessanter Wartebereich ist nur wertvoll, wenn die Kommunikation stimmt. Dem kommunikativen Qualitätsmanagement kommt also eine wichtige Bedeutung zu, da Patienten medizinalfachberufliche Kompetenz anhand von Kommunikation wahrnehmen. So trägt jeder einzelne Angehörige eines Gesundheitsfachbereichs zur Patientenzufriedenheit bei (Dehn-Hindenberg 2010). Berufliche Kommunikation am Patienten unterliegt somit speziellen Bedingungen.

Professionell Agierende gehen mit subjektiven Zuschreibungen, Bewertungen und Vermutungen zu Patienten kommunikativ sehr zurückhaltend um und kommunizieren in beruflichen Situationen ohne Bewertung des Menschen, sondern in Hinblick auf sein „Patient-Sein".

■ Kommunikationsziele und Herausforderungen

Die Interaktion zwischen Angehörigen und Patienten folgt Zielen, birgt jedoch auch Herausforderungen.

Ziele sind:
- Interesse zeigen,
- persönliche Zuwendung erfahren,
- Zuhören und Compliance gewährleisten,
- den Patienten zur Mitarbeit motivieren,
- Therapie im Einverständnis durchführen.

Herausforderungen in der Kommunikation mit Patienten sind:
- Verärgerung,
- Unzufriedenheit,

— sich ausgenutzt fühlen,
— hilflos zu sein,
— zu wenig Zeit zu haben.

Kommunikation mit Patienten erfordert demnach die Berücksichtigung mehrerer Anforderungen, erst dann ist sie als professionell zu bezeichnen. Dabei lassen sich besondere Herausforderungen für Medizinpersonal definieren.

■ **Was erwartet Sie in diesem Kapitel?**
Welche Erkenntnisse zu Verständnisprozessen und Empathie sind in der Kommunikation mit Patienten relevant? Welche Herausforderungen warten auf Gesundheitsfachberufe in der Patientenkommunikation? Was sind Gesprächsbestandteile sowie Gesprächsziele, und welche Rolle spielt die nonverbale Kommunikation? Warum müssen subjektive Theorien und die Patientenperspektive in den Kommunikationsprozess integriert werden? Und wie kann Patienten eine Entscheidungsfindung ermöglicht werden? Mit diesen Fragen beschäftigt sich Kap. 2.

Lernziele
— Nach dem Durcharbeiten dieses Kapitels kennen Sie die Bedeutung und die fünf Säulen der Empathie. Sie wissen, wie Sie gegenüber anderen Verständnis sichern. Sie kennen Techniken zum Ausdruck von Empathie und Verständnis.
— Ihnen sind Herausforderungen durch Alter, Multimorbidität, Kultur und Charakter von Patienten bekannt. Sie haben Ideen zur kommunikativen Gestaltung.
— Sie kennen die Bedeutung und den Einfluss von Zuhören, verfügen über Wissen zu Fragekategorien und haben einen Fragenkatalog.
— Sie kennen Gesprächsziele der Patienteninteraktion, können diese planen und gestalten.
— Sie wissen um Bestandteile und die Funktion nonverbaler Kommunikation, kennen deren mimischen Ausdruck und haben eine Idee kultureller Wertigkeit des nonverbalen Ausdrucksverhaltens.
— Ihnen ist klar, dass sich Patientenperspektive und Subjektivität durch die Patientenrolle und deren Bedürfnisse ergibt. Sie haben eine Vorstellung über Bestandteile und

Gefühlszustände verschiedener Bedürfnisgruppen.
— Die Phasen eines Beratungsgesprächs sind Ihnen ebenso bekannt wie Fragen, Worte und Ausdrucksweisen, die emotionale Unterstützung fördern oder verhindern.

2.1 Verständnis und Empathie sichern

Verstehen zu sichern und Mitgefühl aufzubringen – beides sind essenzielle Gestaltungsaspekte von professionellen Kommunikationsprozessen mit Patienten. Verstehen zu sichern vermeidet Missverständnisse beim Zuhören und bedeutet zudem, dass sich klar ausgedrückt wird.

Soll Kommunikation im Gesundheitsprozess förderlich sein, braucht sie Einfühlungsvermögen und eine geschulte Wahrnehmung. Sie berücksichtigt verbale, paraverbale und nonverbale Anteile (▶ Abschn. 1.4).

Sich verstanden zu fühlen, ist für Patienten ein wesentlicher Faktor für Compliance und Zufriedenheit. Um Verständnis zu fördern, sind folgende Aspekte wichtig:
— sich zuwenden, Blickkontakt aufnehmen und verbal angemessen in Kontakt treten zu können,
— aktiv zuhören zu können,
— ggf. professionell Körperkontakt aufnehmen zu können,
— informieren und begründen, wenn wir Handlungen vornehmen oder etwas Wichtiges mitteilen müssen,
— einen Abschluss finden, bevor wir den Patienten wieder sich selbst überlassen.

In einer professionellen beruflichen Rolle wird jedem noch so unangenehmen Patienten Verständnis und Respekt entgegengebracht.

Eines der größten Hindernisse für Verständnis und Empathie sind Stereotypen. Damit sind Überzeugungen gemeint, welche aufgrund von Einzelbeobachtungen generalisiert werden und bei denen es sich um mentale Vereinfachungen handelt, die als „typisch" vermittelt werden. Diese laufen Gefahr, sich interpersonell zu verbreiten und zu stabilisieren. Medien vermitteln ebenso Stereotypisierungen wie ein soziales Umfeld von Schule, Verein oder Beruf.

Wie kann Kommunikation alle professionellen Bestandteile sichern? Warum ist besonders die Empathie hierbei wichtig? Und was genau umfasst sie, bezogen auf Kommunikation? Wie wird Einfühlung, Verständnis, Zuhören und sprachliche Bezugnahme auf den Patienten gesichert und umgesetzt? Warum haben Gesprächstechniken und Wahl des Satztyps Einfluss auf das Sichern von Verständnis? Diese Themen werden hier erläutert.

■ Empathie als Basishaltung in der Kommunikation

Empathie ist das einfühlende Verstehen und der Versuch, sich in die Erlebniswelt des anderen hineinzuversetzen.

Schon in früher Kindheit sind Menschen darauf angewiesen, dass Bezugspersonen sich so einfühlen, dass die Versorgung gewährleistet ist, später hilft bei gesunder psychischer Entwicklung Empathie, die Emotionen anderer Personen wahrzunehmen. So können im sozialen Kontext Bindungen eingegangen werden, wobei sich diese auf den zwischenmenschlichen Kontakt bezieht und ein menschliches Grundbedürfnis ist.

Man geht inzwischen davon aus, dass spezielle Neuronen im Gehirn förderlich für die Verwirklichung von Empathie sind, allerdings benötigt man Fertigkeiten, um sich in andere einzufühlen. Das Erkennen und das Einordnen von Gefühlsausdrücken gehören dazu. Ist die Sehkraft beeinträchtigt, zählt ein Verstehen von Sprachfärbungen zur empathischen Fertigkeit.

Da jeder Mensch ein ganz individuell entwickeltes Gehirn hat (▶ Abschn. 1.2), ist man nur durch Kommunikation in der Lage, Empathie und Verständnis für andere Individuen zu verwirklichen. Eine Vermutung anzustellen und ein reines Abgleichen mit den eigenen Erfahrungen haben nichts mit Empathie zu tun. Mitleid oder Sympathie für das Erleben anderer zu bemerken und anzusprechen ebenfalls nicht.

Empathiefähigkeit muss erst ausgebaut werden, damit sie situativ und individuell das Patientenvertrauen fördert. Empathiefähigkeit zeigen und versprachlichen zu können, wirkt sich positiv auf die Gesundheit von Patienten und Anwendenden aus.

■ Fünf Säulen der Empathie

Es gibt fünf wichtige Aspekte, die Empathiefähigkeit ermöglichen, sie stellen wichtige Säulen in der Kommunikation dar. Die fünf Säulen unter

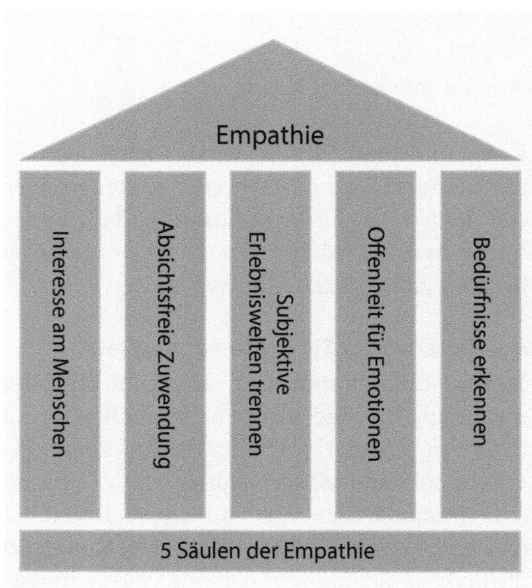

■ **Abb. 2.1**   Fünf Säulen der Empathie

dem Dach der Empathie ermöglichen eine Verwirklichung der interessierten Zuwendung und die Umsetzung von Einfühlung (■ Abb. 2.1).

Interesse am Menschen: Bringen wir unserem Interaktionspartner Interesse entgegen, bekommt Empathiefähigkeit Raum. Diese Säule bezieht sich auf das Verhalten beim Zuhören und die aktive Gesprächsführung.

Absichtsfreie Zuwendung: Unser Gesprächspartner steht im Fokus, und wir begegnen ihm mit einer Haltung der Offenheit. Eigene Absichten und die emotionale Gestimmtheit werden erspürt, als Zuhörender lassen wir diese jedoch im Hintergrund. Als Sprechende zeigen wir diese Art von Zuwendung über eine wertungsfreie Wortwahl und mittels sprachlicher Ich-Perspektive.

Subjektive Erlebniswelten trennen: Wir hören die Erlebniswelt des Gesprächspartners, und wir nehmen die eigene Welt dazu wahr. Die subjektiven Erfahrungen und Deutungen weichen vielleicht stark voneinander ab, Empathie bedeutet dabei Klärung der eigenen Deutungen und Erlebnisse sowie ein Akzeptieren der Deutungen anderer.

Offenheit für Emotionen: Offenheit und Respekt für die Gefühle des anderen ermöglicht dem Gesprächspartner, dass er sich verstanden fühlt. Kenntnisse der nonverbalen und paraverbalen Kommunikationsanteile helfen uns, dass wir Gefühle wahrnehmen. Das Aussenden passender Mimik und Körperhaltung sind ebenso empathisch wie der Einsatz von Gesprächstechniken. Dies sind vor allem das aktive Zuhören und die Bezugnahme auf die Ausdrucksfunktion von Sprache (▶ Abschn. 1.4).

Bedürfnisse erkennen: Verwirklichung von Empathie umfasst nicht nur das Einfühlen in die Erlebniswelt anderer, sondern auch das Heraushören von Bedürfnissen (▶ Abschn. 2.6). Wortwahl, Tonfall und nonverbale Kommunikation helfen uns, entsprechende Anliegen herauszuhören. Erlebt wird Empathie von unserem Gesprächspartner, wenn wir in der Lage sind, erkannte Bedürfnisse zu versprachlichen. Unerfüllte Bedürfnisse schaffen Gefühle und Wünsche, denen wir mit bezugnehmenden Gesprächstechniken Raum und Akzeptanz geben. Wir werden als empathisch erlebt.

Neben empathiefördernden Faktoren gibt es auch folgende hinderliche Aspekte für Empathiefähigkeit:

- Gleichgültigkeit gegenüber anderen,
- Überheblichkeit gegenüber anderen,
- Verachtung spüren,
- Zynismus haben,
- sich über andere lustig machen,
- den anderen als lästig ansehen.

Empathiefähigkeit hat heilsame Effekte, die durch die eigene Person, das Mitgefühl und stimmig genutzte Worte wirksam sind. Im Folgenden werden wesentliche Umsetzungsaspekte für die Wahrnehmung von Empathie aufgeführt.

■ Aktives Zuhören verwirklichen

Angehörige von Gesundheitsfachberufen bekommen relevante Informationen über den Patienten, wenn die richtigen Fragen gestellt werden. Patienten geben Informationen, wenn ihren Erzählungen Raum gegeben wird und aktiv zugehört wird. Subjektive Vorstellungen, Sorgen, Anliegen und Erwartungen in Bezug auf die Gesundheitsstörung können so erfasst werden, doch es braucht nonverbal eine Zugewandtheit und verbal das aktive Zuhören – ohne Bewertung oder Meinungsäußerung. Vielleicht gehören Patienten zu anderen Kulturkreisen oder entsprechen nicht dem erwarteten Bild des medizinischen Personals. Dann hilft das aktive Zuhören zur Klärung und zum Verständnis und wird mit nonverbalen und verbalen Kommunikationsanteilen verwirklicht.

■ Nonverbale Zeichen für aktives Zuhören

Diese sind eine angemessene Distanzregelung, eine zugewandte Kopf- und Körperhaltung sowie das Einnehmen einer gleichen räumlichen Höhe zum Patienten, beispielsweise durch Anpassung der eigenen Kommunikationshöhe an die des Patienten.

Einladend wirken ein freundlicher Blickkontakt und eine zugewandte Körperhaltung, eine positive innere Einstellung ist für Patienten spürbar und hilfreich zur Informationsgenerierung. Das fokussierte, beobachtende aktive Zuhören lässt Gesundheitsfachberufe Ängste, Verunsicherung und Trauer des Patienten erkennen, was für medizinische Interventionen ein beitragender Faktor ist.

■ Verbale Umsetzung aktiven Zuhörens

„Verbale Umsetzung" klingt aktiv, es meint jedoch, dass sich im Moment der Interaktion voll und ganz auf den Gesprächspartner fokussiert wird. Dies beginnt mit einer inneren Haltung des Zuhören-Wollens und einer nonverbal zugewandten Körperhaltung: Offene Fragen, zustimmendes Kopfnicken und verbale Laute oder Worte des Verstehens zeigen Aktivität beim Zuhören. Müssen Angehörige der Gesundheitsfachberufe beim Zuhören gleichzeitig dokumentieren, hilft eine entsprechende Verbalisierung: „Ich höre Ihnen zu. Ich werde nur nebenbei notwendige Notizen machen."

Zur Sicherung des Verstehens kann zwischendurch paraphrasiert werden: „Verstehe ich Sie richtig, dass …", „Sie meinen also, dass …".

■ Verständnis fördern durch kooperative Gesprächstechniken

Es gibt Fachkräfte in Gesundheitsfachberufen, die eine Verwendung von Fachjargon als kompetent empfinden. Sie möchten Patienten und Angehörige beeindrucken oder mit ihrem Wissen glänzen-professionelle Patientenkommunikation bedeutet allerdings, dass sich sprachlich dem Patienten angepasst wird. Viele Patienten und Angehörige sind heute aufgeklärter, informierter und fordernder.

Gebrauchen Patienten irritierende oder falsch verwendete medizinische Begriffe, sollte nachgefragt werden, denn so wird verschiedenen Bewertungen und Fehlinterpretationen vorgebeugt. Dabei hilft schon ein einfaches: „Was meinen Sie in Bezug auf Ihr Problem mit …", „Was bedeutet das für Sie?", oder „Wie darf ich das verstehen?".

Besteht Aufklärungsbedarf, sollte Zeit eingeplant werden, damit Fachkräfte der Gesundheitsfachberufe Informationen geben können, was Patienten sehr schätzen und als Kompetenz erleben.

■ **Bezugnehmende Gesprächstechniken zur Sicherung von Verstehen**

Sehr wichtig und hilfreich im Verstehensprozess sind die Anwendung der bezugnehmenden Gesprächstechniken. Diese sind die Paraphrase sowie das Verbalisieren von Emotionen und Wünschen. Beispiele für die Verbalisierung von Erlebnisinhalten sind: „Für Sie ist es sehr belastend, dass …" oder „Sie machen sich Sorgen wegen …". Sollen Wünschen verbalisiert werden, wären folgende Aussagen möglich: „Sie hätten gerne, dass …", „Sie würden sich wünschen, dass …", oder „Sie erwarten also, dass …"

Dabei nehmen Angehörige von Gesundheitsfachberufen Bezug auf die drei Sprachfunktionen Darstellung, Ausdruck und Appell (▶ Abschn. 1.4). Dies kann wichtig sein, um Verständnis für die eigene Situation zu bekommen, und hilft bei der Verbalisierung eigener Emotionen und Wünsche.

■ **Ich-Botschaften fördern Verständnis**

Professionelle Kommunikation mit Patienten berücksichtigt individuelle subjektive Wahrnehmungen, die eigenen und die von Patienten. Um dies sprachlich auszudrücken, eignen sich „Ich-Botschaften", in denen Gefühle, Beobachtungen, Hintergründe und Wünsche als das ausgedrückt werden, was sie sind: individuelle Sichtweisen und Einstellungen. Ich-Botschaften klären, wo Unverständnis über Handlungen existiert. Zusammen mit dem Ausdruck eines inneren Zustandes und einer anschließenden Erklärung fördert sie Verständnis.

Mit Ich-Botschaften wird Konfliktpotenzial in herausfordernden Kommunikationssituationen reduziert.

▶ **Die Therapeutin braucht eine Verordnung ihrer Leistung am Patienten. Sie spricht den Stationsarzt an. Dieser ist allerdings beschäftigt und hat keinen Raum für derlei Anliegen. Er antwortet: „Ich höre, Sie brauchen eine Verordnung. Doch mich stresst es jetzt, wenn ich diese Verordnung ausstellen muss. Denn ich bin im Zeitverzug und brauche jetzt meine Zeit zum sauberen Dokumentieren."**

■ **Den richtigen Satztyp wählen**

Berufliche Kommunikation mit Patienten ist absichtsvoll, soll klar sein und Missverständnissen vorbeugen. Neben geeigneten Gesprächsführungstechniken gibt es auch grammatikalische Bedingungen, die bewusst genutzt werden sollten, um Verständnis zu fördern und zu ermöglichen.

Es ist wichtig, dass Angehörige von Gesundheitsfachberufen zunächst klären, was sie kommunizieren möchten, und sich überlegen, wie dies mitgeteilt wird. Nach diesem ersten Schritt wählen sie den richtigen Satztyp, welcher die Intonation der Nachricht bestimmt. Soll eine Aussage getätigt, eine Aufforderung vermittelt oder eine Frage gestellt werden? Wird sich für eine Aussage oder eine Aufforderung entschieden, so senkt sich die Stimme am Ende des Satzes, bei einer Frage geht am Ende des Satzes die Stimme nach oben.

Die eigene Intention sollte mit dem richtigen Satztyp kommuniziert werden, so werden das Verständnis und die Erwartung klar, und die Fehlerwahrscheinlichkeit des Verstehensprozesses sinkt.

- Aussagesätze fördern das Verstehen von Informationen und setzen den Gesprächspartner ins Bild einer Sachlage.
- Aufforderungssätze geben Aufträge und wirken bestimmt.
- Fragesätze dienen dem Erhalten von Informationen. Fragen werden verstanden, wenn zunächst der Empfänger klar ist, dann die Anforderung deutlich wird und schließlich eine Erklärung erfolgt, warum die Information benötigt wird.

Einige Beispiele verdeutlichen, wie Verstehen mit der Wahl des entsprechenden Satztyps gesichert wird.

Die Gesundheits- und Krankenpflegerin Karin hat drei Anliegen gegenüber ihren Patienten in auf Station:

1. Sie möchte wissen, ob Herr Treu schon seine Frau informiert hat, dass er in zwei Tagen entlassen wird, und so fragt sie ihn: „Herr Treu (Pause und Blickkontakt) – haben Sie Ihrer Frau schon gesagt, dass Sie übermorgen entlassen werden?" Ihre Stimme geht am Ende nach oben.
2. Herr Lang hat wiederholt seine Tabletten nicht eingenommen, die er am frühen Morgen nehmen muss, und sie fordert ihn auf: „Herr Lang (Pause und Blickkontakt) – es geht

um Ihre Medikamente am Morgen. Bitte nehmen Sie diese sofort ein, wenn sie Ihnen gebracht werden. Sonst wirken sie nicht, bis die Werte gemessen werden!" Ihre Stimme senkt sich am Ende des Satzes.

3. Herr Blau wird in zwei Stunden zum Röntgen gebracht, und sie informiert ihn: „Herr Blau (Pause und Blickkontakt) – es geht um eine Untersuchung mit Ihnen. In zwei Stunden werden Sie zum Röntgen des Beines abgeholt. Bitte bereiten Sie sich entsprechend vor." Ihre Stimme senkt sich am Ende.

An Patienten gerichtete Kommunikation, die mit krankheitsbezogener Versorgung konfrontiert werden, sollte klar und strukturiert erfolgen. Darüber hinaus gibt es weitere Herausforderungen im beruflichen Alltag mit Patienten, mit denen sich der folgende Abschnitt beschäftigt.

2.2 Kommunikative Herausforderungen im beruflichen Alltag meistern

Interaktion mit Patienten steckt voller kommunikativer Herausforderungen, die aus unterschiedlichen Bedingungen und Erwartungen resultieren. Alter, Kultur, kognitive Einschränkungen und subjektive Wahrnehmungen begründen diese Bedingungen und Erwartungen. Sie können divergent zur eigenen Beurteilung einer Alltagssituation des Gesundheitsfachberufes sein, zudem fließen Sprachschwierigkeiten und auf den Charakter bezogene Herausforderungen ein.

In der beruflichen Rolle (► Abschn. 1.3) benötigen Angehörige von Gesundheitsfachberufen also variable Kompetenzen für die verschiedenen Berufssituationen.

In diesem Abschnitt werden zunächst altersbezogene Herausforderungen thematisiert, denn abhängig vom Arbeitskontext haben Angehörige der Gesundheitsfachberufe mit jungen, jugendlichen, erwachsenen und hochbetagten Personen zu tun. Patientenkommunikation muss also entsprechend angepasst werden, um zu gelingen. Es werden sprachliche, kulturelle, zeitliche sowie charakterbezogene und psychische Herausforderungen beschrieben. Hilfreiche Aspekte zur Umsetzung werden benannt, spontane Patientenanliegen bilden den Schluss des Abschnitts.

▪▪ Altersbezogene Herausforderungen

Jedes Alter wird durch biografische Aspekte geprägt: Herkunftsfamilie, Bildungsgeschichte, Sozial- und Arbeitserfahrungen, Umgang mit der eigenen Person in der Gesellschaft. Sprachmuster bilden sich durch den sozialen Kontext und die persönliche Entwicklung, sie werden im Laufe des Lebens weiterentwickelt und angepasst.

Unabhängig vom Alter wird Kommunikation von folgenden Aspekten beeinflusst: dem Bedürfnis nach Anerkennung und Respekt, subjektive Erwartungen, Ziele sowie Ängste und ureigene Interessen.

Eine generelle personenzentrierte Haltung von Fachkräften in Gesundheitsfachberufen gegenüber Patienten oder Angehörigen ermöglicht die Umsetzung dieser Aspekte, die Empathie und Bezugnahme verwirklichen. Sie bedient sich altersunabhängig des Respekts, der Akzeptanz und des Willens zur Interaktion.

▪ Kleinkinder und Kinder

Unmissverständliche kommunikation mit Kindern ist eine Herausforderung, außerdem werden sie oft weniger ernst genommen als Erwachsene. Sind Eltern bei der Interaktion anwesend, neigt das Personal medizinischer Fachberufe unter Umständen dazu, nur diese anzusprechen, denn sie trauen Kindern weniger zu und unterschätzen die Aufnahmefähigkeit gesprochener Worte. Um die Compliance der kleinen Patienten zu erreichen, helfen folgende Anforderungen an die Kommunikation (Dehn-Hindenberg 2010):

- auf Augenhöhe sprechen,
- Blickkontakt aufnehmen, ohne diesen beim Sprechen permanent zu halten,
- Wünsche erfragen, damit sich das Kind anschließend bei der Kommunikation wohlfühlt,
- Vertrauen schaffen durch das Zeigen von Interesse am Kind (z. B. Fragen zu Hobbys, Freunden oder Kindergarten-/Schulerlebnissen stellen),
- Gesprächsrahmen und Ablauf erklären,
- das Kind ernst nehmen und ihm zuhören, es zudem ausreden lassen,
- in einer Sprache reden, wie Kinder es tun und Zusammenhänge verständlich darlegen (Bilder können hilfreich sein),
- spielen und reden kombinieren,
- direkte Ansprache mit kurzen Sätzen und verständlichen Worten,

- das Verstehen kontrollieren – ohne auszufragen,
- Erklärung geben, wenn das Gespräch unterbrochen werden muss,
- Beispiele finden, mit denen man verdeutlichen kann, was das Kind meint,
- auf keinen Fall bagatellisieren oder Versprechungen machen, die nicht gehalten werden können,
- Fragemöglichkeit geben,
- das Kind wissen lassen, dass es schweigen darf,
- wenn Wahlmöglichkeit gegeben wird, die getroffene Wahl einhalten,
- glaubwürdig bleiben.

Beziehungsförderlich wirkt, das Kind mit Namen anzusprechen, seine Sorgen und Freuden verbal aufzugreifen sowie bewusst zuzuhören. Kindgerechte Kommunikation erfordert den Glauben an dessen Kompetenz, Informationen aufnehmen und verarbeiten zu können, doch auch das Zugeben von Ungewissheit und das interessierte Fragenstellen des Gesprächsführenden gehören dazu.

Sind Bezugspersonen bei dem Kind, sollte es trotzdem direkt angesprochen werden, und antworten dennoch nur die Bezugspersonen, darf verbalisiert werden, dass sich die Frage an das Kind richtet. Auch Angehörige meinen es gut und wollen in der Regel das Beste für ihr Kind, doch gibt es Antworten, die das Kind selbst geben kann.

Spüren in Gesundheitsfachberufen Tätige Befremdung und Zurückhaltung des Kindes, sollte sein Einverständnis zur Befragung anderer Personen eingeholt werden.

Jüngere Kinder ab 4 Jahren verstehen bereits einfache Worte und kurze Sätze, unterstützt werden sie in ihrer Ausdrucksweise, wenn man das aufgreift, was sie zu meinen scheinen („Du meinst, dass …"). Fragen werden besser beantwortet, wenn sich offene und geschlossene Varianten abwechseln, und Fragen mit anderen Worten zu wiederholen hilft ebenfalls. Die Motivation von Kindern in diesem Alter geschieht mit steter Beschäftigung, Lob und mit Belohnungen.

Bereits Kinder ab 7 Jahren sind in der Lage, auf normal verständliche Sprache angemessen zu reagieren, sie können zunehmend in Zusammenhängen denken und verschiedene Perspektiven nachvollziehen. Offene Fragen geben Kindern in diesem Alter Gelegenheit sich zu äußern,

geschlossene Fragen hingegen helfen zum Sichern des Verständnisses. Lob, Beschäftigung und Belohnungen fördern auch in dieser Altersgruppe die Motivation.

Ab 12 Jahren können Kinder neben der normal verständlichen Sprache Erklärungen schwieriger Begriffe verstehen. Bereits zwischen 8 und 10 Jahren werden Regeln und Vorgehensweisen verstanden, Gespräche über einen längeren Zeitraum sind jetzt möglich. Die Zustimmung zu Handlungen sollte ab diesem Alter bereits bewusst eingeholt werden, dabei wird Verstehen durch Paraphrasieren und zusammenfassendes Fragen gesichert. Motivierend wirken die Einbeziehung und Aufforderung der kindlichen Meinung, und zunehmend kann mit offenen Fragen gearbeitet werden. So werden Informationen gewonnen, und das Kind spürt, dass seine Meinung wichtig ist. Anerkennung und Lob sind nun wichtiger als materielle Belohnungen, diese können jedoch ergänzend eingesetzt werden.

■ Adoleszenz und Pubertät

Jugendliche befinden sich emotional und sozial in einer für sie und andere herausfordernden Situation, die Interaktion und Compliance ist daher abhängig von ihren Gefühls- und Stimmungsbreiten. Sie zeigen Enthusiasmus, „Cool-Sein", Nachdenklichkeit bis hin zu Lustlosigkeit. Stimmungen werden von Jugendlichen eher nonverbal ausgedrückt, sie setzen sich aus einem momentanen Grundgefühl plus Gedanken, Erwartungen, Erfahrungen und Einstellungen zusammen.

Unzuverlässiges Verhalten ist möglich und erfordert von Gesundheitsfachkräften ein hohes Maß an Flexibilität und Anpassung an eine Situation. Trotzdem und gerade deswegen ist es wichtig, folgende Aspekte zu berücksichtigen:

- Empathie und Offenheit zeigen,
- Themen ernsthaft besprechen – ohne Drohungen,
- Konsequenzen aufzeigen – in neutralem Ton ohne Überheblichkeit,
- Zusammenhänge sachlich erklären – ohne zu belehren.

Ein Schweigen mit ernstem, aber neutralem und gehaltenem Blickkontakt hilft ggf. bei Non-Compliance oder um Reflexion zu ermöglichen, danach sind eine sachliche Erklärung zu Konsequenzen und gemeinsame Strategiefindung möglich.

Die als schwierig empfundenen Verhaltensweisen Jugendlicher haben eher Ausdrucks- als Appellfunktion, und dies zu wissen, hilft Frustration zu vermeiden.

Empathie und Verständnis zeigen Angehörige von Gesundheitsfachberufen, wenn sie die empfundenen Grundgefühle Jugendlicher aufgreifen. Erfragt werden z. B. wie folgt: „Was macht Dich wütend?", „Worüber bist Du traurig?", „Was ist die Ursache von Deiner …?".

Eine ganz andere Herausforderung besteht in der Interaktion mit älteren Patienten.

- **Hochbetagte, demenziell erkrankte und multimorbide Patienten**

Menschen werden immer älter – dem wird medizinisch Rechnung getragen: Geriatrische Medizin hat ein breites Fundament. Ambulant und stationär ist die Altersgruppe ab 80 Jahren eher die Regel als die Ausnahme. Alterung kann durch chronische und kognitive Erkrankungen bereits früher einsetzen, wobei den Lebenswandel betreffende Störungen in den Industrieländern das Auftreten von Multimorbidität bereits im mittleren Alter verstärken.

Die Erhebung von Patientendaten Hochbetagter verleitet dazu, diesen schon im Vorfeld Beeinträchtigungen zuzuschreiben, doch Alter per se ist kein negativ beitragender Faktor für medizinische Prozesse.

Persönliche Voraussetzungen für gelingende Kommunikation (▶ Abschn. 1.4) kommen auch im Umgang mit älterer Klientel zum Einsatz, so wie in jedem anderen Arbeitsbereich der Gesundheitsfachberufe. Diese sind:

- ein humanistisches Menschenbild und die Verwirklichung von Respekt und Wertschätzung,
- eine empathische Haltung,
- Geduld und Taktgefühl,
- Berücksichtigung der Bedürfnisse Autonomie, Kompetenz und soziale Bindung.

Der Umgang mit hochbetagten, demenziell erkrankten und multimorbiden Patienten hat nennenswerte Anforderungen, denn durch nachlassende kognitive Fähigkeiten im Alter kommt es zu kommunikativen Herausforderungen in der täglichen Arbeit. Um die Compliance dieser Patientengruppe zu sichern, braucht es eine wertschätzende Haltung zum Alter.

Ältere Menschen sind verletzlicher, wenn sie schwächer und hilfloser werden, die noch vorhandene Gesundheit und Lebensqualität nimmt ab. Verschiedene Komplikationen auf physischer und psychischer Seite folgen diesem Prozess.

Die Sinneswahrnehmungen Hören und Sehen sind zunehmend beeinträchtigt, Verlangsamung und Konzentrationsschwächen treten auf und führen ggf. zur Isolation. Doch Interaktion und Kommunikation sind bedeutsam für Teilhabe am Leben und für die Lebensqualität, was zur Folge hat, dass es zu einem Verlust an Selbstwertgefühl, Selbstbewusstsein und Motivation kommt. Die Folge ist eine kommunikative Vereinsamung.

Bei medizinischen Prozessen wird mehr Zeit benötigt, und es ist wichtig, dies einzuplanen, wenn es um Aufnahme, Verlegung oder Untersuchungen dieser Patienten geht.

Kurze, einfühlsame Gespräche helfen, medizinisch vielleicht ungewohnte Prozesse für Ältere erträglicher zu machen. In einer stationären, vielleicht pflegeorientierten Einrichtung sieht es für Patienten anders, fremd aus, es hört sich anders an und es schmeckt und riecht anders als „zu Hause".

Auch das zeitliche Empfinden ändert sich und gerade bei demenziell erkrankten Patienten zudem die Sinneswahrnehmung. Geräuschwahrnehmung, der Geruchs- und der Geschmackssinn bekommen eine stärkere Bedeutung für die Interaktion, vor, allem wenn diese Menschen in ungewohnter Umgebung sind.

Ängste, Trauer und Wut sind Emotionen, denen sich ältere Menschen verstärkt ausgesetzt fühlen, doch sie zeigen dies unter Umständen indirekter. Unsicherheiten, Schamgefühle und Ängste älterer Patienten drücken sich mit genereller Unzufriedenheit eher indirekt aus, auf ein subjektiv wahrgenommenes Fehlverhalten anderer Personen wird ebenfalls häufig indirekt reagiert.

Die Verunsicherung und die Trauer über Verluste werden bei dieser Patientenklientel kommunikativ zu einer Herausforderung, vor allem, wenn das Erkennen von Personal und Familie verloren geht oder Verstorbene präsent bleiben.

Fühlen sich diese Menschen unsicher, peinlich berührt oder gekränkt, treten folgende Reaktionen auf (in Anlehnung an Kojer in Pinter et al. 2017, S. 109):

- abschweifender Blick, gesenkter Blick, Abwenden, von etwas anderem sprechen,
- Schulterzucken, Zupfen an der Kleidung, Festklammern,
- stockende Sprache, Verstummen.

Die nonverbale Interaktion ist bei demenziell Erkrankten und kognitiv stark beeinträchtigten Menschen bedeutsamer als sonst, der Ausdruck mit Worten fehlt unter Umständen. Mittels Aggression zeigen sie, ob sie Schmerzen leiden, sich erschreckt haben oder etwas verweigern.

Treffen jüngere Fachkräfte aus Gesundheitsfachberufen auf hochbetagte Menschen, kommt es zu einer Generationendifferenz, was sich auch in der Verwendung von Sprache ausdrückt. Sprache nutzt heute andere Wörter, Anglizismen und verkürzte Ausdrücke, die Bedeutung von Hochsprache, formaler Begrüßung und Verwendung akademischer Titel in der Ansprache nimmt ab. Dies kann zu Konfliktsituationen führen, die für beide Seiten unangenehm sind.

Es gibt inzwischen gute Konzepte, welche Kommunikation mit hochbetagten und demenziell Erkrankten professionalisieren, besonders nennenswert ist das in den 1990er-Jahren entwickelte Konzept der Validation von Naomi Feil.

Diese hilfreichen Aspekte in der Kommunikation lehnen sich an das Konzept der Klientenzentrierung (Carl Rogers, ▶ Abschn. 1.1) an. Folgende Leitprinzipien beinhaltet das Konzept (Bucka-Lassen 2011, S. 327–328):

- Interesse an gefühlsträchtigen Signalen und Handlungen zeigen,
- würdigende und bejahende Haltung in der Kommunikation verwirklichen,
- Fragen nach wer, wie, was, aber nicht nach wieso, weshalb, warum,
- in kurzen Sätzen sprechen und nur eine Botschaft pro Satz senden,
- deutlich und auf gleicher Höhe sprechen,
- Zeit zum Verstehen geben, ggf. das Gesagte wiederholen,
- nicht widersprechen, ablenken oder herunterspielen,
- keine Erziehungsmaßnahmen oder Ratespiele,
- Berührung einsetzen, wenn Patienten das mögen.

> ❯ **Demenziell Erkrankte haben folgende Grundbedürfnisse: Sicherheit und Trost, Identität, Beschäftigung, Beteiligung und Beziehung (Leuther 2017 in Scheurl-Defersdorf 2017). Diese Bedürfnisse können durch nonverbale, paraverbale und verbale Kommunikation berücksichtigt werden.**

Im Umgang mit demenziell Erkrankten ist Vertrauen ein wichtiger Bestandteil erfolgreicher Interaktion; folgende Verhaltensweisen helfen zur Förderung von Vertrauen:

- Die körperliche Annäherung sollte in langsamem Tempo geschehen, durch die Annäherung im Blickfeld des Patienten wird so ein Erschrecken vermieden.
- Die Kontaktaufnahme erfolgt durch Ansprechen mit Namen und Aufnahme von Blickkontakt, danach wird ein Moment Zeit gegeben, ehe ein Anliegen platziert wird.
- Eine wiederholte Vorstellung der eigenen Person ist unter Umständen nötig, dabei helfen kurze, freundliche Erklärungen zur eigenen Person und zur Förderung der Kooperation.
- Stimme und Tonfall werden besser wahrgenommen als gesprochene Worte; dies zu beachten fördert Verständigung.
- Das Sprachtempo sollte gedrosselt und die Stimme gesenkt werden, denn hohe Tonlagen sind schwer bis gar nicht mehr hörbar. Zwischen den Sätzen sollte kurz geatmet und so erspürt und beobachtet werden, ob die Kontaktaufnahme gelingt.
- Berührungen transportieren Kommunikation und Beziehung, daher sollten sie auch unabhängig von Pflege- und Therapiehandlungen eingesetzt werden.
- Bevor mit körperlichen Handlungen begonnen wird, sollten 1–2 Minuten der Kontaktaufnahme gewidmet werden.
- Jede Handlung sollte kontrolliert und ruhig ausgeführt werden.

Sehr hilfreich ist laut Leuther (2017) die Beachtung der richtigen Zeitform von Sprache, denn die Nutzung der richtigen Vergangenheitsform schafft Orientierung. Die vollendete Vergangenheit (Präteritum) hilft demenziell erkrankten Personen, so erfahren sie Orientierung, zwischen dem, was war und dem, was ist. Das Präteritum eignet sich besser als das Perfekt (unvollendete Vergangenheit), denn Personen, Dinge und Erlebnisse verbleiben so in der Vergangenheit.

Die demenziell erkrankte Patientin Frau Müller ist unruhig. Sie sagt zur Bezugspflegekraft:„Ich muss nach Hause zu meinem Mann, wo ist denn hier der Ausgang?" Doch ist der Mann längst verstorben. Die Pflegekraft antwortet bezugnehmend mittels Präteritums und antwortet freundlich: „Ihrem Mann **war** es immer wichtig, wenn Sie da waren."

Das klingt ganz anders als eine Antwort im Perfekt: „Ihrem Mann **ist** es immer wichtig gewesen, dass Sie da gewesen sind." Die Trauer bekommt so eine stärkere Resonanz in die Gegenwart.

Interdisziplinär nutzbare Leitlinien im kommunikativen Umgang sind hier ebenso wichtig wie übergreifende medizinische Konzepte.

Unabhängig von Alter und Morbidität sind die folgenden, sprachlichen Herausforderungen.

■ Sprachlich bedingte Herausforderungen

Gründe für Sprachprobleme sind entweder fremdsprachlich oder krankheitsbezogen.

Handelt es sich um fremdsprachliche Herausforderungen, sollten Kollegen mit entsprechenden Sprachkenntnissen oder Dolmetscher hinzugezogen werden. Ansonsten wird mit Zeichnen, Zeichensprache oder Symbolen gearbeitet, abhängig von den Möglichkeiten des jeweiligen Arbeitskontextes.

Patienten ohne Bewusstsein und Patienten nach Schlaganfall mit Beteiligung der Sprachzentren stellen ebenfalls kommunikative Herausforderungen dar. Die schwerste Kommunikationsstörung stellt die sensomotorische Aphasie dar, die durch Apoplexie und Hirntumoren verursacht wird.

Patienten, die nicht auf Ansprache reagieren, können Sprache unter Umständen trotzdem wahrnehmen und können zudem in der Lage sein, sich körperlich auszudrücken.

So ist die **Kenntnis** der Bedeutung bestimmter **Körperreaktionen** hilfreich, welche bewusst oder durch das vegetative Nervensystem gesteuert werden:

- Atemfrequenzerhöhung,
- Lid- & Pupillenbewegungen,
- mimische Reaktionen (auch partiell),
- Gestik,
- Zu- oder Abwendung von Körper- und Kopfhaltung,
- Fausten,
- Mund zusammenpressen oder Zähneknirschen als Abwehr,
- Essensverweigerung,
- Selbstschädigungen,
- Hand halten oder streicheln,
- Umarmen, Küssen,
- Stöhnen, Lachen, Weinen, Schreien.

In Anlehnung an Schweickardt und Fritzsche (2016) sind die in ◘ Tab. 2.1 zusammengestellten Zeichen deutliche Parameter für Kommunikationsbereitschaft oder Erschöpfung.

Diese Zeichen sind auch bei Personen erkennbar, die aktiv interagieren können, doch das Augenmerk auf die nonverbalen Zeichen wird durch das gesprochene Wort kognitiv-kontrollierend beeinflusst.

Kommunikation mit **Aphasikern** sollte von Geduld, Zeit und Ruhe geprägt sein, denn viele Pausen beim Sprechen sind für diese Patienten normal. Vorschläge für Wörter sollten dabei

◘ Tab. 2.1 Zeichen für Kommunikationsbereitschaft und Erschöpfung (in Anlehnung an Schweickardt und Fritzsche 2016, S. 282)

	Kommunikationsbereitschaft	Erschöpfung
Atmung	Tiefes Einatmen	Zunehmende unruhige, hektische Atmung
Herzfrequenz	Leichte, eindeutige Zunahme der Herzfrequenz	Schneller, hoher Anstieg der Herzfrequenz
Mund, Augen	Leichtes Öffnen von Mund und Augen	Verschließen von Mund und Augen
Kopf, Körper	Zuwendung oder leichtes Anheben von Schulter, Arm oder Hand	Abwendung
Tonus	Leichtes Zittern, Beben in der Anspannung	Deutliches Anspannen bis hin zur Verkrampfung
Mimik	Entspannt	Grimmig, Zubeißen, Stirnfalten

2

vermieden werden, da dies Stress erzeugen kann. Fotos und Bilder helfen, eine kurze Ablenkung bei Wortblockaden ist ebenfalls hilfreich. Die eigene Aussprache sollte langsam und deutlich, aber nicht infantil oder laut sein. Geschlossene Fragen zu nutzen kann hilfreich sein. Diese sollten aber im Tonfall angemessen und langsam sowie nacheinander gestellt werden. Generell sollten Patienten Zuspruch und Ermutigung bekommen, mehrere Versuche des Sprechens zu unternehmen (Schweickhardt und Fritzsche 2016, S. 286–287).

Patienten sollten immer mit Namen angesprochen werden, so wissen sie, dass sie gemeint sind. Die namentliche Vorstellung der eigenen Person und Funktion helfen zur Orientierung, und Erklärungen zu dem, was geschieht oder geplant ist, sind ebenfalls wichtig.

Sprechen sollte keinesfalls erzwungen werden, dies wirkt demotivierend und demütigend. Das Korrigieren von Aussprache oder Grammatik des Patienten ist unangebracht, wichtig ist vielmehr, dass sich über den Inhalt verständigt werden kann.

Kommunikationsverhalten in Bezug auf diese Patientengruppen professionalisiert sich durch folgende generelle Prinzipien:
- aktiv Zuhören,
- Zeit lassen und für Orientierung sorgen,
- beobachten,
- mitdenken.

Diese Kompetenzen empfiehlt Elzer (2009, S. 252) auch in Bezug auf den therapeutischen Umgang mit Patienten, die eine Behinderung haben.

Eine kommunikative Herausforderung, die eng mit der Sprache zusammenhängt, wird im Folgenden thematisiert.

■■ Kulturelle Herausforderungen

Der Begriff Kultur meint in diesem Zusammenhang länderspezifische Kulturräume. Kultur macht Gesellschaft individuell, denn alle Angehörigen einer Kultur sind durch Denk- und Handlungsmuster geprägt, abhängig, von der jeweiligen gesellschaftlichen Bedeutung.

Die interkulturelle Forschung hat wesentliche Unterschiede der subjektiven Wahrnehmung definiert. Störungen und Missverständnisse basieren oft auf unterschiedlichen Denk- und Sprachmustern, welche die verbale und die nonverbale Sprache umfassen. Im Folgenden werden einige kulturspezifische Aspekte dargelegt (in Anlehnung an Schugk 2014):

Induktives und deduktives Denken: Induktiv meint das Denken im Einzelnen und vom Konkreten, es wird vom Besonderen, also den spezifisch konkreten Tatsachen ausgegangen, und daraus erschließt sich ein allgemeines Muster. Deduktiv denkend heißt, dass von übergreifenden Konzepten und Theorien aus erst Tatsachen verifiziert werden. Sie werden dann in einen übergreifenden Rahmen eingeordnet.

Beispiele sind das Vermeiden konkreter Einzelheiten, das Fokussieren auf Unwesentliches oder die Argumentation vom Allgemeinen hin zum konkreten Einzelfall. Zunächst extrem erscheinende Haltungen mit der Option zur Annäherung sprechen für das deduktive Denken.

Deutsche Prozesse und Handlungsweisen können als deduktiv bezeichnet werden, andere Nationen gehen mehr von Einzelfällen aus und verallgemeinern so. Eine Einzelerfahrung kann dann als Leitfaden dienen, beispielsweise in der amerikanischen Sicht auf Prozesse (Magee 2018).

Abstraktes und konkretes Denken: Abstraktes Denken vermeidet Gefühle und fokussiert Gegenständlichkeit und Abstraktheit. Konkretes Denken beinhaltet Bildhaftigkeit, Emotionalität und das Subjekt im Wahrnehmungsmittelpunkt. Westlichen Kulturen werden abstrakte Denkmuster zugesprochen, allerdings ist es wichtig, in welcher Umwelt die Wahrnehmungen erwachsen sind. Der afrikanischen Kultur wird eher ein konkret ausgerichtetes Denkmuster zugesprochen, bildhaft und mit einem besseren Formsehen.

Systematisch-kommunikative Vorlieben: Diese beschreiben die Anwendung von Sprache auf verschiedene Präferenzen. Einige Sprachen (z. B. Deutsch) sind direkt, auf Inhalt orientiert und Ich-bezogen, andere (z. B. Englisch) indirekt, auf das Gegenüber und den Adressaten orientiert.

Die deutsche Sprachmentalität ist für andere Kulturen durchaus ungewöhnlich, was die Interaktion zwischen deutschen Angehörigen von Gesundheitsfachberufen und Personen anderer Kulturkreise beeinflusst. Das Maß an sozialer Kompetenz ist beispielsweise im angelsächsischen Sprachraum viel ausgeprägter.

Nonvokale Kommunikation: Die nonvokale Kommunikation ist kulturell ebenfalls sehr unterschiedlich.

Das Kommunikationsverhalten in Bezug auf Sprachpausen, direkten Blickkontakt und Berührungen variieren bei einigen Kulturen um bis zu 5 Minuten. So machen Japaner im Vergleich zu Brasilianern 5-fach häufiger Stillepausen, der direkte Blickkontakt dauert bei Brasilianern im Vergleich zu Japanern oder US-Amerikanern bis zu 4 Minuten länger. Berührungen finden bei Brasilianern 4-mal häufiger statt als bei Japanern oder US-Amerikanern.

Gestiken mit innerkultureller Bedeutung sind besonders anfällig für Fehlinterpretationen. Ein erhobener Daumen beispielsweise bedeutet bei Nigerianern eine beleidigende geschlechtsbezogene Geste, das Formen eines Kreises mit Daumen und Zeigefinger drückt dem Gegenüber aus, dass er eine „Null" ist, und in Griechenland stellt diese Geste sogar eine sexuelle Aufforderung dar. In Japan steht sie für Geld, in Tunesien gleicht sie einer Morddrohung, aus romanischen Ländern kommenden Personen gegenüber drückt sie eine beleidigende anale Bedeutung aus. Das beliebte V-Zeichen mit Zeige- und Mittelfinger kann in einigen Kulturen Triumphieren ausdrücken, doch teilt ein Gesprächspartner aus Großbritannien diesen Ausdruck nur, wenn der Handrücken nach innen zeigt. Zeigt er zum Kommunikationspartner, handelt es ich um eine unanständige Geste.

Das Winken mit der Hand zur eigenen Person hin mag in Deutschland und den USA bedeuten, der Gesprächspartner möge kommen, in Griechenland und Italien hingegen bedeutet diese Bewegung einen Abschiedsgruß.

Paralinguistische Kommunikation: Paralinguistische Kommunikationsanteile wie Betonung und Lautstärke stellen für interkulturelle Interaktion ebenfalls Potenzial zu Missverständnissen dar. Im europäischen Sprachkulturraum werden besonders wichtige Aussagen betont, in anderen Sprachräumen, z. B. Südasien wird betont, was ein anderer schon sagte.

Die Sprachlautstärke zeigt in arabischen und afrikanischen Kulturen das Bedürfnis nach alleiniger Kommunikation, es wird sich so Gehör verschafft. In arabischen Kulturen zeigen Lautstärke und Tonhöhe gesteigertes Interesse und größeres emotionales Engagement, die Interaktion wirkt dann auf medizinisches Personal in Bezug auf geltende Regeln und Normen irritierend. Für arabische und afrikanische Kulturen sprechen Europäer sehr leise, Asiaten hingegen empfinden Europäer als laut, und eine für Europäer normale Lautstärke kann unhöflich auf Asiaten wirken, denn dort werden wichtige Themen mit leiser Stimme besprochen.

Sichtbare Manifestationen wie Verhalten und Artefakte sind nur ein geringer Teil des kulturellen Eisbergs (Ternès und Towers 2017, S. 9). Es fließen spezifische Überzeugungen ein, beispielsweise bezüglich Prozessen, Prioritäten und Ursachen.

Das Verständnis von Zeit zeigt ebenfalls kulturelle Differenzen, und in einigen Kulturen spielt die Vergangenheit eine größere Rolle als die Gegenwart. Die Gegenwart wird als eng mit der Vergangenheit oder der Zukunft verknüpft gesehen. Bei einigen Kulturen trennt sich das Verständnis für die Zukunft aber auch von Gegenwart und Vergangenheit, was subjektive Zuschreibungen von Krankheitserleben oder die Bedeutung starker Emotionen in der Gegenwart erklären würde. Es könnte auch ein Grund für einen starken Fokus auf die Prognose darstellen (s. dazu Schugk 2014).

In der Kommunikation mit anderen Angehörigen von Gesundheitsfachberufen sollten persönliche interkulturelle Erfahrung differenziert mitgeteilt werden. Generalisierende grammatikalische Ausdrücke wie „in Südeuropa ist man emotionaler", „jeder Südeuropäer ist laut", „die Südeuropäer sind …" sollten vermieden werden. Generelle Aspekte in Bezug auf kulturelle Herausforderungen werden im Folgenden subsumiert.

Die Kommunikation beeinflussende Faktoren sind (Roller 2007, S. 102):
- Herkunft des Patienten,
- Mentalität und religiöser Hintergrund,
- Rollenbilder,
- berufliche Situation,
- familiäre Situation.

Im Falle von sprachlichem Unverständnis bewähren sich fremdsprachliche Kommunikationsmaterialien, sie beinhalten Wort- und Satzlisten. Folgende Erfordernisse sind dabei an das Material zu stellen (Roller 2007, S. 103):
- einfache Formulierungen,
- Vermeidung von Fachausdrücken,
- klare und übersichtliche Gestaltung,
- Aussprache der Worte mittels Lautschrift.

Insbesondere folgende Begebenheiten führen zu Missverständnissen (Roller, S. 103):
- Das Kopfnicken kann ein Nein bedeuten (Griechenland), oder ist lediglich ein Zeichen von Respekt (Türkei).

- Keine Rückfragen zu stellen ist ein Zeichen für Respekt, nicht aber für inhaltliches Verstehen (Islam).
- Geschlechtliche Vorbehalte in Bezug auf weibliches/männliches Personal (Islam).

Analphabetismus ist in einigen Ländern noch häufig anzutreffen, auch eine Versorgung mit Sehhilfen sollte bei älteren Patienten geklärt werden.

Die Arbeit mit interkultureller Klientel im medizinischen Bereich erfordert kulturelle Kompetenz, welche mittels Selbststudiums oder Weiterbildungsangeboten erworben werden sollte.

▪▪ Anzüglichkeiten und sexuelle Avancen

Eine weitere Herausforderung ist der Umgang mit Patienten, die anzüglich und sexuell übergriffig werden. Da viele Gesundheitsfachberufe medizinische Handlungen am Körper durchführen, nehmen sich einige Patienten heraus, dies auszunutzen. Eine solche Thematik löst häufig Scham und Hemmungen aus, doch ist es wichtig, diese Aspekte aufzugreifen, wenn es um Herausforderungen in Bezug auf Patienten geht.

Alleine in der Pflege sind laut Depauli und Plaute (2016) über 70 % weibliche und knapp 50 % männliche Pflegefachkräfte von Belästigungen betroffen, doch auch in Therapiesituationen kann es zu Anzüglichkeiten kommen. Um einen für sich angemessenen kommunikativen Umgang mit dieser Thematik zu finden, ist Klärung wichtig: die Klärung zu persönlichen Werten und Einstellungen in Bezug auf sexuelle Themen und zu persönlichen Grenzen und Bedürfnissen.

Zudem braucht es Klarheit, was überhaupt zu einer sexuellen Belästigung zählt. Dazu sind folgende Punkte zu nennen (in Anlehnung an Depauli und Plaute 2016):

- Demonstration von pornographischem Material,
- Anstarren sekundärer Geschlechtsmerkmale,
- anzügliche Mimik oder Gestik,
- Aufforderungen zu unangemessenen Berührungen,
- sexuelle Bemerkungen oder Bemerkungen über körperliche Merkmale,
- unangemessene körperliche Berührungen.

Für derartige Übergriffe gibt es zwei Gründe: Machtdemonstration oder ein Mangel an Befriedigung körperlicher Bedürfnisse. Mit zunehmendem Alter lässt die Gefahr, Opfer eines Übergriffs zu werden,

etwas nach, dennoch geschehen Übergriffe auch bei älteren Gesundheitsfachkräften (Depauli 2019).

Obwohl sich Patienten krankheitsbedingt nicht immer bewusst über ihre Handlungen sind, ist Grenzziehung wichtig. Folgende Möglichkeiten bestehen diesbezüglich:

- Äußerungen wie „Hören Sie damit auf", „Ich möchte nicht, dass Sie …", „Lassen Sie das!",
- offen mit der Thematik umgehen und kollegiale Unterstützung einfordern,
- abwehrende Bewegungen nutzen, bspw. den Arm nach vorne ausstrecken, dabei die Handfläche mit gestreckten Fingern als Barriere zeigen.
- Vermeiden von Duzen und die Klärung eines angemessenen Verhaltens in der beruflichen Rolle,
- Kommunikation und Dokumentation solcher Situationen.

In keinem Falle sollte die Schuld eines solchen Vorfalls bei sich gesucht werden, dennoch gilt es, eigene Wahrnehmungen und Emotionen zu berücksichtigen. Hilfreich ist zudem ein offener kollegialer Umgang mit solchen Problemsituationen, beispielsweise im Rahmen von kollegialer Beratung, Supervision oder durch Intervision (▸ Abschn. 3.4).

Im Rahmen beruflicher Rollenklärung sind professionelle Distanz, angemessene Arbeitskleidung und Vermeidung missverständlicher Umgangsformen zu empfehlen.

Mit zunehmender Berufserfahrung steigt die Routine mit solchen Vorfällen, gerade als jüngere Gesundheitsfachkraft ist es jedoch wichtig, Abgrenzungsreaktionen gezielt zu üben (Depauli 2019).

▪▪ Charakterbezogene und psychische Herausforderungen

Auf einer allgemeineren Ebene der kommunikativen Herausforderung liegen die charakterbezogenen und die psychischen Bedingungen.

Zu den charakterbezogenen Herausforderungen in der Kommunikation zählen Frustration, unangemessene Forderungen, Aggression und Non-Compliance. Depressive Patienten stellen ebenfalls eine psychische Herausforderung dar, und ein besonderes Kommunikationsfeld sind auch Patienten, denen schlechte gesundheitliche Nachrichten überbracht werden.

Die grundlegende Haltung von Tätigen im Medizinalfach sollte auch in diesen Fällen personenzentriert sein. Menschen, die aus unserer Sicht als „schwierig" gelten, haben mit subjektiver Einstellung und eigener Erfahrungen zu tun. Ein Patient ist einer von vielen Menschen, doch was ihm zugeschrieben wird, liegt an der Gesundheitsfachkraft selbst.

■ **„Schwierige" Patienten**

Welche Verhaltensweisen werden eigentlich als „schwierig" angesehen? Für viele Beteiligte im medizinischen Bereich sind dies Patienten, die nicht kooperieren, oder Patienten, die fordernd wirken und die als unsympathisch erlebt werden. Patienten, die der Arbeit von Gesundheitsfachberufen keine Würdigung zusprechen und undankbar sind, fordern im Alltag ebenfalls. Folgende Verhaltensweisen lösen Sorge, Unzufriedenheit und Widerstand bei Angehörigen von Gesundheitsfachberufen aus (Duxbury 2002 in Hoos-Leistner und Balk 2008):

- Patienten, die sich ärgern und aggressive Verhaltensweisen an den Tag legen,
- Patienten, die häufig und besonders kritisch nachfragen, bzw. medizinische Handlungen hinterfragen
- Patienten, welche ihr Bedürfnis nach Nähe, Zuwendung und sozialer Bindung von Gesundheitsfachberuflern erfüllt wissen wollen,
- Patienten, die misstrauisch sind und verschiedene Gesundheitsfachberufe zur selben Sache konsultieren. Danach konfrontieren sie diese mit dem, was Kollegen angeblich sagten,
- Patienten, die unmotiviert sind, Patienten, die übermotiviert sind.

Das vorsichtig-einfühlende Spiegeln der Wahrnehmung ist ein erster Schritt, um dem Patienten seine Wirkung zu verdeutlichen, zudem beugt es Missverständnissen vor. Ist der Grund des vermeintlich „schwierigen" Verhaltens ersichtlich, sollte zunächst Verständnis ausgedrückt werden („aus Ihrer Sicht erscheint es …"). Anschließend kann eine Erklärung oder konkrete Problemlösung angestrebt werden („aus meiner Sicht/ in meiner Rolle als … ist es …"). Hierbei ist die angemessene Verdeutlichung der eigenen Sichtweise wesentlich, was in „Ich-Form" und in einem neutralen Tonfall geschehen sollte.

Soll ein klärendes Gespräch geführt werden, ist die Vorbereitung von Gesprächsbedingung und Gesprächsführung wichtig:

- die Erklärung gegenüber dem Patienten, wann Zeit für ein solches Gespräch ist,
- die Wahl einer angemessenen Räumlichkeit für das Gespräch,
- eine stimmige, zugewandte Körperausdruckshaltung, welche dem Kulturkreis angemessen ist,
- eine etwa eine gleiche Gesprächshöhe,
- die Rollen- und Beziehungsklärung (vor allem bei fordernden und aggressiven Patienten),
- die Erklärungen zur Erwartung an den Gesprächspartner.

Wird man mit aggressivem Verhalten konfrontiert, ist es wichtig zu wissen, dass Wut zunächst einmal Luft bekommen muss, erst dann kehrt Aufnahmefähigkeit zurück. Beschwichtigen nützt ebenso wenig wie eine zu schnell geäußerte abgrenzende oder defensive Antwort.

Ob man sich in einem ambulanten Tätigkeitsbereich gewisse Verhaltensweisen bieten lassen möchte, ist eine subjektive Nutzenanalyse Allerdings wirken sich negative Erfahrungen von Patienten marktschädigend aus.

■ **Depressive Patienten**

Depression ist eine weitverbreitete, episodische oder chronische Stimmungsstörung. Menschen mit Depression fühlen sich tieftraurig und leer, Freudlosigkeit sowie mangelndes Interesse an anderen Menschen und Dingen zeigen sich.

Verfügen in Gesundheitsfachberufen Beschäftigte über eine positive Lebenseinstellung, ist der Umgang mit depressiven Patienten besonders anstrengend.

Die folgenden Einstellungen charakterisieren Menschen mit Depression (Langfeldt-Nagel 2011):

- eine negative Sicht der eigenen Person, der eigenen Fähigkeiten und Handlungen,
- Hoffnungslosigkeit,
- Verallgemeinerungen und Generalisierungen in Bezug auf das Verhalten anderer und in Bezug auf sie selbst als Mensch,
- die Fokussierung auf das Misslingen eigener Vorhaben sowie Vorkommnisse in der Familie.

Die Kontaktaufnahme zu dieser Patientenklientel gestaltet sich oft schwierig, und die Zurückweisung oder häufiges Klagen machen Interaktionen mit diesen Patienten Ressourcen-zehrend.

Patentrezepte können in Bezug auf Patienten in Depressionen nicht gegeben werden, doch bleibt eine rein einfühlsame, spiegelnde Gesprächsführung häufig erfolglos, auch wenn Patienten Erleichterung erleben, wenn sie sich verstanden fühlen. Viele dieser Patienten benötigen vielmehr konkrete Hilfen zur Alltagsstrukturierung.

Mittels bezugnehmender Gesprächstechniken kann jedoch eine fokussierende Akzeptanz geschaffen werden, indem auf das Gesagte eingegangen wird, ohne eine eigene Position beziehen zu müssen. Das Beschönigen von alltäglichen Dingen, Bagatellisieren von negativen Äußerungen oder das Ignorieren von Hoffnungslosigkeit sind wenig hilfreich, viel wichtiger ist, dass geduldig kommuniziert wird.

Diese Patienten sollten sich ernst genommen fühlen, und ihre anderen, im Zuge der Depression nicht wirksamen Persönlichkeitsanteile sollten wieder bewusst gemacht werden. Es kann kommunikativ unterstützt werden, positive Faktoren zu reflektieren, beispielsweise mit aktivem Zuhören und Zusammenfassen des Gesagten. Die so aktivierte Reflexion lässt es zu, positive Anteile aufzugreifen und diese bewusst zu erkennen.

Handelt es sich um eine diagnostizierte Depression, werden entsprechende therapeutische Maßnahmen ergriffen, die das Verhalten und die Ausdrucksweise der betroffenen Patienten beeinflussen.

■ Patienten mit anderen psychischen Erkrankungen

Kommunikation wird in psychiatrischen Kontexten als professionelles und zertifiziertes Therapiemittel genutzt. Die Aufgabe therapeutischer Gesprächsführung erfordert also spezielle Fachkompetenz, dennoch ist es hilfreich, wenn medizinisch Tätige einige Richtlinien kennen:

- Diskutieren, Widersprüche aufzeigen sowie Drängen oder Erziehen sollte unterlassen werden.
- Eine personzentrierte Kommunikation ohne Belehrung, Zurechtweisung und Fokus auf Unzulänglichkeiten ist hilfreich.
- Eine Haltung der Akzeptanz, Wertfreiheit und Urteilsfreiheit ist förderlich.
- Bezugnahme auf Wünsche und positive Selbstreflexionen lassen Gesundheitsfachberufe zugewandt wirken, ohne Stellung beziehen zu müssen.

Eine sehr wirksame Therapie integriert die sogenannte motivierende Gesprächsführung („motivational interviewing" – MI), hierzu sind spezielle Fort- und Weiterbildungen nötig. Kommunikation im Gesundheitsfachberuf ersetzt keine Psychotherapie, professionelles Personal sollten dementsprechend die eigene Rolle wahren.

■■ Patienten, denen schlechte Nachrichten überbracht werden müssen

Schlechte gesundheitliche Nachrichten zu überbringen ist ärztliche Aufgabe, dennoch ist es hilfreich für andere Angehörige von Gesundheitsfachberufen, grundlegende Informationen dazu zu kennen.

Patienten dürfen entscheiden, wie viel sie wissen möchten, denn auch wenn Aufklärung eine medizinische Pflicht ist, muss sie angemessen und personenzentriert erfolgen.

Angehörige von Gesundheitsfachberufen sollten wissen, ob und inwieweit von ihnen betreute Patienten aufgeklärt wurden und, da sie oft wichtige Ansprechpartner für Betroffene sind, sollten folgende Dinge beachtet werden (in Anlehnung an Roller 2007, S. 98):

- bei Fragen zunächst den Grund der Frage herausfinden,
- keine dramatisierenden, ängstigenden Worte nutzen („Sie müssen tapfer sein", „bösartige Erkrankung", …),
- Bedauern und Mitgefühl zeigen,
- bezugnehmende Gesprächstechniken einsetzen,
- nicht beschwichtigen oder bagatellisieren,
- bei Sprachlosigkeit oder Weinen mit Gesten Verständnis zeigen (Taschentuch reichen, Hand halten, schweigender, mitfühlender Blickkontakt),
- Schweigen aushalten können.

Die Klärung der eigenen Einstellung zu Leid, Sterben und Tod beeinflusst die Interaktion, und eine Auseinandersetzung mit den damit verbundenen Emotionen Angst, Wut und Trauer sollte erfolgt sein. Spezielle Weiterbildungen zu palliativ versorgten Patienten beziehen die Gesprächsführung mit ein und sollten genutzt werden.

Im Bereich der Onkologie haben Angehörige der Patienten eine besondere Bedeutung, ihnen kommt eine aktive Rolle zu, da sie in Entscheidungen häufig involviert werden. So wird in Bezug auf die Kommunikation mit Angehörigen das NURSE-Modell genutzt. Wofür NURSE steht, wird im Folgenden erläutert (Preisler und Göring 2016, S. 339):

- Naming – Emotionen werden benannt: „Das macht Sie …, ist es so?"
- Understanding – Verständnis für die Emotionen wird gezeigt: „Ich kann verstehen, dass …"
- Respecting – Respekt und Anerkennung wird verbalisiert: „Ich erkenne, wie sehr Sie sich einbringen."
- Supporting – verbale Unterstützung anbieten: „Es wäre möglich, dass ich/wir Sie unterstütze, indem…"
- Exploring – weitere Emotionen und Bedürfnisse verbalisieren, die wahrgenommen werden: „Was beschäftigt Sie noch?"

Die Reihenfolge des Einsatzes der fünf Aspekte ist beliebig, und das Modell wird im ärztlichen Bereich genutzt, um Gefühlen und Reaktionen Angehöriger Raum zu geben. Dennoch ist es für anderes medizinisches Personal ebenfalls aufschlussreich, da es sich an Aspekte der gelingenden Kommunikation anlehnt (▶ Abschn. 1.4).

Neben diesen charakterbezogenen und psychischen Herausforderungen ist der Zeitfaktor eine weitere kommunikativ zu meisternde Herausforderung für Gesundheitsfachberufe.

■ Zeitlich bedingte Herausforderungen

Zeit ist eine Ressource, die durch Rahmenbedingungen vorgegeben wird, und sie richtet sich nicht an dem individuellen Bedarf einzelner Personen aus. So steht medizinisches Personal immer wieder vor Fragen der Optimierung des Zeitmanagements, und dabei leidet so oft die Kommunikation, denn sie wird mit Zeitverlust assoziiert. Das ist falsch und führt zu Unzufriedenheiten.

Typische Herausforderungen an die Zeit stellen Erhebungen zur Patientensituation dar, die im therapeutischen Bereich oft in die Behandlungszeit mit einfließt. Da es verschiedene Strategien der therapeutischen Terminierung gibt, ist es wichtig, Patienten aufzuklären, denn sie haben Erfahrungen unterschiedlichster Art – je nach Praxis und Gesundheitsfachkraft.

Unpünktliche oder unzuverlässige Patienten verursachen ebenfalls Zeitmangel, und hier müssen Regelungen gefunden werden, die für beide Seiten annehmbar sowie rechtlich vertretbar sind.

Generell sollten folgende Punkte berücksichtigt werden:

- Sprachlich klare und wertschätzend formulierte Informationen – am besten schriftlich.
- Erklärung zu Beginn jeden Settings, wie viel Zeit für welche Handlungen zur Verfügung steht.
- Eventuelle Unterbrechungen der Ausführungen von Patienten im Vorfeld ankündigen und auch nonverbal wertschätzend gestalten.
- Die eigene Sprache kontrollieren. Kurze Sätze mit hörbarem Punkt und einer Pause am Ende artikulieren und „müssen" durch „werde" oder „sollte" ersetzen.

Zeitgefühl ist subjektiv und abhängig von dem, was die eigene Person interessiert, ein Zeitmesser ist also entscheidend. Der Blick auf die Uhr im Blickfeld anderer erfordert jedoch gegebenenfalls eine Erklärung, um Missverständnissen vorzubeugen.

Die Gefahr beim Gefühl des Zeitmangels ist die subjektiv beschleunigte oder ungeduldige verbale Kommunikation, was zu unvollständiger Informationsaufnahme führt und das korrekte Verstehen verhindert. Ebenfalls zeitlich eine kommunikative Herausforderung sind die spontanen Gesprächsbedürfnisse von Patienten.

■ Spontane Patientenanliegen

Bei spontanen Anliegen handelt es sich meist um körperlich oder psychisch akute Bedürfnisse.

Für kurze Gespräche sollte zwischendurch Zeit sein, dennoch haben Fachkräfte der Gesundheitsfachberufe nicht immer Zeitressourcen, um sich spontan auf ausführliche Gespräche einzulassen. Entscheidend ist dann, dass Patienten oder Angehörigen erklärt wird, wie die aktuelle Zeitressource ist, und ein Alternativtermin kann angeboten werden. Dies sollte nonverbal und verbal unbedingt wertschätzend-zugewandt und freundlich erfolgen, denn so werden schwierige Situationen und Fehlinterpretationen vermieden.

Vielleicht können in Gesundheitsfachberufen Tätige aus zeitlichen, energetischen oder fachlichen Gründen dem Anliegen momentan schwer nachkommen, dann sollten sie sich klarmachen, dass es im Moment gute Gründe dafür gibt. Wichtig ist, dass der Grund für die Vertagung der Beantwortung von Fragen oder das Ausführen erbetener Handlungen kommuniziert wird – klar, präsent und wertschätzend. Ob es dafür eine

Entschuldigung braucht, muss individuell entschieden werden, allerdings reicht es oft, wenn zunächst Verständnis ausgedrückt wird. Danach sollte eine kurze Begründung erfolgen, damit Fehlinterpretationen vorgebeugt wird. Hilfreich kann sein, eine eigene verbal oder nonverbal ausgedrückte Emotion zu nennen, denn auch so werden Missverständnisse und Spekulation vermieden.

Trotz zeitlicher Herausforderungen in medizinalfachlichen und patientenzentrierten Interaktionen sind zwei Kommunikationsaspekte wesentlich für Professionalität: Zuhören können und verschiedene Fragen zu stellen. Darum geht es im folgenden Abschnitt.

2.3 Zuhören und Fragen stellen

Verständigung heißt in einen Dialog zu treten, wofür sowohl das Zuhören als auch das Stellen von Fragen bedeutsam sind. Es ermutigt Betroffene, wenn Interesse gezeigt wird, und dies gelingt mit Fragen.

Zuhören bedeutet, sich Zeit für den anderen zu nehmen und fördert so Sprechende, Vertrauen zu gewinnen und sich wahrgenommen zu fühlen. Zuhören können ist eine wichtige kommunikative Fähigkeit, und geeignete Fragen zur Informationsgewinnung zu stellen, ist eine kommunikative Fertigkeit. Angehörige von Gesundheitsfachberufen sollten in besonderem Maße in beidem geschult sein, denn sie müssen neben Patienten auch Vorgesetzten und Mitarbeitern im Team zuhören können. Entscheidende Faktoren sind Interesse und Motivation für Kommunikationsprozesse. Durch Routine, ein langjährig bestehendes gleiches Kollegium oder Erfahrungen in Interaktionen kann die Fähigkeit nachlassen oder perfektioniert sein. Doch warum ist es so wichtig, gut zuhören zu können und die richtigen Fragen zu stellen?

■ ■ Zuhören – wesentlicher kommunikativer Baustein

Wirkliches Zuhören bedeutet, seine eigenen Anliegen gedanklich zurückzustellen, der Gesprächspartner steht im Fokus. Ein solches Zuhören beugt Missverständnissen vor und generiert Informationen. Mit der Gesprächstechnik *aktives Zuhören* wird professionelles Zuhören verwirklicht, und dies zeigt sich mit folgenden Aspekten:

- Scheint die Antwort auch der eigenen Erwartung zu entsprechen, wird bis zum Ende interessiert zugehört.
- Die gesprochenen Worte, die paraverbalen und die nonverbalen Signale werden wahrgenommen.
- Die Kommunikation eigener Gedanken und Ideen werden zurückgehalten, bis der Gesprächspartner signalisiert, dass deren Mitteilung gewünscht ist.
- Es werden Signale an den Sprechenden gesendet, die Interesse an Fortsetzung des Gesagten ausdrücken.

■ Bedeutung des aktiven Zuhörens

Mit dem aktiven Zuhören vergewissert sich der Hörende, ob er richtig versteht, was mitgeteilt wird, und nimmt wahr, was der andere braucht, bzw. welche Interessen er mit dem Gesagten verfolgt.Das fokussierte Zuhören des Interaktionspartners ermöglicht das Erfassen der Sachlage und der Gefühlsebene, die sich in der Kommunikation gegenseitig bedingen: Akzeptanz, Antipathie, Interesse, Werte und Einstellungen der eigenen Person beeinflussen die Sachebene. Sie haben also Sach-Logik, wobei Absprachen, Aufforderungen, Anfragen oder Erklärungen auf Gefühle einwirken und somit Gefühls-Logik haben (Scharlau und Rossié 2014, S. 120).Eine gute Fähigkeit zum Zuhören zeigt sich durch folgende Aspekte:
- wirkliches Interesse an einem Thema,
- ein aufmerksamer und entspannter Zustand,
- eine angenehme und stimmige Atmosphäre,
- Akzeptanz, Offenheit und Sympathie für den Sprechenden.

Aktives Zuhören fördert die Beziehungsgestaltung und gibt dem Kommunikationspartner das Gefühl, sich öffnen zu können. Das ist besonders im Bereich der Erhebung krankheitsrelevanter Daten entscheidend zur Fehlervermeidung, insbesondere in Bezug auf die Dokumentation von Medikamenten, Umweltfaktoren und persönlichen Faktoren von Patienten.Folgende Bedingungen müssen beim aktiven Zuhören erfüllt sein (Büttner und Quindel 2013, S. 109):
- Es erfolgen keine Unterbrechungen des Gesprächspartners.
- Es wird versucht zu verstehen, was der Sprechende bei den Mitteilungen empfindet.
- Das Verständnis wird mittels Paraphrasierens gesichert (▶ Abschn. 1.4).

— Innere Impulse für Tipps, Ideen oder Erklärungen werden unterlassen.
— Der Sprechende wird durch nonverbale Zeichen ermutigt, weiterzusprechen.

Die berufliche Rolle erfordert von Angehörigen der Gesundheitsfachberufe das geschulte Zuhören in jeder Situation und bis zum Dienstende. Allerdings gibt es Situationen, in denen es schwerfällt, fokussiert zuzuhören, was dann der Fall ist, wenn:

— gerade andere Aufgaben anstehen und das Zeitmanagement andere Prioritäten setzt,
— das Bedürfnis besteht, die eigenen Gedanken und Ideen zu etwas Gehörtem mitzuteilen,
— aktuelle Emotionen die kognitive Fähigkeit des Zuhörens oder die Aufmerksamkeit beeinträchtigen.

Gutes Zuhören ist also ein wesentlicher Baustein der kommunikativen Interaktion. Ein weiterer Baustein ist das angemessene und zielführende Fragen.

▪▪ Fragen stellen – Interesse zeigen und Informationen erhalten

Fragen zu stellen ist notwendig, um an Informationen zu kommen und um die eigenen inneren Bilder über andere reflektieren zu können.

Es gibt viele Arten von Fragen, die unterschiedlichen Zwecken dienen. Am häufigsten werden mit Fragen Gespräche gesteuert oder Interaktionspartner zu einer Reaktion bewegt, mit dem Ziel, eine Antwort zu erhalten oder um zur Selbstreflexion anzuregen.

Grundsätzlich wird zwischen **geschlossenen** und **offenen Fragen** unterschieden. Geschlossene Fragen haben oft einen schlechten Ruf – ganz zu Unrecht, denn sie ermöglichen das Erhalten einer schnellen Information oder einer Entscheidung. Sie sind charakterisiert durch die Möglichkeit, lediglich mit „ja" oder „nein" antworten zu können. Geschlossene Fragen können gesprächsabschließend sein, denn der Informationserhalt wird durch sie begrenzt. Offene Fragen geben hingegen viel Raum für Antworten, doch sie erfordern ein gutes Zeitmanagement und sehr gute Fähigkeiten des Zuhörens.

Welche Frage gestellt wird, ist abhängig von dem, was es zu erfahren gilt. Bevor eine Frage an Patienten gerichtet wird, muss in Gesundheitsfachberufen Tätigen deren Intention klar sein,

dabei ist es wichtig, eine geeignete Fragekategorie zu wählen. ◘ Tab. 2.2 gibt eine Übersicht verschiedener Fragekategorien oder Fragetypen. Diese werden benannt und in ihrer Wirkung skizziert sowie mit einem Beispiel auf mögliche „Gefahren" bei der Nutzung ergänzt.

Sind Fragen geübt, wirken sie authentisch, wobei eine Neigung zu bestimmten Fragen normal ist, da sie sich vertraut anfühlen. Wird eine Frage missverstanden, braucht es eine Anpassung der Wortwahl, denn die eigene Wahrnehmung divergiert eventuell von den Wahrnehmungskanälen anderer.

In der Regel erwartet man auf eine Frage eine Antwort, um jedoch eine sachlich korrekte Antwort zu erhalten, sollte eine Frage neutral gestellt werden. Das bedeutet, sie ist wertfrei und ohne Antworttendenz. Erfüllen Fragen einen eindeutigen Zweck, steigt die Wahrscheinlichkeit einer zuverlässigen und aussagekräftigen Antwort. Wie Fragen gestellt werden, ist Ausdruck innerer Einstellung zum Fragegegenstand.

Fragen im Kontext gesundheitsfachberuflicher Handlungen dienen der Wissenserweiterung, die sich weder zur Befriedigung von Neugierde noch zur erzieherischen Kontrolle eignen.

▪ Was-Fragen fördern Entscheidungsfindung

Eine große Rolle im Interaktionsprozess von Gesundheitsfachberufen spielen die vier „Was-Fragen", die helfen, Probleme konzentriert zu erfassen. Sie erfassen mit ihrer Verwendung geben sie einen Überblick von Ausgangssituationen, Zielzustand, Handlungsoptionen und mögliche Hindernisse, was hilfreich in einem Prozess der Entscheidungsfindung oder in der Beratung ist.

Bei der Vereinbarung von medizinisch-therapeutischen Zielen sind die vier W-Fragen ebenfalls förderlich und richten sich sowohl an Patienten als auch an Angehörige.

Becker et al. (2018, S. 74) formulieren folgende W-Fragen:

— Was ist schon vorhanden?/Wo stehen Sie mit Ihrer Ausgangssituation?
— Was wird gesucht?/Wo möchten Sie hin?
— Was kann Ihrerseits getan werden?/Welche Möglichkeiten sehen Sie dabei?
— Was sind Hindernisse auf dem Weg zu Ihrem Ziel?/Was könnte dabei misslingen?

Die Fragen werden mit diesem oder einem ähnlichen Wortlaut gestellt, entscheidend bei der

◻ Tab. 2.2 Kategorien von Fragen (in Anlehnung an Bucka-Lassen 2011 und Scharlau und Rossié 2014)

Fragenart	Wirkung	Beispiel	Gefahr
Offen	Erkenntnisreich, da der Antwortende seine Worte und Wirklichkeit ausdrücken kann	*Inwiefern hat das Bedeutung?*	Zeitfaktor – sie laden zu ausführlichen Schilderungen ein
Geschlossen	Grenzen Antworten ein, können suggestiv wirken	*Schmerzt das?*	Sie geben keinen Raum für individuelle Ergänzungen
Kognitiv und sachlich	Information soll auf der Sachebene bleiben	*Wie lange schon?*	Kann distanziert wirken
Affektiv und gefühlsaktivierend	Information soll emotionale Anteile erschließen	*Wie geht es Ihnen damit?*	Können psychologisierend und unangemessen wirken
Rhetorisch	Behaupten etwas in Frageform, sodass lediglich Aufmerksamkeit erreicht wird	*Wer weiß das schon nicht?*	Können überheblich wirken und unpassende Spannung vermitteln
Suggestiv	Drängt zu einer Antworttendenz	*Geht es mit der Mobilität schon besser?*	Drängen in eine bestimmte Richtung, sodass zugestimmt wird, obwohl etwas nicht stimmt
Motivierend	Zur Aktion anregend	*Sie haben ja schon Fortschritte gemacht – wie schätzen Sie … ein?*	Können manipulativ wirken
Begründend	Sollen Verstehen des Fragenden fördern	*Warum sind Sie noch nicht Treppe gelaufen?*	Der Befragte kann in die Rechtfertigung fallen, was er als unangemessen empfinden kann
Präzisierend	Eingrenzend, erklärend	*Wann genau war die Therapeutin da?*	Rechtfertigung, wenn der Tonfall unangemessen erlebt wird

Wortwahl ist jedoch die Authentizität der eigenen Kommunikation.

Um einfühlend nachzufragen, erfordert es eine innere Haltung der Akzeptanz, die mit einer sensiblen Wortwahl umgesetzt wird. Das erfordert den entsprechenden Tonfall und eine stimmige nonverbale Kommunikation.

Zur Erinnerung: Die nonverbale Kommunikation beinhaltet neben der Mimik auch die Körperhaltung (wie und wo stehe/sitze ich bei der fragenden Interaktion) und die Gestik.

- **Fragen können zu schwierigen Situationen führen**

Fragen können auf den Befragten Druck ausüben oder unnötig kritisch wirken, was zu schwierigen Situationen führen kann oder die Kommunikation bzw. Interaktion erschwert. Fordernd oder unangemessen formulierte Fragen verursachen Angst, Aggression, Non-Compliance oder Wi-

derstand. Werden beispielsweise suggestive, präzisierende oder begründende Fragen gestellt, ist das aus Sicht des medizinischen Personals nachvollziehbar, Interaktionspartner sehen sich durch diese Fragen jedoch zu einer als unangemessen erlebten Rechtfertigung gezwungen.

Die Motivation solcher Fragestellungen sollte also besser erklärt werden, damit sich deren Nutzen für Patienten erschließt. Mit angepassten paraverbalen und nonverbalen Kommunikationsanteilen wird außerdem Missverständnissen vorgebeugt.

Zwei Beispiele verdeutlichen, wie eine leichte Anpassung solcher Fragen relativierend wirken kann, wodurch Widerstände des Antwortenden vermieden werden.

Die Fachkraft für Pflege möchte wissen, warum der Patient seine Tabletten selbstständig abgesetzt hat. Sie fragt: „Warum haben Sie denn die Tabletten einfach nicht mehr genommen?" Das kann dem Patienten das Gefühl geben, sein Handeln wird nicht akzeptiert, und er muss sich rechtfertigen, doch hat er aus seiner Sicht gute Gründe gehabt. Eine Alternative wäre also: „Herr Tavis, was war der Grund für Ihre Nichteinnahme der Tabletten? Ich frage, weil genau diese Tabletten wichtig für … sind."

Der Therapeut möchte beim Hausbesuch wissen, warum die Patientin das notwendige Hilfsmittel zum Strumpfanziehen nicht benutzt hat. Sie trägt die verordneten Strümpfe nämlich nicht, die sie nur mit dem Hilfsmittel anziehen kann. Er fragt: „Haben Sie den Strumpfanzieher denn nicht benutzt?" Da es sich um eine geschlossene Frage handelt, hat die Patientin keine Gelegenheit zu erläutern, was wirklich der Hintergrund für ihr Verhalten ist. Zudem kann es sein, dass sie das Gefühl hat, sich rechtfertigen zu müssen. Der Therapeut könnte stattdessen fragen: „Frau Hiller, welchen Grund hat es, dass Sie den Strumpfanzieher nicht benutzt haben? Ich frage Sie das, damit ich weiß, was Sie brauchen, um das Hilfsmittel für die verordneten Strümpfe zu nutzen."

Eine Frage, die dem Gesprächspartner unangemessen erscheint, wird „häufig" als Provokation erlebt, und das führt zu einer entsprechend gereizt wirkenden Antwort. Wird die Art der Frage kurz erläutert, lässt dies dem Interaktionspartner Raum für Verständnis.

Zusammenfassend gilt:

- Eine Frage sollte klar und verständlich sein.
- Wird eine Fragen gestellt, bleibt die Stimme am Ende oben.
- Fragen lässt Antwortmöglichkeiten wirklich offen.
- Fragen zu stellen beeinflusst das Wie einer Antwort.

Im Gesundheitsfachberuf ist das einfühlende Nachfragen sehr wichtig, dabei spielen die nonverbale und paraverbale Kommunikation eine große Rolle. In Kombination mit dem aktiven Zuhören ergeben sich informationshaltige Gespräche.

Erfolgreiches Zuhören und Fragenstellen hängt insgesamt von folgenden Dingen ab:

1. Die Intention der Frage ist geklärt.
2. Die Fragenart ist ausgewählt.
3. Die innere Haltung zum Fragegegenstand wurde wahrgenommen.
4. Dem Gesprächspartner wird mit einer angemessenen Mimik und Körperhaltung gegenübergetreten.
5. Die Frage wird ggf. begründet.
6. Dem Antwortenden wird Akzeptanz und Raum für seine Ausführungen gegeben.

Sehr gutes Zuhören und die erfolgreiche Wahl passender Fragen ist die Basisvoraussetzung für Kommunikation mit Patienten. Ziele im Gespräch umzusetzen ist ebenfalls eine wichtige sprachliche Fertigkeit, die aus diesem Grund im folgenden Abschnitt thematisiert wird.

2.4 Gesprächsziele umsetzen

Gespräche im Gesundheitsfachberuf haben mehrere Ziele: In Bezug auf Patienten dienen sie der Kontaktaufnahme und der Förderung von Verstehen medizinischer Handlungen und akquirieren oder transportieren Informationen. Dabei ist unter anderem die Erhebung von beitragenden Faktoren wichtig, welche persönliche und individuell umweltbezogene Aspekte umfassen. Beitragende Faktoren geben Hinweise darauf, was in medizinischen Handlungen und Gesprächen berücksichtigt werden sollte. Sie machen Patienten mit einer klassifizierten Gesundheitsstörung zu einem individuellen Bedürftigen im subjektiven System und Kontext.

Gespräche fördern Vertrauen und Compliance, und in Bezug auf die Kommunikation in Arbeitsteams kommt ihnen eine entlastende oder analysierende Funktion hinzu.

Gesprächsziele strukturieren die Kommunikation, was für in Gesundheitsfachberufen Tätige und ihre Interaktionspartner hilfreich ist, eine Zielsetzung Gespräche zeitlich und prozessorientiert gestaltet. Die eigenen Ziele für ein Gespräch sind meist klar, individuelle Kommunikationsmuster führen jedoch zu Problemen der Entschlüsselung. Der eigentliche Zweck einer Aussage bleibt dann zunächst unklar.

Im Vorfeld von Gesprächen ist es sinnvoll, das Ziel zu klären, denn dies fokussiert die Wahrnehmung und gibt Interaktionspartnern die Möglichkeit, sich darauf einzustellen. Klärende Fragen helfen bei der Vorbereitung, Rahmenbedingungen werden antizipiert, eine Gesprächsstruktur wird avisiert. Wichtige Kommunikationssäulen und Kommunikationsschritte helfen bei der Umsetzung eines intendierten Gesprächs.

2

■ Grundlegende Fragen zur eigenen Klärung

Wesentlichen Fragen zur Zielsetzung eines Gesprächs sind:

- Welchem Zweck dient mein Gespräch?
- Welche Rolle werde/muss ich einnehmen?
- Was brauche ich dazu?
- Was ist mir über den Gesprächspartner bekannt (z. B. sein bevorzugtes Wahrnehmungsmuster, sein Verhalten in der aktuellen Rolle als Patient/als Kollege mit seinen Befindlichkeiten, seinen Kommunikationsmustern, …)?
- Gibt es etwas, was mein Gesprächspartner von mir braucht (z. B. Zusatzmaterial, Argumente zum Verstehen, unterstützende Personen oder Interventionen, …)?
- Mit welchen Interpretationen in Bezug auf die eigene Person muss ich im günstigsten sowie im ungünstigsten Fall rechnen, und wie gehe ich damit um?

Es ist strukturierend, diese Fragen im Vorfeld schriftlich zu beantworten, beispielsweise in Form einer Tabelle oder Checkliste.

■ Rahmenbedingungen berücksichtigen

Wenn das Gesprächsziel geklärt ist, erfolgt die Planung zur Umsetzung, wobei vor allem zeitliche und räumliche Umstände in die Planung mit einfließen. Ein klärendes bzw. analysierendes Gespräch sollte angekündigt werden. Ebenso ist ein Gespräch, welches einer optimalen Compliance dienen soll, gut vorzubereiten.

Aufnahme-, Einwilligungs- oder befundorientierte Gespräche erfordern Rahmenbedingungen, die oft vorgegeben sind und eingeplant werden müssen.

Folgende Fragen eignen sich zur Klärung von Rahmenbedingungen:

- Welcher Raum ist gegeben? Sind Kollegen oder Mitpatienten, anwesend, oder gibt es die Möglichkeit, einen separaten Raum zu nutzen?
- Um welche Art von Gesprächspartner handelt es sich? Sind kognitive Beeinträchtigungen oder Einschränkungen auf der Ebene der Mobilität zu erwarten? Ist mit einer psychischen Belastung oder starken Emotion zu rechnen?
- Werden Hilfsmittel benötigt (Unterlagen, anschauliche Medien, Licht zur Einsichtnahme von medizinischen Unterlagen, Schreibwerkzeug und Formulare, …)?
- Bin ich mit meinem Gesprächspartner alleine oder sind Angehörige bzw. Betreuer mit einzubeziehen?
- Inwieweit müssen Datenschutzbedingungen berücksichtigt werden?
- Braucht es noch Nachbereitungszeit?

Auch hier eignet sich die gedankliche Vorbereitung, zudem bedarf es in ambulanten medizinischen Kontexten oft einer räumlichen Planung oder zumindest Absprache.

■ Gesprächsstruktur

Ein Gespräch sollte – abhängig vom Kontext – folgende Reihenfolge berücksichtigen:

1. Einleitung, ggf. Vorstellung der eigenen Person und anderer Beteiligter.
2. Funktion bzw. eigene Rolle verbalisieren.
3. Thema und Zeitressource klären.
4. Informationen sammeln und geben.
5. Weiteres Vorgehen oder Festlegung der nächsten Schritte.
6. Beenden der Thematik, ggf. Vereinbarung weiterer Treffen.
7. Abschluss.

Diese Struktur kann auf jede Art von Gespräch angewendet werden, allerdings sollte damit gerechnet werden, dass Flexibilität gefordert ist, je nach Reaktion der Beteiligten.

Besonders wichtig in Erstgesprächen sind diese Punkte:

- Vorstellung der eigenen Person und Funktion bzw. Rolle im Interaktionsprozess.
- Thema und zur Verfügung stehende Zeit verbalisieren.
- Auf eine mögliche Unterbrechung der Ausführungen hinweisen sowie erklären, dass dies keine Unhöflichkeit darstellt, sondern aufgrund der Situation und der Zeit geschieht.
- Nonverbal betont zugewandt-freundliche Kommunikation.

Ein Erstgespräch ist für medizinisches Personal Routine, für Betroffene jedoch kann dies neu, ungewohnt und belastend sein. Gesundheitsfachberufe prägen dann einen Eindruck, der sich auf weitere Bewertungen des medizinischen Systems auswirkt.

◘ Tab. 2.3 Die drei Säulen des Kommunikationsprozess (in Anlehnung an von Stockert 2016, S. 155–157)		
Präsenz des Sprechers	**Klarheit der Botschaft**	**Wertschätzung des Gesprächspartners**
– Die eigene Persönlichkeit wird bewusst dargestellt. – Talente und Fähigkeiten, Einschätzungen und Ängste dürfen mitschwingen. – Der Sprecher ist aktuell und bewusst in der Situation. – Er ist fokussiert auf die Situation und Person seiner Interaktion.	– Es wird klar übermittelt, was kommuniziert werden soll. – Es wird sinnkonformes Vokabular genutzt und eine widerspruchsfreie Grammatik. – Der Satztypus, der die Botschaft transportiert, wird klar: Aussage, Aufforderung oder Frage. – Pro Satz sollte nur ein Bild transportiert werden. – Die Intonation ist dem Satztypus angepasst.	– Der Sprecher hat eine wertschätzende Grundhaltung gegenüber seinem Interaktionspartner. – Er hat generell eine Wertschätzung gegenüber sozialen Gefügen. – Er antizipiert im Gespräch Positives am Gesprächspartner.

> **Für den ersten Eindruck gibt es keine zweite Chance.**

■ **Säulen und Schritte im Kommunikationsprozess**

Jedes intendierte Gespräch baut auf drei Säulen und fünf Phasen (von Scheurl-Defersdorf und von Stockert 2016). Die **drei Säulen** sind:
- die Präsenz des Sprechers,
- die Klarheit der Botschaft,
- die Wertschätzung des Gesprächspartners.

◘ Tab. 2.3 gibt einen Überblick über diese drei Säulen.

Fünf Phasen charakterisieren außerdem ein zielorientiertes Gespräch:
1. **Die Intention**: Was soll besprochen werden? Welche Absicht steht hinter dem Gesprächsziel?
2. **Die wertschätzende Kontaktaufnahme:** Diese erfolgt mittels einer deutlich gesprochenen Begrüßung, möglichst unter Blickkontakt, der Gesprächspartner wird mit Namen angesprochen. Dem folgt eine kurze Pause, damit sich der andere auf den Sprecher einstellen kann.
3. **Der Rahmen**: Eine Feststellung oder Frage leitet das Thema ein, dies erfolgt ohne Ausschmückungen oder langatmige Sätze.
4. **Der Diskurs**: Es kommt zur Darlegung des Anliegens seitens des Sprechers, die Möglichkeit eines wechselseitigen Gesprächs wird gegeben.
5. **Der Schluss**: Wenn das Gesprächsziel erreicht wurde, wird eine Formulierung für den Schluss gefunden. So ist beiden Interaktionspartnern das Ende des Gesprächs deutlich, und es wird sich verabschiedet – mindestens mit einer Zusammenfassung des Ergebnisses oder Auftrags – und bestenfalls mit guten Wünschen.

Die Säulen und Schritte im zielorientierten Gespräch basieren auf dem Lingva-Eterna-Sprachkonzept. Wie bereits in ▶ Abschn. 1.3 beschrieben, sollten Angehörige der Gesundheitsfachberufe diese Aspekte in beruflichen Gesprächsanlässen anwenden. Sie sorgen damit für Klarheit und Präsenz und fördern den Konsens in einer Interaktion.

Unabhängig von den genannten Aspekten gibt es einige spezielle Gesprächsziele, die relevant sind und im Rahmen dieses Kapitels vorgestellt werden:
- Einverständnis bekommen und Compliance fördern,
- Informationen erhalten,
- Angehörige beteiligen.

■■ **Gesprächsziele im Einzelnen**

Rechtlich und ethisch sind in Gesundheitsfachberufen tätige Personen verpflichtet, das Einverständnis von Patienten für Handlungen zu erhalten, ganz unabhängig von den berufsgruppenspezifisch im Einzelnen geregelten Verpflichtungen. Aus diesem Grund sollten medizinisch Tätige diesen Anspruch haben und immer wieder verfolgen. Ist eine aktive Interaktion möglich, geschieht dies über Gespräche, und die Compliance von Patienten macht medizinische Handlungen zudem leichter und zeitlich ökonomischer.

2

■ Einverständnis bekommen und Compliance fördern

Einverständnis und Kooperation basieren auf Verständnis. Werden also Sinn und Zweck medizinischer Handlungen verstanden, so erhöht sich die Wahrscheinlichkeit der Mitarbeit. Der Patient oder seine Angehörigen erlauben dann Untersuchungen und Behandlungsmaßnahmen eher.

Haben Patienten oder Angehörige zu medizinischem Personal Vertrauen, so ist das förderlich. Dieses Vertrauen gewinnt man auf zwei Wegen: eine zugewandte innere Haltung und eine authentische, der Situation angemessenen Kommunikation. Folgende Aspekte sind hierfür leitend:

1. Wenn möglich, sich im Vorfeld im sich über den Patienten informieren. Den Namen kennen, etwas über das soziale Umfeld wissen, Informationen über die Krankengeschichte haben. Ist dies nicht möglich, sollten über die Diagnose Antizipationen aktiviert werden: Was bedeutet diese gesundheitliche Störung für den Patienten bzw. seine Angehörigen?
2. Die eigene Haltung klären: Besteht gerade eine Stresssituation? Gibt es Assoziationen mit den erhaltenen Informationen? Wirken sich diese positiv oder negativ auf eigene Fähigkeiten der Interaktion aus?
3. Wie soll mit den vorhandenen Informationen umgegangen werden?
4. Freundlich-offen auf Betroffene zugehen. Ein Lächeln kann unangemessen sein, ein freundlicher Gesichtsausdruck reicht jedoch. Eine zugewandte Körperhaltung einnehmen und Gesprächsbarrieren verhindern (► Abschn. 1.3). Ähnliche Körperhaltungen wie das Gegenüber einnehmen, ggf. etwas offener.
5. Mit Namen ansprechen, die eigene Person und Funktion erklären. Eine ähnliche räumliche Höhe zum Gesprächspartner einnehmen sowie begründen, warum bestimmte Maßnahmen nötig sind. Das eigene Mitgefühl kann ausdrückt werden.
6. In kurzen, vollständigen Sätzen sprechen, dazwischen kurze Sprechpausen machen und Blickkontakt aufnehmen sowie angemessen halten. Fachjargon vermeiden, damit Betroffene die Erklärungen verstehen, zudem ähnliche Worte und Ausdrücke nutzen wie Betroffene.
7. Themen ansprechen, die über den medizinischen Umgang hinausgehen und gezielt Gemeinsamkeiten im Leben heraushören.

Diese können aufgegriffen werden und bieten Raum für positive Eindrücke.

8. Raum für Fragen geben, zudem erfragen, ob noch etwas benötigt wird. Gefühle und Wünsche aufgreifen, wenn diese deutlich hörbar sind (bezugnehmende Gesprächstechniken, ► Abschn. 2.1).

Schon das Beachten einiger weniger Punkte sorgt dafür, dass in Gesundheitsfachberufen tätige Mitarbeiter zugewandt und vertrauensvoll wahrgenommen werden. Sie wirken dann kompetent auf Patienten.

Ist der Zugang zum Patienten oder seinem Angehörigen bereitet, werden Informationen akquiriert, was durch bestimmte Faktoren erleichtert wird.

■ Informationen erhalten

Entscheidend für die Qualität und die Quantität der Informationen ist die Fähigkeit, Fragen zu stellen und erfolgreich zuzuhören (► Abschn. 2.3). Das ist einerseits wichtig, um Untersuchungen und Maßnahmen angemessen zu planen, andererseits, damit Fehler verhindert werden.

Folgende Fakten tragen entscheidend zum Informationsgewinn bei:

Fakt 1: Wird wirkliches Interesse gezeigt, öffnet sich der Patient – dieses Interesse wird durch Mimik und Körperhaltung ausgedrückt.

Fakt 2: Der Redeanteil sollte gering gehalten werden, denn um Informationen zu bekommen, müssen vorwiegend Patienten kommunizieren. Betroffene sollten weit über 50 % der Redezeit einer Interaktion erhalten.

Fakt 3: Werden Patienten oder Angehörige danach gefragt, was sie möchten, werden Wünsche und Bedürfnisse erkannt.

Fakt 4: Die richtigen Fragen zu stellen erleichtert es, nicht nur quantitative, sondern auch qualitative Informationen zu bekommen. Laut Kutscher und Seßler (2017) sind dafür drei Fragetypen besonders gut geeignet:

- Die Frage nach der Erwartung – „Was erwarten Sie in Bezug auf …?"
- Die Frage nach der subjektiven Bedeutung – „Was bedeutet Ihnen …?"
- Die Fragen nach der subjektiven Wichtigkeit – „Was ist an … wichtig für Sie?"

Diese Fragen erörtern die subjektive Vorstellung, das Verständnis zu Dingen sowie wichtige Motive.

Oft sind Angehörige von Patienten verantwortlich oder zumindest bedeutsam für den medizinischen Prozess und haben als soziales Umfeld des Patienten Einfluss auf Entscheidungen. Sie stimmig einzubinden, erfordert jedoch kommunikative Fertigkeiten.

■ Angehörige beteiligen

Sind Patienten minderjährig oder bewusstlos, ist medizinisches Personal auf die Entscheidung und Kooperation Angehöriger angewiesen. Haben Patienten einen bestellten Betreuer, sieht es ähnlich aus. Dabei ist bedeutsam, dass wesentliche Punkte in der Kommunikation beachtet werden:

1. Angehörige wollen in der Regel das Beste für ihre betroffenen Familienmitglieder. Hierbei beziehen sich körperliche Bedürfnisse auf Schmerzlinderung sowie Mobilität und Hilfsmittelversorgung.
2. Angehörige wollen verstehen, warum bestimmte Maßnahmen geplant oder durchgeführt werden. Hierbei ist auch ihr Nutzen in Bezug auf den Umgang mit dem betroffenen Familienmitglied wichtig.
3. Angehörige wünschen sich im Umgang mit ihnen Akzeptanz und Respekt und erhoffen sich Raum für eigene emotionale Bedürfnisse. Wünsche und Interessen sollten aufgrund ihrer Wichtigkeit deshalb erfragt werden.
4. In bestimmten kulturellen oder religiösen Gemeinschaften hat Familie einen sehr hohen Stellenwert, was erfragt werden sollte. Anliegen in Bezug auf Besuchsverhalten wirken auf medizinisch Tätige unter Umständen befremdlich, Teilhabe hat allerdings eine individuell unterschiedliche Bedeutung. Angehörige von Intensivpatienten wünschen sich, Betroffene häufig sehen zu dürfen, und ein Wartebereich in der Nähe wird sehr geschätzt.
5. Die medizinischen Abläufe sind je nach Einrichtung verschieden. Kommunikation darüber ist sehr bedeutsam und beugt Missverständnissen und Ängsten vor. Bei schweren Erkrankungen wünschen sich Angehörige von Betroffenen die aufrichtige Beantwortung ihrer Fragen, sie möchten u. U. täglich über den Zustand informiert werden und verständliche Erklärungen erhalten.

Das Vorstellen von Person und Funktion gegenüber Angehörigen oder Betreuern sollte selbstverständlich sein, die Erklärungen zu Formalien, Abläufen und Vorgehensweisen ebenfalls. Angehörige können sich in emotionalen Extremsituationen befinden, ihnen sollten entsprechende Informationen sprachlich bzw. schriftlich klar und verständlich zur Verfügung stehen, denn Angst, Trauer oder Wut beeinträchtigen Denk- und Entscheidungsmöglichkeiten. Familienbesprechungen eignen sich, um Informationsübermittlung effektiver zu gestalten und belastende Gefühle zu klären oder zu relativieren (Janssen und Graf 2007).

Ist ein Nutzen für Angehörige und Patienten ersichtlich, ist Kooperation wahrscheinlicher, dabei ist egal, wie Anliegen von Betreuenden auf Fachkräfte der Gesundheitsfachberufe wirken. Das Einhalten folgender Regeln hilft dabei, in Gesprächskontakt zu bleiben (Kutscher und Seßler 2017, S. 54):

- Ausdruck von Ärger vermeiden – Freundlichkeit bewahren,
- Einwände und Kritik würdigen – z. B. sagen: „Das ist ein guter Aspekt",
- Einwände auf das Bedürfnis nach weiteren Informationen hin überprüfen,
- ein vermutetes Problem zur Sprache bringen.

Das Recht auf Selbstbestimmung muss respektiert werden, und letztlich bleibt die Entscheidungshoheit bei Betreuern oder Angehörigen. Scheitert der Informationsgewinn oder eine Überzeugungsarbeit, ist das kein Grund zur Frustration, gegebenenfalls sollten kollegiale Hilfe erbeten und dokumentierende Maßnahmen ergriffen werden.

Welches Gesprächsziel auch immer im Fokus ist, die nonverbale Kommunikation leistet dazu einen wesentlichen Beitrag.

2.5 Nonverbale Kommunikation berücksichtigen

Berufliche Kommunikation mit Patienten beinhaltet verbale und nonverbale Anteile. Die verbale Kommunikation umfasst das, was wir mit Worten beschreiben, und ist berufsspezifisch. Sie teilt abhängig vom Arbeitskontext das mit, was für medizinische Prozesse mit Patienten erforderlich ist. Gebärdensprache zählt ebenfalls zur verbalen Kommunikation, denn sie besteht aus definierten Elementen von Gestik, Mimik und Körperhaltung, welchen Buchstaben und Worten zugeordnet sind.

Die nonverbale Kommunikation ist Ausdruck der eigenen Persönlichkeit des Patienten und von anderen wortlos erkennbar. Sie übersendet Signale wesentlich schneller als gesprochene Worte bzw. wird schneller wahrgenommen als das gesprochene Wort.

Was umfasst nonverbale Kommunikation und welche Aspekte sind in Bezug auf die Patientenkommunikation besonders wichtig? Wesentliche, für Gesundheitsfachberufe interessante Aspekte werden zu dieser Thematik nun skizziert.

■ ■ **Bestandteile der nonverbalen Kommunikation**
Nonverbale Kommunikation ist die nichtsprachliche Kommunikation. Sie nutzt weder gesprochene Worte noch Grammatik und umfasst Mimik, Gestik und Körperhaltung. Körperliche Nähe und Distanz in Interaktionen gehören ebenfalls dazu, wobei diese kontextabhängig und nicht immer zu beeinflussen sind (z. B. Aufzug, öffentliche Verkehrsmittel). Den Hauptteil einer empfangenen Nachricht macht die nonverbale Kommunikation aus, welche sowohl Beziehungs- als auch Emotionsinformation übermittelt. Für Beobachter sind nonverbale Signale häufig besser wahrnehmbar als für den Akteur selbst.

Gesichtsausdruck, Körperhaltung und Gestik gehören zur Kinesik der nonverbalen Kommunikation, Sprachgeschwindigkeit, Lautstärke und Betonung zählen zur Paralinguistik. Distanzverhalten und Platzierung von Körper oder Körperteilen bei der Interaktion werden Proxemik genannt.

> **Nonverbale Kommunikation umfasst Körpersprache (Haltung, Blick, Mimik, Gestik, Auftreten) und Lokalisation einer Person während der Interaktion (Körperkontakt, Nähe und Distanz)**

Nonverbal wirken auch das Auftreten und die Kleidung einer Person, die Fremdwahrnehmung beeinflussen können.

Besondere Beachtung gilt der Mimik und ihrem Zusammenhang mit Emotionen.

■ **Mimik und Emotion**
Das Erkennen von Emotionen fällt in der Regel durch mimische Aktivitäten leicht. Die Forschungen zu mimischen Reaktionen durch Emotionen haben zur Erstellung des Facial Acting Coding System (FACS) geführt, das mimische Ausdrücke anhand von sichtbaren Muskelaktivitäten im Gesicht erfasst. Diese wurden in die sogenannten Action Units (AU) kodiert. Ober- und Untergesicht umfassen gemeinsam 44 AU, die nach Bewegungsrichtungen definiert sind (Ekmann 2010).

Wichtig für Verstehensprozesse mimischen Emotionsausdruckes ist die Unterscheidung der primären Emotionen Trauer, Angst, Ärger, Überraschung, Ekel und Freude, deren mimische Reaktionen an Stirn, Augenpartie und Mundregion gut zu beobachten sind (Ekmann 2010) (◼ Tab. 2.4).

Emotionen bei Patienten sind also mimisch erkennbar, dazu müssen nur die Bereiche im Gesicht bekannt sein, welche am deutlichsten reagieren:

Bei Traurigkeit ist es die Aufwärtsbewegung der Augenbraueninnenseite, bei Angst und Überraschung sind es die Augen, verstärkt durch auseinandergezogene Lider. Ekel zeigt sich am stärksten im Bereich Nase, Mund und Wangen, sehr deutlich an einer erhobenen Oberlippe, und positive Emotionen zeigen sich am deutlichsten im Bereich des Mundes mit einem Lächeln.

Es gibt weitere Gefühle, welche jedoch mimisch undeutlicher bleiben, wie Schuld, Scham, Verlegenheit und Neid. Trotzdem sind diese Emotionen bei Patienten im Umgang mit ihren Krankheits- und Gesundheitsprozessen relevant. Hier ist die Fähigkeit zur Antizipation gefragt und die genaue Wahrnehmung verbaler Äußerungen seitens Gesundheitsfachkräften.

Ergänzend zu ◼ Tab. 2.4 sind folgende Aspekte interessant:

- Trauer ist eine länger anhaltende Emotion, bei der die Wangen und der Mund nicht zwingend muskulär reagieren.
- Bei Zorn kommt es zu körperlichen Empfindungen wie Anspannung, erhöhter Herzfrequenz und beschleunigter Atmung, gegebenenfalls rötet sich das Gesicht.
- Überraschung und Angst unterscheiden sich mimisch durch die Augenpartie. Bei Überraschung unterbleiben das Zusammenziehen der Augenbrauen und das Anspannen der Unterlider.
- Das Gehirn wird bei positiven Emotionen bzw. beim Lächeln dort angesprochen, wo auch spontane Freude aktiviert wird. Können Menschen über kürzlich Verstorbene mit einem

☑ **Tab. 2.4**	Emotionen und mimische Reaktionen				
	Trauer oder Verzweiflung	**Ärger oder Zorn**	**Überraschung oder Angst**	**Ekel oder Verachtung**	**Positive Emotionen**
Augen-partie	Aufwärtsbewegung der Innenseiten der Augenbrauen, gesenkte Augenlider	Augenbrauen zusammengezogen, Innenseite Richtung Nase, Augen weit offen, Unterlider leicht angespannt	Augenbrauen und obere Lider stark angehoben und etwas zusammengezogen, Unterlider angespannt	Heruntergezogene Brauen, bei Ekel ohne zusammen gezogen zu sein	Echte Freude: Augen werden außen schmaler bzw. verändern sich von der Spannung Aufgesetzt: keine typische äußere Augenveränderung
Wangen	Leicht angehoben				
Mund/ Kinn	Mundwinkel leicht herabgezogen	Lippen flach zusammengepresst	Mund geöffnet, Lippen Richtung Ohren angespannt	Anheben der Oberlippe, Einseitige Spannung des Mundwinkels bei Verachtung, kann wie ein leichtes Lächeln wirken	Lächeln

Lächeln sprechen, verarbeiten sie die Trauer früher, und Menschen, die häufig ein echtes Lächeln zeigen, empfinden weniger Stress. Zudem haben sie ein besseres Wohlbefinden.

Die persönliche Interpretation eines mimischen Ausdrucks bei anderen Menschen sollte kritisch hinterfragt werden, und im Zweifel ist eine fragende Verbalisierung erforderlich. Zudem sind Veränderungen durch Krankheitsprozesse und kulturell bedingte Zurückhaltung möglich (z. B. im asiatischen Kulturraum).

Emotionen wirken sich auf Körperzustände aus, sie regulieren Körperspannung sowie Haltung und begründen Festhaltereaktionen an Gegenständen oder Personen.

Weitere Bestandteile nonverbaler Kommunikation zeigen sich in Körperreaktionen.

■ Körper und Emotion

Körpersprache ist Ausdruck innerer Zustände und hängt von der jeweiligen Situation ab. Eine positiv erlebte Situation löst andere Körperpositionen und Spannungszustände aus als eine negativ erlebte Situation. Die Stimme transportiert die jeweiligen Ge-

fühle, und mimische Ausdrücke von Emotionen wie Wut, Trauer, Ekel, Verachtung, Angst oder Freude haben sogar kulturübergreifende Gemeinsamkeiten.

Interesse an Gegenständen oder Personen werden mit einer Zuwendung von Blick und Körper gezeigt, die Atmung gibt ebenfalls Hinweise auf das psychische Empfinden. So sollte sie unabhängig vom Krankheitsbild beachtet werden. Tiefes Durchatmen kann ein Zeichen von Erleichterung sein, ein Seufzen wirkt häufig regulierend auf den Organismus. Hier besteht die Gefahr einer Fehlinterpretation, wenn solche Zeichen bei Patienten als negativ aufgefasst werden.

Aus dem Pflegealltag ist bekannt, dass viele weibliche Patienten Körperkontakt seitens Gesundheitsfachkräften angenehm empfinden, doch bei männlichen Patienten sollte man eher vorsichtig sein.

Nonverbale Patientenkommunikation zeigt sich auch durch die Wahl von Distanzzonen des Körpers.

■ Körperdistanz

Bei Tätigkeiten am Patienten kommen Angehörige der Medizinalfachberufe Patienten sehr nah und befinden sich in der Distanz der Intimzone.

Diese beträgt 0 bis etwa 60 cm. Sie wird zwar im Bereich der Behandlungen von anderen toleriert, doch auch körperliche Kämpfe und Sexualität spielen sich in diesem Distanzbereich ab, was zu unvorhersehbaren Reaktionen führen kann. Darüber hinaus kann ein Agieren in der intimen Zone zu Missverständnissen oder unerwünschten Sympathiebekundung einladen (▶ Abschn. 2.2).

Der sehr ruhige Therapeut Felix führt Griffe zur Entstauung von Gewebewasser des Beines an Frau Mangel durch. Als er am Oberschenkel im Bereich der Leiste nahe der Schamregion die dortigen Lymphknoten behandelt, seufzt Frau Mangel erfreut und bittet Felix, doch dort mit seinen Händen noch länger zu behandeln. Das fühle sich so wunderbar an und ihr werde schon ganz warm. Sie zahle auch gerne einen Zusatzpreis.

Die nonverbal getätigte, für Felix jedoch selbstverständlich erscheinende Behandlung ist für Frau Mangel eine Einladung. Auch andere körperliche Reaktionen werden u. U. nonverbal oder durch nonverbales Agieren in der intimen Distanzzone ausgelöst, woraus schwierige Situationen entstehen können.

Weitere, weniger missverständliche Distanzzonen sind die persönliche (60 bis 130 cm), die soziale (130 bis 230 cm) und die öffentliche Zone (ab 400 cm).

Mit welchem Abstand sich medizinisches Personal und Patienten auch wohlfühlen, es lohnt, sich als professionell tätige Gesundheitsfachkraft die Zonen zu verdeutlichen.

Eine spezielle Funktion nonverbaler Kommunikation zeigt sich auf sprachlicher Ebene während der Ausdrucks- und Appellfunktion. So werden Emotionen und Wünsche gerne implizit und nonverbal ausgedrückt, worauf im Folgenden eingegangen wird.

▪▪ Funktion der nonverbalen Kommunikation
Die Funktionen nonverbaler Kommunikation lassen sich wie folgt zusammenfassen:
- Ausdruck von Gefühlen,
- Mitteilung von Einstellungen zu anderen,
- Mitteilung über die eigene Persönlichkeit,
- Unterstützung, Klärung und Anpassung der verbalen Kommunikation,
- Gemeinschaftsbindung,
- kontextbedingte Normen
- sowie Einflussnahme auf den Interaktionspartner.

Nonverbale Kommunikation ist abhängig von Geschlecht, Situation sowie Kultur und kann Missverständnisse verursachen. Sie sollte im Gesamtkontext der Interaktion gesehen werden und unterliegt bestimmten Einflussfaktoren.

▪▪ Einflussfaktoren auf nonverbale Kommunikation
Wesentliche Einflüsse auf nonverbale Kommunikation sind die innere Einstellung und die Gefühlslage. Wird eine Person wahrgenommen, entscheidet das Gehirn sehr schnell, wie sie oder er auf die eigene Person wirkt. So kommt es zur Zuschreibung von Eigenschaften, die mit Erfahrungen verknüpft und mit Bewertungen versehen werden.

Die nonverbale Kommunikation spielt in der Interaktion oft eine unbewusste Rolle und es ist wichtig, die eigene Körpersprache gut zu kennen. Im Umgang mit Patienten muss deren Körpersprache angemessen gedeutet und in die Kommunikation mit einbezogen werden.

Hierbei ist auch das Wissen um kulturelle Unterschiede bei Patienten hilfreich.

▪ Kulturelle Unterschiede
Gerade interkulturell kann es bei Themen wie Berührung, Gesichtsausdruck, Gestik, Kleidung und Geruch zu unterschiedlichen Wertungen kommen (◻ Tab. 2.5). In arabischen Ländern hat der Geruch übrigens eine starke Gewichtung.

Ein sehr bekannter Anteil der kulturspezifischen nonverbalen Kommunikation ist die Proxemik – der körperliche Abstand. Für einige Kulturen

◻ **Tab. 2.5** Beispiele für kulturelle Wertigkeit nonverbaler Kommunikation (in Anlehnung an Payer 2000)

	Hohe Wichtigkeit	Geringe Wichtigkeit oder Missbilligung
Gesichtsausdruck	Italien	Asien
Gestik	Italien, arabische Länder	Asien
Berührung	Teile von Afrika, Südamerika, südliches Europa	Indien, Südostasien, China

ist ein dichter Körperabstand selbstverständlich und angenehm, andere Kulturen empfinden einen gewissen Abstand als angemessen und normal. Sie weichen zurück, wenn ein Unbekannter ihnen sehr nahe kommt. Körperkontakt wird in unterschiedlichen Kulturkreisen zudem anders bewertet, dazu zählt auch der gleichgeschlechtliche Körperkontakt.

Ein ernster Tonfall oder Gesichtsausdruck kann als distanziert oder unfreundlich, bisweilen auch aggressiv empfunden werden. Nonverbal wechselnde oder ausdrucksstarke die Kinesik betreffenden Anteile können in einigen Kulturen irritierend wirken. Besonders sensibel sollte mit typischen Gesten über Hände und Finger umgegangen werden. Gehören diese zum eigenen Kommunikationsmuster und sind kulturell verständlich, können sie genutzt werden, doch stellen einige Gesten geringschätzende oder im Gesundheitsfachberuf unangemessene Bedeutungen dar (► Abschn. 2.2). Dies führt dann gegebenenfalls zu Missverständnissen oder schwierigen Situationen.

Beim Blickkontakt haben die Dauer und der Fokus interkulturell eine ganz unterschiedliche Bedeutung. Wegblicken kann Verlegenheit, Desinteresse, aber auch Respekt bedeuten. Seinem Interaktionspartner nur in die Augen zu schauen, ist nicht in jeder Kultur selbstverständlich.

Generell sollte von einer selektiven Interpretation einzelner Kommunikationsbestandteile abgesehen werden. Medizinisches Personal in interkulturellen Arbeitskontexten sollte weitergebildet und informiert sein, denn so werden die Mitarbeiter den Anforderungen professioneller, kulturspezifischer und nonverbaler Kommunikation gerecht.

Die Wahrnehmung und Interpretation nonverbaler Kommunikation wird auch von der eigenen Biografie beeinflusst. Diese hat zudem Einfluss auf die subjektive Perspektive und die persönlichen Theorien als Patient, welche Themen des nächsten Kapitels ist.

2.6 Patientenperspektive und subjektive Theorien integrieren

Die individuelle Biographie und eigene Erfahrungen prägen unsere Sicht auf alltägliche Dinge und formen unser Bild der Wirklichkeit. Sie beeinflussen zudem alles, was wir tun. Dazu gehört unter anderem die eigene Vorstellung von Krankheit oder Gesundheit und was wir zum Thema Krankheit wissen.

Patientenperspektive und subjektive Parameter sind bereits in der Erhebung und Interpretation von Patientendaten wichtig, doch muss eine patientenzentrierte Sichtweise kommunikativ umgesetzt werden, damit Patienten auch vertrauensvoll kooperieren.

Warum ist dabei die WHO beteiligt? Und weshalb spielen Aspekte der Kundenorientierung und das Rollenverständnis mit der Gewichtung subjektiver Bedürfnisse eine Rolle? Darum geht es in diesem Abschnitt.

- **Internationale Klassifikation der Funktionsfähigkeit, Behinderung und Gesundheit (ICF)**

Die heutige Sichtweise auf Gesundheit und Krankheit schließt die Patientenperspektive mit ein, denn ein Gesundheitsproblem zeigt sich ganz individuell in Aktivität und Teilhabe des Patienten. Krankheitsbezogene Merkmale sind dabei subjektive Umweltfaktoren und personenbezogene Faktoren von Patienten. Mit den sogenannten Umweltfaktoren sind Aspekte gemeint, welche sich aus der den Patienten umgebenden Welt ergeben. Dies sind z. B. Mobilität und Infrastruktur. Personenbezogene Faktoren umfassen Aspekte, die sich auf die Lebenshintergründe, Lebensführung oder subjektive Eigenschaften des Individuums beziehen. Beispiele dafür sind das eigene Geschlecht, die Bildungsschicht sowie eigene Ernährungsgewohnheiten und Einstellungen.

Die WHO hat hierzu die Internationale Klassifikation der Funktionsfähigkeit, Behinderung und Gesundheit (ICF) definiert. Dabei handelt es sich um eine biopsychosoziale Sichtweise auf das Gesundheitsproblem bzw. die Gesundheitsstörung oder Krankheit. So werden subjektive Theorien und die Sicht des Patienten auf seine Problematik berücksichtigt, denn diese beeinflussen sein Verhalten und werden deswegen erhoben. Der Einbezug individuell erlebter Gesundheitsbeeinträchtigung soll damit zu einer patientenzentrierten Sichtweise auf persönliche Auswirkungen führen.

Kommunikativ gibt es für medizinisches Personal hierbei die Möglichkeit, verschiedene Fragen an Betroffene zu stellen, welche sich auf das persönliche Umfeld, Aktivitäten und Möglichkeiten der gesellschaftlichen Teilhabe beziehen. Ebenso ist es möglich, durch Beobachtung des Umfeldes von Patienten gezielte kontextuelle Fragen zu stellen, Beispiele dazu finden sich in ◘ Tab. 2.6.

◘ Tab. 2.6 Beispiele für ICF-bezogene Fragen (in Anlehnung an BAR (2008) – ICF-Leitfaden)

ICF-Bestandteil	Beispiel
Person und Lebensumfeld	Was tun Sie gerne? Was taten Sie gerne, bevor die Situation so war, wie sie jetzt ist? Was bedeutet Ihnen besonders viel?
Teilhabe und Aktivität	Was wollen Sie gerne wieder tun? Wie wichtig ist Ihnen …? Welche gesellschaftlichen und kulturellen Dinge wollen Sie wieder in Anspruch nehmen?
Funktion	Wie geht es jetzt mit …? Welche Tätigkeit macht …? Welche Bewegung ist …? Wann und wodurch kommt …?
Umweltbezogene Faktoren	Wie wohnen Sie? Benötigen Sie Hilfsmittel? Haben Sie Unterstützung von …? Wie nah ist …?
Personenbezogene Faktoren	Wie geht es Ihnen mit dieser Funktionsstörung? Welche Ressourcen sehen Sie bei sich? Welche Eigenschaften Ihrer Person helfen Ihnen, damit zurecht zu kommen?

Die Sichtweise subjektiver biopsychosozialer Prozesse werden in verschiedenen kurativen und rehabilitativen Einrichtungen berücksichtigt. Medizinische Einrichtungen unterliegen stetigen marktbeeinflussenden Faktoren und versuchen durch viele Angebote, Patienten als Kunden eigener medizinischer Leistungen zu gewinnen. Aus diesem Grunde hat sich die Sichtweise von Unternehmen auf Patienten gewandelt.

■ **Patientenorientierung ist heute Kundenorientierung**

Patientenorientierung kann inzwischen weitestgehend mit Kundenorientierung gleichgesetzt werden, und es bietet sich inzwischen ein breiter Markt an Versorgern. Durch Entscheidungsmöglichkeiten bei der Wahl von medizinischen Einrichtungen und Optionen fühlen sich Patienten als Kunden. Sie buchen Leistungen dazu oder integrieren Gesundheitskosten in die Nutzung von Fitnessangeboten, woraus sich Ansprüche, Erwartungen und weitere subjektive Theorien ergeben.

❯ Patientenorientierung bedeutet, dass Patienten mit ihren Bedürfnissen, Erwartungen, Wünschen und Zielen Berücksichtigung finden. Sie gilt als Qualitätsmerkmal von Leistungserbringung (Quernheim 2010).

Ob Angehörige der Gesundheitsfachberufe Patientenorientierung verwirklichen, erkennt man an ihren Kommunikationsmustern. Diese sind Ausdruck ihrer inneren Haltung in Bezug auf ihr berufliches Selbstverständnis. Stellen Gesundheitsfachberufler den Patienten als Adressat medizinischen Handelns in den Mittelpunkt, gelingt Patientenorientierung. Diese integriert die Berücksichtigung der Patientenperspektive und subjektive Theorien zu Gesundheit, Krankheit und Lebensqualität. Informationen zu Erwartungen, Wünschen und Bedürfnissen des Patienten werden somit erkannt, Missverständnissen wird vorgebeugt und mangelnde Compliance verhindert.

Der einzelne Patient ist für medizinisches Personal einer unter vielen Kunden, doch es gilt das Prinzip des Universalismus. Dieses Prinzip wurde bereits in den 1960er-Jahren in Bezug auf die Arztrolle definiert und sagt aus, dass es Verpflichtungen gegenüber jedem Patienten gibt, unter anderem die uneingeschränkte Verpflichtung der medizinischen Hilfsbereitschaft. Und zwar für alle gleichermaßen, unabhängig von Geschlecht sowie unabhängig von ethnischer oder sozialer Herkunft. Diese Erwartung hat die Gesellschaft ganz generell an jedes medizinische Personal.

Abhängig von den kontextuellen Bedingungen entstehen so mehr oder weniger Wünsche und

Selbstverständlichkeiten und sind der Einstellung von Kunden in anderen Dienstleistungssektoren ähnlich. Mit der Ausnahme, dass es sich bei der Gesundheit um das subjektiv höchste Gut handelt.

Das Einnehmen einer Patientenrolle bedeutet zudem persönliche Einschnitte bei der Lebensqualität. In dieser Rolle müssen zudem soziale Bindungen eingegangen werden, die nicht oder nur bedingt wählbar sind.

- **Patientenrolle und Bedürfnisse**

Für Patienten bedeutet jeder Kontakt mit Angehörigen von Gesundheitsfachberufen ein individuell-kontextabhängiges Erlebnis. Ihre Lebenswelt ist in dem Moment fokussiert auf körperlich-psychische Beeinträchtigung und die Interaktion mit „Experten". Sie wollen individuell angemessen und erwartungsgemäß behandelt werden, „behandelt" in jeglicher Hinsicht.

Jeder Kranke unterliegt Rollenerwartungen, welche gesellschaftlich geprägt sind und deren Einflüsse das private und berufliche Leben umfasst. Je nach Umgang des Patienten mit seiner Gesundheitsstörung schreiben in Gesundheitsfachberufen Tätige den Patienten Fähigkeiten und Verhaltenserwartungen zu, und diese Rollenzuschreibung hängt mit der Erfahrung von Gesundheitsfachberuflern in Bezug auf ihre „Kunden" zusammen.

Eine der selbstverständlichen Erwartungen an Patienten ist die Verpflichtung zur Kooperation, die „Compliance" genannt wird und meint, dass Patienten oder ihre Angehörigen die Bereitschaft und Fähigkeit mitbringen, sich an den medizinischen Rat und die Verordnungen zu halten. Allerdings ist bekannt, dass sich mehr als ein Drittel der Patienten alleine in Bezug auf Medikamenteneinnahme nicht kooperativ verhält. Diese „Non-Compliance" hat ihren Grund in den subjektiven Theorien und Erfahrungen. In der Langzeitbehandlung von chronisch kranken Patienten liegt das Ausmaß der Non-Compliance sogar noch höher.

Menschen sind soziale Wesen, sie brauchen Gemeinschaft und Kommunikation, um sich zu entwickeln, ebenso wie Nahrungsaufnahme und Sexualität. Dies erklärt Verhaltensweisen von Patienten, welche sich unangemessen oder vielleicht anzüglich gegenüber medizinischem Personal verhalten (▶ Abschn. 2.2).

Soziale Bedürfnisse erklären, warum einige Patienten überdurchschnittlich und ausgeprägt kommunizieren, Einsamkeit fördert nachweislich Krankheit. So ist bekannt, dass ältere Männer, die alleine leben, leichter zu Krankheiten neigen, sie ziehen sich eher zurück als weibliche Alleinlebende.

Auch andere Bedürfnisse haben Einfluss auf medizinische Prozesse. Zwei wichtige Bedürfnisse sind Schmerzfreiheit und die Anerkennung der eigenen Person. Beide beeinflussen die subjektive Patientenrolle. Ältere Menschen fühlen sich häufig schlecht akzeptiert und gesellschaftlich ausgegrenzt, und ist das bei Patienten der Fall, ist ein schwieriges oder forderndes Verhalten dieser Personen nachvollziehbar.

Das Bedürfnis nach Autonomie und Kompetenz besteht bereits seit frühester Kindheit, so entsteht auch im Erwachsenenalter ein Verlangen nach Wahlfreiheit, was medizinische Interventionen an der eigenen Person betrifft. Das Verlangen nach Kompetenz ist bereits Kleinkindern zu eigen, denn sie möchten Dinge selbst schaffen, und das Erreichen eines Ziels stellt sie zufrieden.

Erfüllte und unerfüllte Bedürfnisse lösen Gefühle aus, welche Patientenperspektiven und subjektive Theorien beeinflussen. Diese subjektiven Theorien haben großes Potenzial zu Non-Compliance oder Widerständen, und aus diesem Grunde ist es hilfreich, Bedürfnisgruppen und ihre Bestandteile zu kennen. Sind Bedürfnisse unerfüllt, entstehen nach einer gewissen, individuell abhängigen Zeit unangenehme Gefühle. Sie weisen als „Bedürfniszeiger" auf ein inneres Ungleichgewicht hin (◘ Tab. 2.7).

Die aufgeführten Gefühlszustände sind eine von vielen Möglichkeiten, die von den individuellen Begebenheiten abhängen und haben mit der persönlichen Gewichtung von Bedürfnissen zu tun. Jeder der aufgezählten Zustände kann unabhängig vom jeweiligen Bestandteil der Bedürfnisgruppe auftreten.

Einen weiteren Einfluss auf das Befinden von Patienten haben ihre Überzeugungen und Glaubenssätze, was ein Grund dafür ist, dass Patienten sich u. U. Ursachen von Symptomen und Krankheiten selbst konstruieren, oft durch unzureichende Erklärungen für Erlebnisse, Krankheiten oder Ängste, welche auch biographisch durch die Überzeugung von Bezugspersonen entstehen.

Gesundheitsfachkräfte sind oft sensibilisiert, Überzeugungen und Glaubenssätze bei Patienten oder ihren Angehörigen erkennen zu können. Sie hören diese heraus und ziehen daraus

◘ Tab. 2.7 Gefühlsauslösende Bedürfnisse

Bedürfnisgruppe	Bestandteile	Gefühlszustände bei Nichterfüllung
Sicherheit	Ordnung Struktur Verlässlichkeit Unterstützung Fairness Gleichberechtigung	Angst Aggression Sorgen Traurigkeit Unzufriedenheit Aufregung
Erholung und Wohlbefinden	Ruhe Entspannung Gesundheit Leichtigkeit	Aggression Unzufriedenheit Sorgen Traurigkeit Wut
Körperlich	Nahrung Wärme Berührung Lebendigkeit Stärke/Kraft	Angst Aggression Traurigkeit Unzufriedenheit
Kreativität und Entwicklung	Ausprobieren Bildung/Lernen Entdeckung Inspiration Spontaneität Veränderung Wachstum	Unzufriedenheit Traurigkeit Sorgen Angst
Autonomie	Freiheit Wahlfreiheit Raum/Platz Selbstständigkeit Unabhängigkeit Wirksamkeit	Aggression Unzufriedenheit Wut Traurigkeit Angst
Sinn des Seins	Begeisterung Herausforderung Zukunft Ganzheitlichkeit Stimmigkeit	Unzufriedenheit Sorgen Traurigkeit Wut Angst

Rückschlüsse. Ein Patient mit der Überzeugung: „Diese Therapie hilft eh nicht mehr", kann dann ein anderes Vorgehen erfordern als ein Patient mit dem Glaubenssatz: „Irgendwas geht immer – ich muss nur wissen, was".

Die Integration von Bedürfnissen in die Kommunikation birgt die Chance, Akzeptanz und Wertschätzung zu zeigen, hierbei ist für in Gesundheitsfachberufen Tätige eine innere Haltung der Akzeptanz wichtig. Die Herausforderungen dabei bedingen sich durch zwei Aspekte der Interaktion: einmal die Reaktion des Patienten auf die Ausgestaltung der beruflichen Rolle von Gesundheitsfachkräften und zum anderen die innerpersonale Reaktionen der Gesundheitsfachkräfte auf die Perspektiven und subjektiven Theorien des Patienten. Gelingende Kommunikation setzt ein Annehmen beider Bedingungsfaktoren voraus.

■ **Akzeptanz als Schlüssel zur Integration der Patientenperspektive und subjektiver Theorien**

Eine Reaktion des Patienten ist aus seiner Sicht immer plausibel, denn sie begründet sich entweder in der Erfahrung mit seiner Patientenrolle oder aus aktuell unerfüllten Bedürfnissen. Das bedeutet, dass medizinisches Personal zunächst diesen Zustand akzeptieren muss, was gelingt, wenn das

Wissen um die genannten Gründe genutzt wird. Die Technik der Bezugnahme auf einzelne Sprachfunktionen hilft dabei (▶ Abschn. 1.4). Die aktuelle Wirklichkeit des Patienten drückt sich auf der Ausdrucks- und Appellfunktion aus. Wird also nun auf die vermutete Emotion oder einen wahrgenommenen Wunsch Bezug genommen, fühlt der Patient sich verstanden. Gesundheitsfachpersonal muss dazu jedoch keine Stellung beziehen.

Wie gelingt es aber, diesen Schlüssel der Akzeptanz zu nutzen? Die folgende innere Metakommunikation mit sich selbst hilft, Akzeptanz aufzubringen:

» *Aha. Das ist jetzt eine unerwartete Situation. Diese hat mit meiner beruflichen Rolle und jetzigen Situation zu tun und ist die Sichtweise des Patienten. Meine Perspektive auf die Sache ist eine andere, doch die Sichtweise des Patienten hat Gründe. Diese sind mir im Moment unbekannt, also was geht gerade in ihm vor? Was ist sein unerfülltes Bedürfnis? Was wünscht er sich?*

Eine sofortige kommunikative Reaktion erwartet keiner, deswegen sollte erst einmal durchgeatmet werden. Lachen, aggressive Antworten oder eine wortlose Flucht werden erfolglos sein und untergraben die eigene Kompetenz. Braucht es sofortige Distanz, sollte das kommuniziert werden. Starke Emotionen von Patienten müssen primär zumindest verbal Raum bekommen, und erst dann sind Patienten wieder in der Lage, Informationen aufzunehmen.

Realitäten lassen sich schwer wegdiskutieren, fühlt der Patient sich allerdings zunächst verstanden, so besteht anschließend die Möglichkeit, die eigene Sichtweise darzulegen, oder kontextuell gültige Bedingungen können erläutert werden. Persönliche Abgrenzung in Bezug auf den Patienten darf kommunikativ ausgedrückt werden, diese muss jedoch angemessen und im Sinne der Arbeitsanforderungen sein.

Neigen Patienten zu körperlicher Aggression, braucht es präventive bzw. sofortige Unterstützung zum Schutz der eigenen Person. Dabei kommen in der Regel festgelegte Aspekte unternehmerischer Prozesse zum Tragen, und eine regelmäßige Schulung der Mitarbeiter muss daher auch diesbezüglich erfolgen.

Ist ein plötzlich verwirrtes Verhalten von Patienten zu erkennen, braucht es medizinische Abklärung der Situation von Körperstrukturen und Körperfunktionen, deren Störungen ebenfalls zu einer unerwarteten Verwirrtheit führen können.

Den thematischen Abschluss dieses 2. Kapitels bildet das Thema Entscheidungsfindung. Häufig unterstützen Angehörige von Gesundheitsfachberufen bewusst oder unbewusst Patientenentscheidungen. Dazu erfordert es Kompetenzen, die geschult sein sollten.

2.7 Entscheidungsfindung ermöglichen

Personal in Gesundheitsfachberufen unterstützt in seiner beruflichen Rolle Angehörige in medizinisch-therapeutischen Prozessen und berät Betroffene sowie Angehörige. Zudem sorgt es für Aufklärung in Bezug auf medizinische Abläufe und Selbstmanagement. Entscheidungsprozesse werden ebenfalls durch die Kommunikation im Gesundheitsfachberuf ermöglicht, und Reflexion wird angeregt, indem die richtigen Fragen gestellt werden (▶ Abschn. 2.3). So wird Entscheidungsfindung unterstützt, und um dies zu leisten, ist eine hohe Fachkompetenz erforderlich. Berufs- und Lebenserfahrung helfen dabei, dennoch sind Fähigkeiten zur Antizipation und Empathie gefordert.

Welche Kommunikationsleistungen sind nun für diese Thematik beeinflussend? Das zeigen die folgenden Inhalte zu Beratung und emotionaler Unterstützung.

■ Bedingungen für Beratungsgespräche
Beratungsgespräche sind kommunikative Prozesse mit definierten Phasen und sollen zielführend oder klärend sein. Beratung bedeutet, situative Kommunikationskompetenz aufzubringen, dazu werden die richtigen Worte, eine klare Grammatik und eine hohe Präsenz des Beratenden benötigt. Dieser stellt seine Ideen und Meinungen in den Hintergrund und fokussiert sich auf den Gesprächspartner. Beides geschieht mit nonverbaler Kommunikation (▶ Abschn. 2.5) und aktivem Zuhören (▶ Abschn. 2.3). Die sprachlichen Bedingungen gelingender Kommunikation runden diese Kompetenz ab (▶ Abschn. 1.4).

Kommunikationsprozesse sind wirksam, erinnernswert und nachhaltig, wenn sie stimmig sind, die Verbindung verbaler Zeichen mit paraverbalen und nonverbalen Signalen muss passgenau sein. Die verbale Kommunikation macht im Perzeptionsprozess des Hörenden lediglich 7 % aus, paraverbale Anteile betragen 38 % und nonverbale 55 %. Kommt es zu widersprüchlichen Signalen zwischen verbaler und nonverbaler Kommunikation, führt dies zu Wahrnehmungshindernissen, das aufnehmende Gehirn ist dann mit dem Versuch beschäftigt, lediglich den Sinn zu erschließen. So können Informationen nur unvollständig aufgenommen und verstanden werden, was im Beratungsgespräch hinderlich ist.

Beratungsgespräche sind angebracht, wenn es um folgende Anliegen geht (Langfeldt-Nagel 2011, S. 144–145):

- Probleme zu klären,
- emotionale Unterstützung zu geben,
- Entscheidungsfindung und Alternativen zu erörtern.

Gespräche mit diesen Zielen benötigen eine spezielle Gesprächsführung, um hilfreich zu sein.

■ **Beratungsgespräche kommunikativ verwirklichen**

Um Probleme zu klären, erfordert es unterstützende Gesprächsführung vonseiten der Gesundheitsfachkraft. Ein beratendes Gespräch wird mit vier Phasen beschrieben, die von Gesundheitsfachberufen moderierend berücksichtigt werden sollten (Büttner und Quindel 2013, S. 91):

1. Klärung der Thematik,
2. Beschreibung des Problems oder der Fragestellung und Formulierung eines Ziels,
3. Lösung finden,
4. Reflexion der gefundenen Möglichkeiten.

Oft bestehen seitens der Patienten und Angehörigen zunächst diffuse und komplexe Belastungen, diese fließen dann in die Grundproblematik ein. Hier helfen zunächst klärende Fragen zur Zieldefinition der Problemlage, z. B.:

- „Was ist es genau, was Sie möchten?"
- „Was genau möchten Sie erreichen?"
- „Was zeichnet das Problem aus? Können Sie diesem einen Namen geben?"
- „Wie soll es sein, wenn das Problem gelöst ist?"

Der das Problem verursachende Konflikt kann so herausgearbeitet werden, förderlich dabei ist das Einsetzen bezugnehmender Gesprächstechniken

(▶ Abschn. 1.4). Der Bezug auf die Sprachfunktion des Appells beispielsweise ermöglicht das Erfragen und Verbalisieren von Wünschen. Folgendes Beispiel verdeutlicht dies:

Eine stationär liegende geriatrische Patientin ohne Angehörige möchte nach ihrer Verletzung unbedingt wieder nach Hause. Sie lebt jedoch alleine und ist nun auf pflegerische Hilfe angewiesen. Aus diesem Grund soll sie in eine Pflegeeinrichtung. Sie formuliert ihre Sorgen und wägt monologisierend ab. Die Gesundheitsfachkraft entgegnet mit der Gesprächstechnik *Verbalisieren von Wünschen*: „Der Arzt hat Ihnen empfohlen, in eine Pflegeeinrichtung zu gehen. Doch Sie wünschen sich weiter zu Hause zu leben, und nun wissen Sie nicht, was Sie tun sollen."

Die Patientin fühlt sich durch diese Bezugnahme emotional verstanden, gleichzeitig sichert die Gesundheitsfachkraft ihr eigenes Verstehen. Bezugnahme gibt also Raum für weitere Exploration der Ratsuchenden, und Klärung wird gefördert. Weitere erfolgreiche kommunikative Techniken dabei sind hypothetische oder präzisierende Fragen (▶ Abschn. 2.3).

Entscheidungsfindung kann erschwert sein, wenn emotionale Unterstützung fehlt. Sie zu geben erfordert zwar kein Beratungsgespräch, doch Gesprächstechniken, die akzeptierend und wertschätzend sind.

■ **Emotional unterstützen**

Sind Patienten oder ihre Angehörigen in Belastungssituationen, erfordert dies unter Umständen emotionale Unterstützung, so können Vorkommnisse von Betroffenen akzeptiert oder Entscheidungen erleichtert werden. Klärung gelingt, wenn Akzeptanz und Wertschätzung von Gesundheitsfachkräften bewusst verbalisiert werden, was mit aktivem Zuhören, mitfühlender Mimik und bezugnehmenden Gesprächstechniken in stimmigem Tonfall geschieht. Belastungen stellen beispielsweise teilhabeorientierte und umweltbezogene Faktoren dar, welche sich aufgrund der Gesundheitsstörung ergeben. Alltagsverrichtungen, Mobilität und soziale Kontakte sind dann nur eingeschränkt oder gar nicht möglich, und dies führt zur emotionalen Belastung wie Trauer, Angst oder Wut. Das folgende Beispiel skizziert eine mögliche Situation.

Ein Patient ist ab sofort auf ein mobilisierendes Hilfsmittel (Rollstuhl) angewiesen. Er beschreibt gegenüber der zuständigen Gesundheitsfachkraft seine Schreckensszenarien, und diese drücken seine Angst in Bezug auf eine befürchtete Isolation aus. Er ist frustriert, da er sich mit Rollstuhl inkompetent und abhängig fühlt. Die Alternative ist ein langer, privat finanzierter Weg zur Gehfähigkeit mit Hilfsmitteln. Kopfschüttelnd und seufzend wägt er ab. Die Gesundheitsfachkraft setzt sich zu dem Patienten, reagiert einfühlend mit einem verständnisvollen Kopfnicken und entgegnet: „Die Vorstellung, jetzt auf den Rollstuhl angewiesen zu sein, macht Ihnen Sorgen, und Sie haben Angst, nicht mehr dabei sein zu können. Andererseits ist da das große persönliche und finanzielle Investment, wenn Sie den Rollstuhl ablehnen."

Das Aufgreifen der Ängste und des Dilemmas des Patienten durch die Gesundheitsfachkraft zeigt Verständnis. Fühlt der Patient sich verstanden, ist ein erster Schritt zur emotionalen Unterstützung getan, und indem die Gesundheitsfachkraft das Gefühl des Patienten verbal ausdrückt, spürt er Verständnis. Er kann sich öffnen und teilt seine Sorgen mit. So wie oft umfasst auch hier das Anliegen des Ratsuchenden eine Mischung von Informationsbedürfnis und Gefühlen.

Es ist wichtig, die Thematik zunächst herauszufiltern und so eine Struktur zu bilden, dabei bieten konkretisierende Fragen Hilfestellung und Fokus auf das Hauptthema. Hinter dem Anliegen verbergen sich verdeckte Wünsche, Emotionen oder unausgesprochene Erwartungen. Diese sollten von Gesundheitsfachkräften herausgehört werden.

Eine Problembeschreibung kann unterstützend flankiert werden mit folgenden Fragen:
- „Worum geht es genau?"
- „Wer genau ist beteiligt?"
- „Wann und wie kommt das Problem zum Vorschein?"
- „Wie sind die Reaktionen?"

Daraus ergeben sich Argumente, die eine Zielformulierung ermöglichen, und es lassen sich anschließend Lösungen durch Sammeln von Ideen, positive Umformulierung oder hypothetische Fragen skizzieren. So wird reflektiert und gewichtet, der Ratsuchende setzt sich mit eventuellen Vor- und Nachteilen einer favorisierten Lösung bewusst auseinander.

Um emotionale Unterstützungsmöglichkeiten verbal einsetzen zu können, sind folgende Beispiele hilfreich:

1. Eine Ideensammlung erweitert persönliche Möglichkeiten, was sprachlich wie folgt angebahnt werden kann: „Lassen Sie uns mal alle Vorteile sammeln, die Ihnen einfallen."
2. Das positive Umformulieren versucht, negative Auswirkungen positiv zu sehen. Anhand des oben beschriebenen Beispiels wären das:
   - „Sie haben Sorge, nicht mehr dabei sein zu können. Wäre es denkbar, dass es auch vorteilhaft sein könnte, wenn Ihre Bekannten dafür öfters zu Ihnen kommen oder Sie mit dem Rollstuhl unterwegs unterstützen?"
   - „Das finanzielle Investment schreckt Sie ab. Vielleicht hilft die Sichtweise, dass Sie Ihre finanziellen Ressourcen so bewusst für sich selbst einsetzen, um sich die Unabhängigkeit von einem Rollstuhl zu gönnen?"
   - „Der Rollstuhl ist ein Hinderungsgrund. Wäre er auch eine Unterstützung, um weite Strecken angstfrei zu bewältigen?"
3. Hypothetische Fragen versuchen, Eventualitäten zu benennen und diese aus einer anderen Perspektive zu sehen. Beispiele könnten sein:
   - „Mal angenommen, Sie würden den Rollstuhl akzeptieren. Was wären Vorteile?"
   - „Wenn Sie sich vorstellen, welche Alternativen Sie haben – was wäre dann sinnvoll daran?"
   - „Falls Sie das finanzielle Investment tätigen – was wären Nachteile?"

Emotional zu unterstützen bedeutet also nicht, konkrete Lösungen und eigene Ideen für den Patienten anzubieten. Fragend und annehmend werden stattdessen Möglichkeiten und Konsequenzen seiner Ideen und Lösungen erschlossen. Ein wesentlicher und zu beachtender Punkt dabei ist die Vermeidung von Wörtern, die Reaktanz (inneren Widerstand) auslösen. Dazu zählen (Reibnitz 2016, S. 45):
- „müssen",
- „sollen",
- „unbedingt",
- „sofort".

Diese Wörter sollten generell in der professionellen Gesprächsführung nur mit Bedacht gewählt werden. In einer patientenzentrierten Kommunikation können sie in bestimmten Situationen strategisch hilfreich sein, bei unüberlegter Nutzung ergeben sich aus ihnen jedoch schwierige Situationen. In einem professionellen Beratungsgespräch sind sie in jedem Falle unangebracht, denn sie geben keinen Raum für Möglichkeiten, wirken autoritär und lösen Stress aus.

Kommunikation mit Patienten zeigt auch hier, dass zufriedenstellende Interaktion professionell gestaltet werden muss.

Erfolg privater Kommunikation ist kein Garant für das Gelingen beruflicher Kommunikation. Diese sollte reflektiert, geübt und hinsichtlich jeder Patientenklientel professionalisiert werden. Mit dem folgenden Abschnitt stehen entsprechende Selbstreflexionen und Übungen zur Verfügung und sie laden ein, die eigene Kommunikation mit Patienten zu optimieren.

2.8 Selbstreflexion und Übungen

■ ► **Abschn. 2.1 Verständnis und Empathie sichern**

A. **Empathie bewusst machen**
  1) Reflektieren Sie zu Ihrer eigenen Person:
     - Was macht mich einfühlend?
     - Woran merkt ein guter Freund, dass ich einfühlend bin?
     - Woran merkt ein Mensch, dass ich ihm gegenüber keine Einfühlung habe?
     - Was brauche ich, um Patienten gegenüber einfühlend sein zu können?
     - Wann fällt es schwer, Patienten gegenüber einfühlend sein zu können?
     - Wann fällt es leichter, Patienten gegenüber einfühlend sein zu können?
     - Machen Sie sich auf einem Blatt Papier Notizen dazu.

  2) Sammeln Sie innere Zustände, die Ihnen erschweren, empathisch zu sein.

  3) Sammeln Sie innere Zustände, die es Ihnen erleichtern, empathisch zu sein.

  4) Notieren Sie sich Strategien, die Ihnen trotz schwieriger Bedingungen empathisches Verhalten ermöglichen.

B. **Grenzen der Empathie bewusst machen**
  Es ist wichtig, dass die Empathiefähigkeit keinen beruflichen Belastungsfaktor darstellt.
  1) Reflektieren Sie Ihre Möglichkeiten im Privatleben, die Ihnen den Abstand zu belastenden beruflichen Situationen ermöglichen. Wichtig ist dabei, dass Sie an gesundheitsförderliche Dinge denken. Diese sollten Sie bereits tun oder konkret vorhaben. Machen Sie sich Notizen.

  2) Machen Sie sich bewusst, warum genau diese Dinge Ihre berufliche Empathiefähigkeit ausgleichen können. Machen Sie sich Notizen.

C. **Aktives Zuhören professionalisieren**
   1) Sammeln Sie drei nonverbale Aspekte, die für Sie das aktive Zuhören von anderen Ihnen gegenüber charakterisieren.
   2) Sammeln Sie Laute und Worte, mit denen Sie aktives Zuhören ausdrücken.
   3) Wann fällt Ihnen aktives Zuhören schwer?
   4) Was tun Sie, um aktives Zuhören trotz Erschwernis zu verwirklichen?

D. **Aktives Zuhören und Ich-Botschaften**
   1) Analysieren Sie einen ihrer nächsten Tage auf verbale und nonverbale Signale aktiven Zuhörens. Wann verwenden Sie diese? Wann unterlassen Sie es?
   2) Analysieren Sie in den nächsten Tagen Ihre „Ich-Botschaften". Wann verwenden Sie diese und warum? Könnten Sie Ich-Botschaften öfter nutzen? Wann wäre das der Fall?
      Diese Übungen eignen sich auch gut für ein Zweiergespräch!

E. **Persönliche bezugnehmende Gesprächstechniken kennen**
   Benutzen Sie die in ▶ Abschn. 1.4 abgedruckte ▶ Abb. 1.11 der Sprachfunktionen für folgende Aufgabe:
   1) Sammeln oder erstellen Sie Satzanfänge in wörtlicher Rede, die zu Ihnen passen, wenn Sie bezugnehmende Gesprächstechniken nutzen wollen.

   ____

   ____

   ____

   ____

   ____

   2) Welche Gründe gibt es für das Vermeiden bezugnehmender Gesprächstechniken auf Ausdrucks- und Appellfunktion? Welche Hinderungsgründe gibt es für die mangelnde Bezugnahme auf die Appellfunktion?

   ____

   ____

   ____

   ____

   ____

   3) Suchen Sie eine konkrete Gelegenheit, um die Bezugnahme auf den Ebenen Ausdruck und Appell im Dialog einzusetzen.

   ____

   ____

   ____

F. **Den richtigen Satztyp sprechen**
   1) Sprechen Sie Ihre Gedanken, Eigenaufträge und Bewertungen einmal laut vor sich hin, wenn Sie alleine sind. Hören Sie Unterschiede zwischen den Satztypen?
   2) Achten Sie beim Zuhören eines anderen auf seine Satztypen.
      - Hört sich die Frage am Fragesatzende wirklich wie eine Frage an?
      - Wie lange sind einzelne Aussagen und Aufforderungen?
      - Erkennen Sie klare Satzstrukturen während des Zuhörens?
   3) Sammeln Sie drei Fragen, die gegenüber Patienten möglich sind. Sprechen Sie diese laut aus und achten Sie auf die Stimmlage am Ende – sind das wirklich Fragen?
   4) Sammeln Sie drei mögliche Aufforderungen gegenüber Patienten. Sprechen Sie diese laut aus. Nehmen Sie diese ggf. auf und analysieren Sie: Klingen diese höflich? Sind sie klar formuliert?
   5) Sammeln Sie drei mögliche Erklärungssätze für etwas, was Sie am Patienten tun. Sprechen Sie diese laut aus. Handelt es sich um einen Bogensatz, bei dem die Stimme am Ende nach unten geht? Denken Sie an eine kurze Pause danach?

■ ▶ **Abschn. 2.2 Herausforderungen mit Patienten**

A. **Zwei Analysen bitte**
   1) Ihr Kollege mit den Tattoos am Arm berichtet Ihnen, dass eine Patientin (85 Jahre) erschrocken darauf reagierte und sich nicht von ihm versorgen lassen will.
      - Wie erklären Sie sich dieses Verhalten vor dem Hintergrund des Gesellschaftswandels? Warum fühlt sich ein älterer Mensch dadurch unwohl?

2

2) Die junge Auszubildende auf Ihrer Station beklagt sich, dass ein älterer Patient unfreundlich auf sie reagiert hat. Sie berichtet: „Ich sagte nur zu ihm: *Moin Herr Moll, sie müssen jetzt bitte aufstehen!* Da sagt er zu mir: *Herr Dr. Moll bitte, junge Dame! Soviel Respekt muss schon sein!* Nur weil ich den Doktortitel vergessen habe oder was?"

- Wie erklären Sie sich das Verhalten von Herrn Dr. Moll in Bezug auf die Auszubildende? Was könnte darüber hinaus zu Unmut bei diesem Patienten geführt haben?

B. Vorträge über Kommunikation halten

- Stellen Sie sich vor, Sie müssten vor Angehörigen einen Vortrag zur Kommunikation mit demenziell Erkrankten halten. Sie dürfen dabei 10 Sätze mit maximal 15 Worten pro Satz sagen. Was werden Sie sagen?
- Stellen Sie sich vor, Sie sollten Kollegen drei hilfreiche Tipps für den Umgang mit pubertierenden Jugendlichen geben. Welche wären das?
- Stellen Sie sich vor, Sie sollten vor einer anderen Abteilung einen Vortrag zu Ihrem beruflichen Zeitmanagement mit hochbetagten Patienten geben. Welche Aspekte erscheinen Ihnen besonders wichtig?
- Stellen Sie sich vor, Sie sollen einen Vortrag vor Physician-Assistance-Kollegen halten. Das Thema ist: „Körperreaktionen von sprachbehinderten Patienten". Was teilen Sie mit?

C. „Schwierige" Patienten – Reflexion

- Was sind für Sie schwierige Verhaltensweisen bei anderen?

____

____

____

____

____

- Was daran empfinden Sie als schwierig?

____

____

- Welche Gründe könnten diese Personen haben, ohne dass eine Absicht dahintersteckt?

____

____

____

- Wann werden Sie „schwierig"?

____

____

____

- Woran liegt das genau?

____

____

____

- Können Sie ein anderes, neutraleres Wort für „schwierig" finden? Wie wirkt die Nutzung Ihres neuen Wortes auf Sie, wenn Sie es mehrmals laut sagen?

____

____

____

D. Sebi – das schwierige Kind

Stellen Sie sich folgende Situation vor: Sebi ist ein Junge von 8 Jahren. Er kommt aus einer bildungsfernen Schicht und ist das zweite von vier Kindern. Während er auf Sie wartet, fängt er an, an Mobiliar und medizinischen Geräten herumzuspielen. Er bleibt weder ruhig sitzen, noch wirkt er motiviert. Als Sie ihn behandeln, macht er die ganze Zeit andere Sachen. Er geht mit dem Material, was Sie verwenden, wenig sorgfältig um. Scheinbar nimmt er weder Sie noch das, was Sie mit ihm tun, ernst.

- Überlegen Sie: Wie gehen Sie mit ihm um, wenn er weiterhin von Ihnen betreut wird? Wie können Sie mit ihm kommunizieren, damit eine Kooperation klappt? Welche Maßnahmen werden Sie ergreifen, damit er mitmacht?
- Denken Sie dabei an Kommunikationsaspekte in diesem Alter und wie Sie Kooperation fördern können.

E. Es wird anzüglich

Im Folgenden finden Sie verschiedene Verhaltensweisen von Patienten. Gehen Sie immer davon aus, dass es sich um ein weibliches, männliches oder diverses Geschlecht handeln kann. Gegebenenfalls legen Sie die Beispiele auf Ihre Profession um. Ziel der Bearbeitung ist das Erkennen, Hinterfragen und der Umgang mit zweideutigen bzw. anzüglichen Verhaltensweisen oder Äußerungen.

1) Stellen Sie sich folgende Situation vor: Sie verrichten die Körperpflege an Herrn Ü. Griff. Als Sie den Unterkörper versorgen, zeigt sich eine Erregungssituation im Genitalbereich. Während Sie noch überlegen, wie Sie damit umgehen, hören Sie Herrn Ü. Griff sagen: „Oh, das regt mich direkt an. Naja, sehen Sie das einfach als Kompliment."
   - Was meinen Sie: Handelt es sich dabei um eine sexuelle Belästigung? Warum könnte das der Fall sein?
   - Wie werden Sie nonverbal reagieren? Aus welchem Grunde werden Sie das tun?
   - Wie werden Sie verbal reagieren? Aus welchem Grunde werden Sie das tun?
   - Wie gehen Sie nach Beendigung der medizinischen Handlungen bei Herrn Ü. Griff weiter vor?

2) Stellen Sie sich folgende Situation vor: Sie behandeln die Patientin A. Züglich heute das erste Mal, da Ihr Kollege, welcher sie sonst behandelt, erkrankt ist. Sie soll wegen ihrer LWS-Probleme behandelt werden. Sie beginnen mit Griffen am Rücken. Die Patientin lenkt sofort ein und sagt: „Sie müssen mich mehr am Gesäß und Richtung Oberschenkel behandeln. Auch auf der Innenseite der Oberschenkel habe ich Probleme. Meine Freundin und Ihr Kollege machen das auch immer. Das ist das einzige, was guttut."
   - Was denken Sie in so einer Situation? Warum denken Sie das?
   - Wie werden Sie damit umgehen? Würden Sie Fragen stellen? Welche wären das?
   - Wie entscheiden Sie sich in Bezug auf das weitere Vorgehen?

3) Stellen Sie sich Folgendes vor: Sie haben in der ambulanten Versorgung heute das zweite Mal Herrn B. Dürftig als Patienten.

Es ist früher Abend, und als Sie an seiner Tür klingeln, steht er nur mit einem Handtuch um die Hüften gekleidet vor Ihnen und lächelt Sie an. Er bittet Sie herein. Sie sehen, dass er verschiedene Kerzen angezündet hat. Er sagt zu Ihnen: „Hallo, wie schön Sie zu sehen! Ich habe es schon mal gemütlich gemacht. Dann können Sie gleich loslegen."
   - Was denken Sie in diesem Moment? Warum denken Sie das?
   - Wie können Sie sicher gehen, ob Sie richtig liegen?
   - Wie würden Sie reagieren, wenn es Avancen wären?

4a) Stellen Sie sich als **weibliche** Gesundheitsfachkraft vor: Während des Umgangs mit Herrn U. Möglich sucht er immer wieder Körperkontakt zu Ihnen. Einmal streift er sogar Ihre Brust.
   - Warum handelt es sich um sexuelle Übergriffigkeit?
   - Wie reagieren Sie?
   - Schreiben Sie ihre nonverbalen und verbalen Reaktionen auf, die verbalen in wörtlicher Rede.
   - Üben Sie die Reaktionen, sodass Sie neutral, aber klar wirken.

4b) Stellen Sie sich als **männliche** Gesundheitsfachkraft vor: Während des Umgangs mit Frau N. Möglich fasst sie sie immer wieder am Oberschenkel, an der Taille und am Oberkörper an. Einmal streicht Sie Ihnen wie zufällig über den Schritt.
   - Warum handelt es sich um sexuelle Übergriffigkeiten?
   - Wie reagieren Sie?
   - Schreiben Sie ihre nonverbalen und verbalen Reaktionen auf, die verbalen in wörtlicher Rede.
   - Üben Sie die Reaktionen, sodass Sie neutral, aber klar wirken.

■ ▶ **Abschn. 2.3 Zuhören und Fragen stellen**

A. Zuhören checken

1) Wie verwirklichen Sie ein sehr gutes Zuhören? Denken Sie an nonverbale Aspekte.

____

____

____

2

2) Sie wollen nicht zuhören. Wie merkt Ihr Gesprächspartner Ihnen das an?

____

____

____

3) Jemand unterbricht Sie permanent – sammeln Sie Gründe, die er haben könnte.

____

____

____

B. **Fragen stellen können**
Reflektieren Sie gedanklich:
1) Wann machen geschlossene Fragen Ihrer Erfahrung nach Sinn?
2) Welche Vorteile bieten offene Fragen im Patientengespräch?
3) Finden Sie für sich anhand der Fragekategorien jeweils eine Frage, die von der Wortwahl zu Ihnen passt. Formulieren Sie bei Bedarf um, falls Sie keine Frage finden.
4) Finden Sie eine „Warum"-Frage, die Sie dem Patienten stellen könnten, und ergänzen Sie diese mit einer kurzen Begründung.
5) Was macht eine Frage klar und verständlich? Denken Sie an Wortwahl, doch denken Sie dabei auch an Ihre Sprachmelodie und nonverbales Verhalten.

- ▶ **Abschn. 2.4 Gesprächsziele umsetzen**
A. *Reflexion*
1) Welche Gesprächsziele kennen Sie? Sammeln Sie maximal drei!

____

____

____

2) Erstellen Sie eine Tabelle, um folgende Inhalte eintragen zu können:
- Das sind die Rahmenbedingungen, die förderlich dabei sein können.
- Das ist meine Gesprächsstruktur gegenüber dem Gesprächspartner.
- So nehme ich wertschätzend Kontakt auf.
- So stelle ich mich mit drei Sätzen vor.

- So gebe ich meinem Gesprächspartner den Rahmen.
- So kommuniziere ich das Ende des Gesprächs.

- ▶ **Abschn. 2.5 Nonverbale Kommunikation berücksichtigen**
A. *Reflexion*
1) Sammeln Sie nonverbale Bestandteile Ihrer Kommunikation, wenn Sie:
- sich freuen, jemanden zu sehen,

____

____

____

- sich über ein Familienmitglied ärgern,

____

____

____

- sich über eine fremde Person ärgern, es aber nicht zeigen wollen,

____

____

____

- sich vor etwas ekeln,

____

____

____

- Sie sehr traurig sind.

____

____

____

2) Wie fühlt es ich für Sie an, wenn:
- ein Patient so dicht an Sie herantritt, dass er in Ihrer Intimzone ist?

____

____

____

- ein Freund mehr als 1 Meter von Ihnen weg steht und sich mit Ihnen unterhalten will?

____

____

____

B. *Körper und Emotion*
1) Welche Körperspannung spüren Sie, wenn Sie sich auf eine Situation freuen?

____

____

____

2) Welche körperlichen Spannungsregionen merken Sie, wenn Ihnen etwas Unangenehmes bevorsteht?

____

____

____

3) Woran erkennen Sie an anderen, dass diese sich auf etwas freuen? Denken Sie an mehr als nur die Mimik.

____

____

____

4) Woran merken Sie, dass einer Person etwas sehr unangenehm ist? Denken Sie an mehr als nur die Mimik.

____

____

____

5) Was brauchen Sie, um die Anspannungen zu lösen, nachdem Sie eine unangenehme Situation bewältigt haben?

____

____

____

6) Wie unterstützen Sie jemanden, der gerade eine unangenehme Situation bewältigen muss? Woran merkt die Person das?

____

____

____

- ▶ **Abschn. 2.6 Patientenperspektive und subjektive Theorien integrieren**

A. **Die biopsychosoziale Sichtweise am Patienten**
Beschäftigen Sie sich mit den Ebenen der ICF. Finden Sie jeweils drei eigene Fragen, mit denen Sie die Ebenen Aktivität, Partizipation, umweltbezogene Faktoren und personenbezogene Faktoren subjektiv erfragen können.

B. **Kundenorientierung**
Finden Sie „Wohlfühlfaktoren", welche Sie Patienten entgegenbringen, damit ein Gefühl von „Kunde" entstehen kann! Denken Sie an Kommunikation, Zeitmanagement oder Unterstützungsfaktoren bzw. Selbstmanagement.

C. **Bedürfnisse erkennen**
1) Verschriftlichen Sie, wie sich folgende Bedürfnisse bei Ihnen zeigen:
    - Sicherheit,
    - Wohlbefinden,
    - Autonomie.
    - Schreiben Sie dabei wie folgt auf:
    - *Mein Bedürfnis nach …*

____

____

____

zeigt sich durch …

____

____

____

Bleibt es unerfüllt, dann bin ich

____

____

____

2) Überlegen Sie: Welche unerfüllten Bedürfnisse liegen folgenden Gefühlszuständen eventuell zugrunde?
   - Angst,
   - Aggression,
   - Traurigkeit.

   Wie würden Sie herausfinden, was davon es ist?

   ____

   ____

   ____

3) Identifizieren Sie die Bedürfnisgruppe folgender Fallbeispiele. Schreiben Sie eine für Sie stimmige und der Situation angepasste bezugnehmende Gesprächstechnik in wörtlicher Rede.
   - Ihre Patientin zeigt Angst vor eine Operation. Der Grund: Sie hat das Gefühl, sie wurde nicht richtig aufgeklärt.
     Bedürfnisgruppe:

     ____

     ____

     ____

   - Bezugnehmende Gesprächstechnik (in wörtlicher Rede):

     ____

     ____

     ____

   - Ihr Patient reagiert aggressiv auf Unterstützung beim Gehen an Hilfsmitteln. Er sagt zu Ihnen: „Jetzt lassen Sie mich das doch alleine machen!"
     Bedürfnisgruppe?

     ____

     ____

     ____

     Bezugnehmende Gesprächstechnik (in wörtlicher Rede):

     ____

     ____

     ____

   - Die Ehefrau Ihres Patienten besucht ihren nicht ansprechbaren Ehemann auf Ihrer Station. Voller Sorge sagt sie: „Jetzt sind wir schon 45 Jahre verheiratet – was soll ich denn nur tun, wenn ich ihn verliere?"
     Bedürfnisgruppe:

     ____

     ____

     ____

     Bezugnehmende Gesprächstechnik (in wörtlicher Rede):

     ____

     ____

     ____

   - Ihre Patientin wirkt unruhig und nervös. Sie zittert am ganzen Körper und hält sich ihren Schal vor den Brustbereich und über die Arme. Sie berichtet Ihnen, dass sie bereits ganz früh auf den Beinen sein musste, da der Arzt Laborwerte entnehmen musste. Dabei ist Blut auf die frische Kleidung gekommen und sie hat das Gefühl, sie riecht unangenehm. Sie berichtet: *Der Bus fuhr nicht und die Taxen waren alle woanders. Nicht mal mehr kurz nach Hause ist sie seitdem gekommen. Und jetzt ist schon früher Nachmittag.* Bevor sie etwas dazu sagen können, sagt Sie besorgt: *„So werden Sie mich bestimmt nicht behandeln wollen!"*
     Bedürfnisgruppe:

     ____

     ____

     ____

     Bezugnehmende Gesprächstechnik (in wörtlicher Rede):

     ____

     ____

     ____

D. **Subjektive Theorien und Patientenrolle**
Lesen Sie sich folgende Beispiele durch. Markieren Sie Schlüsselaspekte zu den erkennbaren subjektiven Theorien und der Patientenrolle. Denken Sie insbesondere an Überzeugungen, Sicht auf den eigenen Körper oder das Gesundheitsproblem und an Erwartungen.

1) Herr Anspruch ist Lehrer in Pension. Er kommt heute das erste Mal zu Ihnen und Ihren Kollegen mit folgender Aussage: „Ich bin neu hier. Erklären Sie mir erst mal genau, was Sie mit mir vorhaben. Es geht nämlich nicht, dass ich hier wie jeder andere behandelt werde und dann irgendwas Ominöses abgerechnet wird. Mein Problem muss sich der Chef schon persönlich anschauen."

2) Frau Demut ist Anfang dreißig und Studentin. Ihr Rücken schmerzt vom Lernen und sie hat Migräne. Sie bringt ihren Freund mit, denn sie ist der Meinung: Man weiß ja nie, was passiert, wenn man sich in medizinische Hände begibt. Besser, man hat einen Zeugen dabei. Sie erfahren, dass ihr Vater eine chronische Rückenerkrankung hatte und die Mutter an einem Hirntumor starb. Die Therapien und Medikamente, die sie bisher bekam, bringen ihrer Meinung nach überhaupt nichts. Bei den Übungen, die sie mal gezeigt bekam, tut es ebenfalls weh. Das macht ihr Sorgen. Bei allen Fragen und Ideen, die Sie ihr gegenüber artikulieren, runzelt sie die Stirn und schaut zunächst immer ihren Freund an. Erst dann antwortet sie.

3) Herr und Frau Dauer befinden sich beide als Selbstzahler in einer Rehabilitationsklinik. Es geht ihnen um Prävention: „Damit das Alter nicht allzu viele Spuren hinterlässt". Sie besuchen alle Gruppenangebote, die es dort gibt, und kommen auch zu Einzeltherapieangeboten immer zusammen. „Man lernt auch durch Zuschauen" ist dabei ihre Devise. Sie sprechen möglichst wöchentlich mit dem sie betreuenden Personal, um zu erfahren, ob sie Fortschritte machen und um zu wissen, ob der therapeutische „Spezialist" denn zufrieden mit ihnen ist. Ihr Zimmer ist voll von medizinischen Broschüren, Naturheilmitteln und Nahrungsergänzungspräparaten. Sie kaufen jedes Therapiematerial, was sie von den Therapeuten kennen. Generell sind sie der Meinung, alle ab 50 Jahren sollten aktiv und selbst finanziert etwas für die Gesundheit tun.

4) Frau Nervig wird mit einer akuten Kreislaufstörung stationär aufgenommen. Sie befindet sich in einem Mehrbettzimmer mit anderen Damen. Lautstark regt sie sich Ihnen gegenüber auf: „Was ist das denn hier? Wieso muss ich mit diesen anderen Frauen zusammenliegen? Und dann noch die Toilette teilen. Das geht ja gar nicht! Allein aus hygienischen Gründen! Und überhaupt bin ich hier ja wohl Ihre Kundin. Nehmen Sie sich gefälligst Zeit, mir in Ruhe alles zu erklären. Sonst werde ich mich beschweren!"

5) Herr Ewig wird von Ihnen in der ambulanten Versorgung betreut. Als Sie das erste Mal zu ihm nach Hause kommen, begrüßt er Sie wie folgt: „Na, Sie sehen ja aus wie jemand, der gerade mal sein Praktikum macht! Und Sie können sich richtig um mich kümmern? So zierlich wie Sie sind? Hat der Arzt Sie geschickt? Dem würde ich alles zutrauen! Nur, damit ich selbst was mache! Na ja. Dann ziehen Sie mal Ihre Schuhe aus und waschen sich erst mal die Hände. Wer weiß, von wem Sie kommen. Hier muss alles Tipptopp bleiben – bei den ganzen Keimen heutzutage!"

■ ▶ **Abschn. 2.7 Entscheidungsfindung ermöglichen**

A. **Beratung zur Problemklärung**

▬ Skizzieren Sie wichtige Aspekte eines Gesprächs zur Problemklärung.

____

____

____

2

— Was unterscheidet Ihrer Meinung nach ein Beratungsgespräch zur häuslichen Versorgung von einem Gespräch, das emotional unterstützen soll?

____

____

____

B. Gegenüberstellung: Fragen zur Problembeschreibung und Fragen zur Zieldefinition
Tragen Sie hier 3 Fragen zur Problembeschreibung und 3 Fragen zur Zieldefinition ein:

____

____

____

C. So kann ich es auch sagen.
Finden Sie Synonyme zu den Reaktanz auslösenden Worten „müssen", „unbedingt", „sofort".

____

____

____

D. Ersetzen Sie in folgenden Aussagen mittels Synonymen das, was gesagt wird:

— „Liebe Patienten – Sie müssen darauf achten, dass Sie bei Visite im Zimmer sind."

____

____

____

____

____

— „Herr P. soll unbedingt heute die Beratung vom Sozialdienst bekommen."

____

____

— „Frau M. braucht sofort ein Hilfsmittel, da sie heute noch nach Hause geht."

____

____

Das ist mir aus Kap. 2 besonders im Gedächtnis geblieben:

Das will ich aus Kap. 2 noch vertiefen:

Literatur

Bartens W (2013) Das sieht aber gar nicht gut aus. Was wir von Ärzten nie wieder hören wollen. Pantheon Verlag aus der Verlagsgruppe Random House, München

Bausewein C, Roller S, Voltz R (2007) Leitfaden Palliativmedizin, 3. Aufl. Elsevier, München

Becker J, Ebert H, Pastoors S (2018) Praxishandbuch berufliche Schlüsselkompetenzen. Springer, Berlin/Heidelberg

Blom H, Meier H (2017) Interkulturelles Management, 3. Aufl. NWB, Herne

Bucka-Lassen E (2011) Das schwere Gespräch, 2. Aufl. Deutscher Ärzte-Verlag GmbH, Köln

Bundesarbeitsgemeinschaft für Rehabilitation (BAR) e.V. (Hrsg) (2018) ICF-Leitfaden 1, 2., überarb. Aufl., Juni 2015. https://www.bar-frankfurt.de/publikationen/icf-praxisleitfaeden. (PDF-Dokument). Zugegriffen im April 2018

Busse R et al (2010) Management im Gesundheitswesen, 2. Aufl. Springer,

Büttner C, Quindel R (2013) Gesprächsführung und Beratung (2005), 2. Aufl. Springer, Berlin/Heidelberg

Dehn-Hindenberg A (2007) Patientenbedürfnisse in der Physiotherapie, Ergotherapie und Logopädie. (Wissenschaftliche Schriften). Schulz-Kirchner, Idstein

Dehn-Hindenberg A (2010) Gesundheitskommunikation im Therapieprozess. Schulz-Kirchner, Idstein

Depauli C (2019) Antwort auf die Frage, inwieweit sexuelle Übergriffe Altersabhängigkeiten vorweisen. E-Mail vom 17.01.2019

Depauli C, Plaute W (2016) „Stopp! Ich möchte das nicht!" Sexuelle Übergriffe und Belästigungen. Z Schwester Pfl 55(4/2016):35. https://www.bibliomed-pflege.de/zeitschriften/die-schwester-der-pfleger/heftarchiv/ausgabe/artikel/sp-4-2016-natuerlich-gut-was-bringen-alternative-heilmethoden-in-der-pflege/24000-stopp-ich-moechte-das-nicht/. Zugegriffen im Januar 2019

Ekman P (2010) Gefühle lesen – Wie Sie Emotionen erkennen und richtig interpretieren, 2. Aufl. Spektrum Akademischer Verlag, Heidelberg

Elzer M (Hrsg) (2009) Kommunikative Kompetenzen in der Physiotherapie. Hans Huber/Hogrefe AG, Bern

Frosch Z (2017) Wertschätzende Sprache als Führungsinstrument im Pflegemanagement. In: von Scheurl-Defersdorf M (Hrsg) Wir sind füreinander da – bewusste Sprache in der Pflege. Lingva Eterna, Erlangen

Heim V, Lindemann G (2016) Beziehungskompetenz im Beruf. Haufe-Lexware, Freiburg

Hönig K, Gündel H (2016) Angehörige auf der Intensivstation. Z Nervenarzt 87:269–275. Springer, Berlin/Heidelberg

Hoos-Leistner H, Balk M (2008) Gesprächsführung in der Physiotherapie. Georg Thieme, Stuttgart

Janssen U, Graf J (2007) Das Unfassbare verstehen: Kommunikation mit Angehörigen von sterbenden Patienten auf der Intensivstation. Z Intensivmed 44:325–331. https://doi.org/10.1007/s00390-007-0795-5. www.springerlink.de. Zugegriffen im April 2018

Kessler H (2015) Kurzlehrbuch Medizinische Psychologie und Soziologie, 3. Aufl. Thieme, Stuttgart

Klappenbach D (2011) Mediative Kommunikation. Jungfermann, Paderborn

Kojer M (2017) In: Georg P, Rudolf L, Olivia K, Herbert J, Walter S, Karl C (Hrsg) Der ältere Patient im klinischen Alltag. W. Kohlhammer, Stuttgart

Kutscher P, Seßler H (2017) Kommunikation – Erfolgsfaktor in der Medizin, 2. Aufl. Springer, Berlin/Heidelberg

Langfeldt-Nagel M (2011) Gesprächsführung in der Altenpflege, 2. Aufl. Ernst Reinhardt, München

Leuther, Frederike (2017) Die Bedeutung der Sprache in der Begleitung von alten und an Demenz erkrankten Menschen. In: von Scheurl-Defersdorf, Mechthild (Hrsg.): Wir sind füreinander da. Lingva Eterna Verlag Erlangen

Mergel A (2017) Achtsame Kommunikation. Scorpio, München

Payer M (2000) Internationale Kommunikationskulturen – 4. Nonverbale Kommunikation. http://www.payer.de/kommkulturen/kultur04.htm. Zugegriffen im April 2018

Preisler M, Goerling U (2016) Angehörige von an Krebs erkrankten Menschen. Z Onkologie 22:336–341. Springer, Berlin/Heidelberg

Quernheim G (2010) Arbeitgeber Patient – Kundenorientierung in Gesundheitsberufen. Springer, Berlin/Heidelberg

von Reibnitz C (2016) Gut beraten! Z Heilberufe Pflegemag 68(12):44–46

Ruth G, Michael S (2007) KommunikaTUM – Professionelle Kommunikation in der Pflege und im Gesundheitswesen. Teilnehmerunterlagen WS 2007/08. Internet-Dokument unter http://www.praeventive-paediatrie.sg.tum.de/fileadmin/tuspl02/www/Downloads/Studium_GP/Fachpruefungsordnung_2006/KommunikaTUM_Kap1u2_WS07_08.pdf (März 2018)

Schambortski H, Fasold J (2018) Metoo in der Pflege. Diese 12 Tipps helfen Ihnen bei sexueller Belästigung. https://www.pflegen-online.de/diese-12-tipps-helfen-ihnen-bei-sexueller-belaestigung. Zugegriffen im Januar 2019

Scharlau C, Rossié M (2014) Gesprächstechniken, 2. Aufl. Haufe-Lexware, Freiburg

von Scheurl-Defersdorf MR (Hrsg) (2017) Wir sind füreinander da – bewusste Sprache in der Pflege. Lingva Eterna, Erlangen

Schugk M (2014) Interkulturelle Kommunikation. Franz Vahlen, München

Schwab F, Unz D, Merten J (2011) Gnosis Facialis – about facs. Gnosis Facialis Saarbrücken. http://www.gnosisfacialis.de/Seiten/facs/facs.htm. Zugegriffen im April 2018

Schweickardt A, Fritzsche K (2016) Kursbuch ärztliche Kommunikation, 3. Aufl. Deutscher Ärzteverlag, Köln

Sergei M, Rettenbacher M (2012) Motivierende Gesprächsführung (Motivational Interviewing) in der Psychiatrie. Z Neuropsychiater 26: 187–191. https://doi.org/10.1007/s440211-12-0042-6. Zugegriffen im April 2018.

von Stockert T (2016) Meine Sprache und ich. Lingva Eterna, Erlangen

Sonnenmoser M (2009) Motivierende Gesprächsführung: flexible Methode mit Potenzial. https://www.aerzteblatt.de/archiv/67081/Motivierende-Gespraechsfuehrung-Flexible-Methode-mit-Potenzial. Zugegriffen im Dezember 2018

Sonnenmoser, M(arion) Cultureinfluences. https://cultureinfluences.com/de/process/deduktiv-vs-induktiv/. Zugegriffen im Oktober 2018

Ternès A, Towers I (Hrsg) (2017) Interkulturelle Kommunikation. Springer Gabler/Springer Fachmedien, Wiesbaden

Intrapersonelle und interpersonelle Kommunikation

Die Originalversion des Buchs wurde revidiert. Ein Erratum ist verfügbar unter
https://doi.org/10.1007/978-3-662-59220-5_7

Kommunikation findet nach außen gerichtet (interpersonell) und nach innen gerichtet (intrapersonell) statt. Mehrere zehntausend Gedanken am Tag bilden die Kommunikation mit sich selbst. Diese auch als innersubjektiv benennbare Kommunikation dient der Verarbeitung und Reflexion und kann sich förderlich oder hinderlich auf eine Person auswirken. Kommunikation mit anderen ist die Basis von Zusammenleben und Zusammenarbeit, aus diesem Grunde kann sie auch als intersubjektiv bezeichnet werden und sollte sinnvoll sowie verständlich erfolgen.

■ **Intrapersonelle Kommunikation sinnvoll nutzen**

Permanent finden innere Dialoge statt, und Angehörige von Gesundheitsfachberufen haben diverse private und berufliche Themen, die sie gedanklich beschäftigen. Diese inneren Dialoge werden durch den eigenen inneren Bezugsrahmen geprägt und vom eigenen Selbstbild im Erleben mit anderen. Gefühle, Bewertungen, Erwartungen, Fragen – das alles sind Bestandteile von intrapersoneller Kommunikation. Die meisten der mehreren 10.000 Gedanken am Tag sind unnütz, negativ und wiederholend, und nur wenige tausend dieser Gedanken sind zukunftsorientiert, positiv oder beinhalten Lösungen und Kreativität. Viele Worte, die gedanklich im beruflichen Kontext genutzt werden, implizieren Probleme, antreibende Worte und Verpflichtungen. Typische Beispiele für solche Worte sind „Problem", „schnell" oder „müssen".

Häufig sind es einfach Floskeln, die unreflektiert benutzt werden, dennoch entfalten sie eine Wirkung, lösen Emotionen aus oder entwickeln sich zu einer Einstellung. Somit haben sie Einfluss auf tägliches Erleben und persönliche Handlungsweisen.

Es gibt Worte, die gedanklich bereits Druck erzeugen, deshalb ist eine Reflexion innerer Dialoge auf negative Gedanken und grundlose Bewertungen sinnvoll. Werden negative und Druck erzeugende Wörter eliminiert oder durch lösungsorientierte, positive Wörter ersetzt, werden Möglichkeiten zur Förderung von Wohlbefinden erschlossen (Springer 2017, S. 64).

Die richtige intrapersonelle Kommunikation fördert Zufriedenheit und dient der Optimierung von Kommunikationsmustern, Verhaltensweisen und Einstellungen.

Kollegiale Beratung, Intervision und Supervision (► Abschn. 3.4) eigenen sich zur Verhinderung belastender beruflicher Interaktion, zudem fördert die gemeinsame Reflexion eigener Gedanken und der Gedanken anderer eine Professionalisierung täglicher Herausforderungen (► Kap. 4).

■ **Interpersonelle Kommunikation verständlich gebrauchen**

Die zwischenmenschliche Interaktion profitiert ebenfalls von Reflexionen zur eigenen Haltung sowie positiven Gedanken- und Kommunikationsmustern. Verständnis und Zufriedenheit werden so gefördert, und daraus resultieren Verantwortungsbewusstsein sowie eine positive gesundheitliche Entwicklung.

So wird vielleicht erkannt, dass Floskeln, Redewendungen oder Sprüche zu Kollegen oder Patienten vielleicht gut gemeint sind, doch ihre Wirkung missverständlich sein kann. Aus ihnen können sich daher schwierige Kommunikationssituationen entwickeln.

Ein weiteres Beispiel ist die Verwendung von „nicht" und „kein", welche keine nachhaltigen Bilder im Gehirn produzieren. Klare Handlungsaufforderungen oder Angebote zur Unterstützung in höflicher Sprachform eignen sich daher besser. Des Weiteren sind Worte, die Druck erzeugen, auf inflationären Gebrauch zu prüfen: „müssen", „schnell", „dringend" oder „hetzen" sind hierfür Beispiele (Springer 2017, S. 68). Solche Ausdrücke wirken sich auf das eigene Handeln und die Wahrnehmung der eigenen Person durch andere aus.

Auf der anderen Seite können Worte Ressourcen fördern, Menschen berühren und heilsam sein, Sprache ist also ein wichtiges Hilfsmittel für Gesundheitsfachberufe. Der bewusste Einsatz von wertfreien, Verständnis zeigenden Worten gibt anderen Orientierung und Halt, kann Sicherheit vermitteln und Wohlbefinden fördern (Lackner 2017, S. 85).

Ob stationär in Klinik oder Krankenhaus, ambulant in Hausbesuchen oder im Kontext betreuender Pflegeeinrichtungen: Sprache sollte folgende Kriterien berücksichtigen, damit sie der eigenen Person und anderen Gutes tut (Springer und Lackner 2017). Leitend können dabei folgende Anregungen sein:

— Die Nutzung der Zeitform des Futurs: Statt „muss" „werde" sagen – also Wörter nutzen, die statt Druck Entlastung bringen. Das Ersetzen von: „Ich muss Sie noch aus dem Bett bringen" mit: „Ich werde ihnen gleich helfen, sicher aus dem Bett zu kommen, um Ihre Selbstständigkeit wiederzuerlangen" ist eine Möglichkeit dafür.

- Erklären statt vertrösten, und anstelle „Ich komme gleich" zu sagen: „Ich werde erst … machen, und in circa … Minuten werde ich dann zu ihnen kommen."

- Bewusstes und aktives Sprechen verwirklichen, also die Wortwahl bei anderen bewusst hören, die eigene Wortwahl der Situation anpassen und überlegt einsetzen.

- Fachausdrücke vermeiden und mit Worten Wohlgefühl vermitteln: Anstelle von Schlagworten werden besser genaue und positive Beschreibungen genutzt. „Narbenpflege" bekommt eine ganz andere Bedeutung, wenn gesagt wird: „Ich werde nun mit … eine gute Versorgung und Heilung Ihrer Haut an dieser Stelle unterstützen".

- Ganze Sätze nutzen und so Präsenz und Wertschätzung zeigen. Eine Aussage wie: „Morgen und Hallo, ich …" kann durch folgende Variante ersetzt werde: „Guten Morgen, Frau/ Herr …, ich …". Blickkontakt bei der Kommunikation aufzunehmen fördert dabei eine Reaktion des Gesprächspartners.

- Wünsche für einen guten Tag, erfolgreiche Behandlungen oder andere Vorhaben mitgeben, denn das bringt Interesse und Freundlichkeit zum Ausdruck.

- Informationen geben und somit Transparenz und Offenheit signalisieren, denn fehlende Informationen führen zu Unmut und Missverständnissen. Was für Gesundheitsfachberufe tägliche Routine ist, kann bei Patienten Ängste, Erstaunen oder Unmut verursachen.

- Verstehen sichern durch langsames Sprechen in kurzen Bogensätzen und deutlichem Satzzeichen am Ende. Mit dieser Art von Kommunikation verhindert man eine Wahrnehmung von Getriebensein und gestaltet die Atmosphäre positiv.

- Vermeidung von „leider" und mit Alternativen die Schwere der Aussage nehmen: „Leider konnte ich nicht früher kommen" ist ersetzbar mit: „Die Maßnahme beim vorherigen Patienten hat länger gedauert als erwartet. Deshalb kann ich erst jetzt zu Ihnen kommen."

- Keine Fragen stellen, wenn um Hilfe gebeten werden soll. Ein Beispiel ist: „Hast Du Zeit, mir zu helfen?" Dies lässt auch ein Nein offen. Soll jedoch höflich um Hilfe gebeten werden, eignet sich eher: „Ich brauche Hilfe bei …, bitte hilf mir."

- Statt Passivsätze besser Aktivsätze verwenden, denn letztere sorgen für Benennung von Personen und helfen, dass man gehört wird. Anstatt zu äußern: „Ist erledigt", sollte dann gesagt werden: „Das habe ich erledigt."

- Handlungsbegleitendes Denken und Sprechen zur Förderung von Achtsamkeit, Ruhe und Klarheit nutzen, Ressourcen werden so gebündelt und Nerven geschont. Es wird dann in ganzen, kurzen Sätzen gesagt, was nacheinander getan wird. Beispielsweise mit: „Ich dokumentiere jetzt die Maßnahme." „Ich rufe … zurück." „Ich suche die Akte heraus." „Ich bringe Sie zu …" und so weiter.

Intrapersonelle und interpersonelle Kommunikation wirkt sich auf die eigene Person aus, positiv oder negativ. Medizinisches Personal sollte dies in der täglichen Kommunikation berücksichtigen.

■ Was erwartet Sie in diesem Kapitel?

Dieses Kapitel widmet sich zunächst Emotionen und ihrem Einfluss. Wie zeigen sie sich körperlich? Warum sind sie Boten eigener Bedürfnisse? Und inwieweit haben sie Einfluss auf Interaktionen? Anschließend wird die Förderung von Zufriedenheit sowie Reflexion von Verhalten und Einstellungen thematisiert. Warum hat beides mit Kommunikation zu tun, und wie bedingt eins das andere?

Zudem geht es um unterstützende Kommunikationsformate: Welche gibt es, und wie lassen sie sich nutzen?

Der Umgang mit Fehlern und Ungewissheit schließt dieses Kapitel thematisch ab: Warum haben Fehler auch etwas Positives? Was sagt die Fehlerforschung? Wie kann sprachlich mit Ungewissheit umgegangen werden? Und wie wird Arbeitsfähigkeit dennoch erhalten?

Ein Übungs- und Selbstreflexionsteil ermöglicht anschließend die aktive Auseinandersetzung zu den Themen dieses Kapitels.

Lernziele

- Dieses Kapitel gibt Ihnen die Möglichkeit, Emotionen und ihren Zusammenhang mit Bedürfnissen zu erkennen. Der Einfluss von Emotion auf eigene Kommunikation sowie Kommunikation mit anderen wird verständlich.

- Sie haben eine Vorstellung über die Förderung von Zufriedenheit durch Kommunikation und kennen Reflexionsfelder der eigenen Person.
- Sie kennen Formate der Unterstützung für Gesundheitsfachkräfte sowie zur Klärung im Team und können diese kommunikativ skizzieren.
- Ihnen ist die Existenz sowie der Umgang mit Fehlern bekannt, und Sie kennen den Zusammenhang von Kommunikation und Fehlerbegünstigung. Sie lernen ein Verfahren zum Erheben und Analysieren von Fehlern kennen.
- Sie vertiefen den Einfluss von Emotionen auf Kommunikation und Verhalten. Sie reflektieren Sprachmuster und Glaubenssätze.

3.1 Emotionen und ihren Einfluss verstehen

Der Begriff *Emotion* ist der Ausdruck individuellen Erlebens. Er kommt aus dem lateinischen „ex motio" und meint eine psychische Reaktion auf äußere und innere Reize. Es gibt verschiedene emotionale Qualitäten und Intensitäten, wobei in der Psychologie Emotionen als die Seele betreffend verstanden werden. Ein anderes Wort für Emotion ist *Gefühl*, allerdings umfasst dieser Begriff neben seelischen auch körperliche Empfindungen (Schulze 2014).

Wahrnehmungen zu einer Person werden sehr schnell bewertet und affektiv gefärbt, und im Laufe des Lebens werden bestimmte Reaktionen auf Situationen und Interaktionen erlernt, akzeptiert und kontrolliert.

Gefühle sind sehr eng mit den eigenen Bedürfnissen und Werten verknüpft, daher wirken sie oft unbewusst. Wir planen in der Regel weder glücklich noch traurig oder wütend zu sein, und auch Angst ist kein geplanter Zustand.

> **In diesem Kapitel werden die Begriffe Emotion und Gefühl synonym verwendet.**

Freude, Angst, Ekel, Verachtung, Wut und Trauer sind Grundemotionen, sie zeigen sich bereits nonverbal (▶ Abschn. 2.5) und haben zahlreiche Varianten. Emotionen entstehen durch interne oder externe Reize und wirken auf Körperspannung, kardiovaskuläre Parameter und mimische Muskeln.

■ Wie sich Emotionen zeigen

Jede Situation löst Gedanken aus, die mit Gefühlen verknüpft sind, welche meistens unbewusst ablaufen. Gefühle entstehen in der eigenen Person, andere Personen oder Ereignisse tragen für die eigene Gefühlsentstehung keine Verantwortung. Doch lassen sich Situationen verschiedenen Emotionen zuordnen, und einige Körperregionen sind sogar typische Boten von Gefühlseinflüssen, wie die folgende Aufzählung zeigt (in Anlehnung an Cremer und Schumacher 2016 b):

- Scham zeigt sich im oberen Körperbereich – in der Region Kopf und mittiger Rumpf. Scham wird dann ausgelöst, wenn gedacht wird, dass mit der eigenen Person etwas falsch ist. Die Extremitäten zeigen abgeschwächt gefühlte Aktivitäten bei Erleben von Scham.
- Ärger und Wut zeigen sich im Bereich Kopf, Oberkörper und Arme, beides entsteht, wenn eine Person gedanklich überzeugt ist, dass etwas falsch oder unerlaubt geschieht.
- Angst zeigt sich nur teilweise in der Körperregion Kopf, doch verstärkt im Bereich Oberkörper, mit einer größeren Ausbreitung als Scham. Angst entsteht durch Gedanken, welche etwas als gefährlich oder schlimm einordnen. Dass etwas schiefgeht oder die eigene Person versagt, sind ebenfalls gedankliche Muster von Angst.
- Trauer zeigt sich weniger peripher, sondern mit einer Region im Bereich des oberen Brustkorbes und Teilen des Gesichts. Ein gedankliches Bewusstwerden von Verlust wichtiger Menschen, Situationen oder Dingen löst Trauer aus.
- Ein Gefühl der Ohnmacht zeigt sich durch zunächst mangelnde vegetative Aktivität in den Regionen der Peripherie und entsteht durch Gedanken, dass alles so hingenommen werden muss, wie es ist.
- Freude berührt den ganzen Körper, sie wird durch Gedanken ausgelöst, die mit Gutem, Schönem oder Erfüllendem verbunden sind.

Verschiedene emotionale Zustände können zunächst nur schwer einem Grundgefühl zugeordnet werden, dennoch sind sie affektiv wirksam und geben Hinweise auf die Grundemotion. Fühlen sich Personen bedrängt, provoziert, angegriffen, gezwungen, unterdrückt oder überwältigt, spricht das für Angst. Gedanken und Äußerungen sind dann beispielsweise: *Das ist falsch, ich kann das nicht, ich kann nichts tun, ich bin falsch.* Doch auch Muster von: *Das ist gefährlich, das macht man nicht, das darf man nicht, es ist schlimm* sprechen für Angst.

Die kursiv gedruckten Kommunikationsmuster oder ähnliche Äußerungen sprechen also häufig für Angst, doch kann neben Angst so auch Ärger, bzw. Wut oder Ohnmacht ausgedrückt werden. Eine häufige Emotion ist neben der Angst die Trauer. Fühlen sich Menschen nicht unterstützt, sondern fallengelassen oder vernachlässigt, spricht das für einen Zustand von Traurigkeit. Hintergangen zu werden, benutzt oder getäuscht worden zu sein sind ebenfalls Auslöser von Trauer, wenn es keine Angst ist. Äußerungen von Trauer können also denen von Angst ähnlich sein und mit folgenden Mustern belegt sein: *Ich kann es nicht wiederhaben, es wird nicht wieder so sein, ich kann nichts tun, es ist nicht wie es sein soll, keiner ist für mich da.* Meist sind solche Gedanken auch mit einem Ohnmachtsgefühl verbunden.

Der Einfluss von Emotionen entsteht also durch Gedanken, die sich in sprachlichen Mustern äußern und als solche eine Zuordnung zu Gefühlen ermöglichen. Als solche Gedanken- oder Sprachmuster können sie von der eigenen Person und von anderen erkannt werden.

■ Emotionen als Bedürfnisboten

Ebenso wie Gedanken sind Bedürfnisse mit Gefühlen verbunden: Unerfüllte Bedürfnisse lösen negative Gefühle aus, positive Gefühle werden hingegen durch erfüllte Bedürfnisse ausgelöst. Letztlich ist jedes Handeln ein Versuch, Bedürfnisse zu erfüllen, und dabei ist wichtig zu verstehen, dass alle Menschen die gleichen Bedürfnisse haben – nur in unterschiedlicher Ausprägung. Häufig bestehen mehrere Bedürfnisse zur gleichen Zeit, Gefühle weisen dann auf erfüllte oder unerfüllte Bedürfnisse hin. Jeder Mensch hat eigene Strategien, seine Bedürfnisse zu erfüllen, wobei diese Erfüllung unabhängig von konkreten Personen oder Begebenheiten ist. Das bedeutet, dass jeder selbst verantwortlich ist, auch wenn es Menschen in den eigenen Bezugssystemen gibt, die zur Bedürfniserfüllung besonders gerne genutzt werden.

Die eigenen Bedürfnisse wahrzunehmen fällt häufig schwer, vor allem, wenn Personen vorher nie erlebten, dass ihre Bedürfnisse vom eigenen Umfeld wahrgenommen und akzeptiert wurden.

Wesentliche Bedürfnisse und ihr Erleben sind (in Anlehnung an Cremer und Schumacher 2016 b):

- Sicherheit: Ehrlichkeit, Verbindlichkeit, Diskretion, Vertrauen Ordnung, Klarheit;
- Verbunden sein: Respekt, Nähe, Aufmerksamkeit, Verlässlichkeit, Einfühlung, Verständnis, Intimität, Transparenz;
- Selbstbestimmt sein: Autonomie, Freiwilligkeit, Individualität, Unabhängigkeit, Privatsphäre, Authentizität;
- Entspannt sein: Erholung, Ruhe, Gelassenheit, Bequemlichkeit, Stille, Rückzug.

So wie Gedanken können also auch Bedürfnisse mit Gefühlsäußerungen einhergehen, beispielsweise mit Andeutungen von *eingeschüchtert sein, provoziert worden zu sein, angegriffen, überwältigt oder belästigt worden zu sein.* Diese sprechen für Bedürfnisse von Selbstbestimmung oder Sicherheit. Geäußerte Worte wie *belogen, getäuscht, verraten, ausgenutzt oder manipuliert worden zu sein* zeigen zudem eventuell Bedürfnisse nach Verbundensein, Aufrichtigkeit, Sicherheit oder Gerechtigkeit. Sich *unverstanden, ungesehen, im Stich gelassen zu fühlen* oder *abgewiesen* worden zu sein zeigt einen Bedürfnismangel, nach Wertschätzung, Verbundensein oder Gerechtigkeit. Das Bedürfnis nach Unterstützung zeigt sich durch Gefühle von *fehlender Unterstützung* oder *vernachlässigt zu* sein. Manche Menschen reagieren auch empfindlich auf *Bemutterung, Bevormundung oder Belehrung* – was für ein Bedürfnis nach Selbstbestimmung spricht.

Bedürfnisse zu haben ist normal, legitim und einfach menschlich. Die Kenntnis eigener Bedürfnisse sowie das Wissen um persönliche Strategien zur Erfüllung entlastet und führt zu Klarheit und Verständnis.

■ Tab. 3.1 bietet einen Überblick von Gefühlen und deren Zusammenhang mit Bedürfnissen.

Selten werden Bedürfnisse deutlich ausgesprochen, daher sind sie am ehesten durch paraverbale und nonverbale Anteile von Sprache zu erkennen. Gefühle wirken sich in der Regel immer sprachlich oder durch Körperreaktionen aus, und um daraus resultierendes Verhalten richtig einordnen zu können, sind folgende Ausführungen interessant.

◘ Tab. 3.1 Gefühle und Bedürfnisse (eigene Darstellung in Anlehnung an Cremer und Schumacher 2016b)

Gefühle	Bedürfnisse
Angst	Sicherheit
Scham	Dazu gehören, verbunden sein
Ärger	Selbstbestimmt sein, Gerechtigkeit
Ohnmacht	Wirksam sein, Unterstützung
Trauer	Selbstbestimmt sein, Sicherheit, Gerechtigkeit, verbunden sein, dazu gehören, Wertschätzung

■ **Emotionen und Patienten**

In täglichen Interaktionen sind Gesundheitsfachkräfte mit einer Vielzahl an Gemütszuständen konfrontiert. Durch Verhalten und Äußerungen von Patienten oder ihren Angehörigen sowie innerhalb der eigenen Person.

Der Umgang mit eigenen und fremden Emotionen kann erlernt und reflektiert werden, doch die Herausforderung entsteht erst in realen Situationen mit Patienten oder Angehörigen. Es zeigt sich, dass vor allem negative Gedanken anderer eine besondere Herausforderung für Personzentrierung (► Abschn. 1.1) ist.

Krankheit ist für Patienten und auch für Angehörige eine Einschränkung in ihrem Leben, für einige zwar nur kurzfristig, doch für andere ein Leben lang. Viele müssen sich mit Abhängigkeit, Schwäche und sogar einer Finalität durch ihre Krankheit auseinandersetzen. Die berufliche, aber auch familiäre Rolle verändert sich, und so warten insbesondere auf alleine lebende Menschen schwierige Entscheidungen durch medizinische Begebenheiten. Der persönliche Unterstützungsbedarf, die Bedürfnisse nach Autonomie und Kompetenz, aber auch Faktoren der Lebensqualität müssen dann häufig überdacht werden.

Diese und andere Aspekte führen zu Gefühlen wie Angst, Trauer und Wut, welches sehr intensive Emotionen sind. Die Konfrontation mit Personen in solchen emotionalen Zuständen ist dann eine Herausforderung für in Gesundheitsfachberufen Tätige. Insbesondere, da eine gewisse Distanz entscheidend zur Inventur persönlicher Ressourcen ist. Die genannten Emotionen haben zudem starke Auswirkungen auf den eigenen Körper und benötigen oft Ausdruck und Raum, bevor sie verarbeitet werden können. Der professionelle Umgang mit Patienten erfordert von Gesundheitsfachkräften dann Verständnis, Strategien professioneller Interaktion und Möglichkeiten privaten Ausgleichs.

Das Wissen um Bedürfnisse von Patienten kann dabei zur Erklärung befremdlichen Verhaltens beitragen, und die Klärung des Umgangs mit solchen Zuständen in der beruflichen Rolle entscheidet über das persönliche Management als Beteiligter.

Medizinisches Personal kann allerdings auch selbst dazu beitragen, dass Patienten oder Angehörige extreme Emotionen erleben, es gerät dann in schwierige Situationen und sieht sich in Konflikte verwickelt (► Abschn. 4.4). Diese sind immer die Summe aus Sachlage plus Emotion, und Konfliktmanagement wird dann zu Kommunikationsmanagement. In der beruflichen Rolle sollten in der Folge dann Verhaltensweisen und Kommunikationsmuster reflektiert sowie kontrolliert eingesetzt werden.

Interaktionen mit Kollegen führen ebenfalls zu emotionalen Einflüssen, welche im Folgenden skizziert werden.

■ **Emotionen und Kollegen**

Kollegiale Verhältnisse können bereichernd und somit mit positiven Emotionen gefüllt sein, dennoch gibt es oft genug Anlass für Emotionen wie Wut und Trauer. Diese zeigen sich selten extrem, sondern in Facetten, beispielsweise als Unzufriedenheit, sich genervt fühlen, sich Sorgen machen oder gefrustet sein.

Die persönliche Enttäuschung über Entscheidungen, Verhaltensweisen oder Interaktionen prägt so mit der Zeit die Arbeitssituation, auch wenn die Arbeitsbeziehung zunächst positiv erlebt wurde.

Der Einfluss positiver Arbeitsbeziehungen kann motivierend sein und zu persönlichem Engagement führen. Doch negativ besetzte Interaktionen führen zu impliziten Verhaltensweisen wie mangelndes kooperatives Verhalten und Ausgrenzung. Dies sind gefährliche Mechanismen, da es im Extremfall zu Mobbing kommt, was sich nachhaltig gesundheitsschädigend auswirkt.

Negative Emotionen im Kollegenkreis lassen sich kaum vermeiden, es handelt sich schließlich um eine Beziehung, die nach personalökonomischen Kriterien zusammengestellt wird. So besteht oft keine Wahl, wer mit wem wann zusammenarbeitet, zudem existieren Arbeitsbeziehungen unter Umständen jahrelang. Im Gegensatz zum Patientenkontakt, welcher im Regelfall begrenzt und somit auch „emotionsbegrenzt" ist.

Kollegen haben ebenfalls eine persönliche Gewichtung ihrer Bedürfnisse und verschiedene Strategien zu ihrer Erfüllung. Das Erkennen der Bedürfnisse anderer und deren Auswirkung auf eigene Bedürfnisse ist auch hier notwendig, denn so kann Verständnis aufgebracht werden und mit sprachlichen Mustern anderer Kollegen gelassen umgegangen werden, insbesondere mit Mustern von Zynismus oder Ungeduld, welche einen starken Einfluss auf Wortwahl und Lautstärke haben und zudem meist irritierend wirken.

In der Regel kennen in Gesundheitsfachberufen Tätige die subjektiven Wirkungen und Auswirkungen ihrer Emotionen aus dem bisherigen Leben. Mimische Reaktionen sind von klein auf und kulturbedingt mehr oder weniger bekannt, nonverbale und paraverbale Kommunikationsanteile lassen also Rückschlüsse auf Emotionen anderer zu. Dennoch ist der Einfluss von Emotionen auf Kommunikation selten vorhersagbar, also helfen Reflexionen zu Wirkungen und Auswirkungen einzelner Emotionen, mit diesen flexibel umgehen zu können.

■ Kommunikative Schlussfolgerungen

Die primäre Ausbildung medizinischen Personals eignet sich in besonderem Maße zu einer Reflexion eigener Emotionen. Im sozialen Beruf ist die Klärung gefühlsauslösender Reize von großer Bedeutung, da sie jegliche Interaktion beeinflussen und prägen. So fördern oder hindern ausgedrückte Emotionen den medizinischen Prozess, und Kommunikation löst dann sogar Plazebo- und Nozeboreaktionen aus (► Abschn. 1.4). Sind also Gesundheitsfachberufler von etwas überzeugt, spürt das der Patient, im negativen wie im positiven Sinne. Kranke reagieren zudem empfindlicher auf unbedachte Äußerungen oder Handlungen, viele benötigen also emotionale Unterstützung. Wird wertschätzend mit Patienten umgegangen, gewinnt medizinisches Handeln an Wirksamkeit. Wertschätzende Bezugnahme auf Sorgen, Nöte und Bedürfnisse bedeutet dabei, über gute Fähigkeiten im Zuhören zu verfügen und Verständnis für die Patientensicht auf medizinische Aktionen aufzubringen.

Sinnvoll und klärend in Bezug auf Emotionseinflüsse ist es, Bedürfnisse zu verbalisieren. Dazu eignet sich das Benennen von Gefühl, Bedürfnis und gegebenenfalls einer Bitte, wobei Ich-Botschaften erneut ihre Berechtigung haben (► Abschn. 2.1). Indem sowohl das Gefühl als auch das Bedürfnis verbalisiert werden, bekommen Interaktionspartner angemessene Möglichkeiten einer Reaktion.

Bedürfnisse werden mit folgenden Wortkombinationen ausgedrückt (in Anlehnung an Cremer und Schumacher 2016 a):
- weil ich … brauche,
- weil mir … wichtig ist,
- weil ich … sehr schätze,
- weil ich … bevorzuge/anstrebe.

In Kombination mit einem Gefühl ergäben sich es folgende Möglichkeiten:
- ich bin … weil ich … brauche,
- ich fühle … weil ich … benötige,
- ich empfinde … weil mir … wichtig ist.

Diese Punkte sind dabei als Anregung gedacht, ein individuell stimmiges Muster ist hierbei von jedem Menschen selbst zu finden.

Emotionen beeinflussen auch das Erleben von Zufriedenheit. Wie Zufriedenheit entsteht und was zu ihrer Förderung in verschiedenen Arbeitskontexten beiträgt, ist Thema des folgenden Abschnitts.

3.2 Zufriedenheit fördern

Zufriedenheit entsteht, wenn sich Erlebnisse mit Erwartungen decken oder diese übertreffen, wobei die eigene Vorstellung der entscheidende Faktor für Erwartungen ist. Was Menschen zufrieden macht, ist subjektiv und wird beeinflusst durch das eigene Umfeld, die Gesellschaft, aber auch durch die Kultur, in der wir leben.

Intrapersonelle und interpersonelle Kommunikation fördert Zufriedenheit, wenn bekannt ist, was uns selbst zufrieden stimmt. Doch auch das Wissen darüber, was uns unzufrieden macht, ist hilfreich für zufriedenstellende Interaktion.

Für Angehörige von Gesundheitsfachberufen stellen sich hinsichtlich der Zufriedenheit zwei Fragen:
1. Wie fördere ich meine eigene Zufriedenheit, damit ich meine berufliche Rolle professionell gestalten kann?
2. Wie fördere ich durch mein (kommunikatives) Verhalten Zufriedenheit bei anderen?

Diese Fragen eigenen sich hervorragend für eine „innere Zufriedenheits-Inventur", die sich in verschiedene Aspekte unterteilen lässt.

■ Die eigene Zufriedenheit fördern

Die eigene Zufriedenheit ist sehr bedeutsam, um Selbstwirksamkeit zu erleben (▶ Kap. 6). Sie stellt zudem einen guten Resilienzfaktor für berufliche Belastungen dar, und deswegen sollte in jedem Falle regelmäßig eine Erhebung der subjektiven Zufriedenheit durchgeführt werden. Vielleicht stellen Angehörige von Gesundheitsfachberufen fest, dass die Zufriedenheit sehr von externen Faktoren abhängt, was bedeutet, dass sie sich von anderen Personen oder Dingen und Erlebnissen abhängig machen.

Es gibt einfache Aussagen, die hilfreich sind, um mittels Selbstsuggestion und durch verbale Interaktion Zufriedenheit zu fördern (Gloger und Rösner 2017, S. 104). Beispiele dafür sind:

- Gut gemacht!
- Super!
- Weiter so!
- Das gefällt mir!
- Das finde ich gut!
- Richtig!
- Tolle Arbeit!

Was zunächst wie Floskeln wirkt, hat Potenzial, das eigene Handeln und das anderer positiv zu verstärken – so wird Zufriedenheit gefördert, weil man sich oder andere bestärkt.

■ Die Zufriedenheit anderer fördern

Eigene Zufriedenheit lässt sich mittels Reflexion sehr schnell feststellen, schwieriger hingegen ist es, diese bei anderen festzustellen. Dafür ist eine personenzentrierte Kommunikation nötig.

Zufriedenheit anderer lässt sich durch eigenes Handeln und Kommunikation beeinflussen, wenn eine Haltung der Anerkennung und positiven Verstärkung umgesetzt wird. Durch Missverständnisse und Fehler kann es zu Schwierigkeiten in der täglichen Arbeit kommen, doch eine stimmige Kommunikation mit anderen hilft, Zufriedenheit wiederzuerlangen.

Angehörige von Gesundheitsfachberufen können das Erleben von Zufriedenheit anderer nur bedingt beeinflussen, denn Zufriedenheit hat mit der eigenen Lebenseinstellung und den subjektiven Erwartungen sowie „Deutungscontainern" (▶ Abschn. 1.2) zu tun. Es ist möglich, Interaktionspartnern Bedingungen für das Erleben von Zufriedenheit anzubieten, ob diese von Beteiligten jedoch verwirklicht werden, bleibt ungewiss.

Dennoch ist es sinnvoll, die Erwartungen anderer an Prozesse und Ziele kommunikativ zu klären, um die Verwirklichung von Zufriedenheit wahrscheinlicher zu machen. Dies gilt sowohl für die Interaktion mit Kollegen als auch für die Kommunikation mit Patienten. Denn sind Patienten hoffnungsvoll und haben Zuversicht, steigert das ihre Zufriedenheit. Dieser Zustand wirkt sich positiv auf die Genesung aus und verstärkt medizinische Interventionen durchaus positiv. Doch auch negative Gefühle und Erwartungen wirken sich aus, da sie einen Therapieerfolg verhindern können, und Unzufriedenheit begünstigt dabei sogar negative Gefühle und Erwartungen.

Zufriedenheit bei Angehörigen der Gesundheitsfachberufe korreliert stark mit der Umgangsweise in medizinischen Unternehmen, denn unzufriedenes Personal verursacht unzufriedene Patienten. Dies wird durch die Kommunikationskultur und folgende Faktoren begünstigt:

- Die eigene Leistung wird von anderen nicht anerkannt.
- Die Wertschätzung von Vorgesetzten und Kollegen bzw. aus anderen Teams fehlt.
- Das Bedürfnis nach sozialer Zugehörigkeit wird nicht erfüllt.

Erleben von Zufriedenheit hat mit Werteverständnis, aber noch viel mehr mit eigenen Bedürfnissen zu tun (▶ Abschn. 2.6). Werden subjektiv wichtige Bedürfnisse ignoriert oder nicht befriedigt, stellen sich Gefühle der Unzufriedenheit ein. Diese wirken sich sofort auf die intrapersonelle und interpersonelle Kommunikation aus, was dazu führt, dass andere die eigene Unzufriedenheit wahrnehmen.

Abhängig vom Arbeitskontext gibt es verschiedene Aspekte für das Erleben von Zufriedenheit, die im Folgenden in stationär und ambulant aufgeteilt werden.

■ Zufriedenheit in stationären Einrichtungen

Die Zufriedenheit von Angehörigen der Gesundheitsfachberufe wirkt sich auf akut zu versorgende Patienten aus, da ein häufiger, aus gewissen Abhängigkeiten bestehender Kontakt gegeben ist.

Zufrieden sein heißt für medizinisches Personal in diesem Arbeitskontext zunächst einmal, die

Umgebung so anzunehmen, wie sie ist. Sinn und Zweck der eigenen Interaktionen in der beruflichen Rolle wird so deutlich, und entsprechende Herausforderungen können als momentane, aber zu bewältigende Situationen gesehen werden. Wertschätzung und Anerkennung sich selbst gegenüber wird so gefördert, und Fehler werden als Lernpotenzial gesehen.

Gegenseitige Wertschätzung im Team und gegenüber anderen Teams sind hierbei ebenfalls bedeutsame Wirkungsfaktoren, wozu auch die Wertschätzung zwischen Vorgesetzten und ihren Mitarbeitern zählt. Eine Kultur der Wertschätzung ist auch einer der Schlüsselaspekte in Magnetkrankenhäusern. Diese heißen so, weil sie Mitarbeiterzufriedenheit verwirklichen, indem sie klare, transparente Prozessabläufe von Behandlungspfaden und Vorgaben bieten. Innerhalb dessen geben sie Handlungsspielräume, leben eine offene Kommunikationsstruktur, ermöglichen eine angemessene Fehlerkultur (▶ Abschn. 3.5) und Offenheit gegenüber Verbesserungsvorschlägen. Zufriedenheitsfaktoren wie Sicherheit, Verlässlichkeit, Autonomie- und Kompetenzerleben gehören ebenfalls zur Unternehmensstrategie. Weil das alles Personal anzieht, werden solche stationären Häuser auch mit dem Begriff des Magneten bezeichnet.

Eine professionelle Gesprächsführung fördert ebenfalls die Zufriedenheit, denn sie berücksichtigt Wertschätzung und einen konstruktiven sowie lösungsorientierten Umgang mit Herausforderungen. Sie weiß nicht besser, sondern klärt auf, sie akzeptiert nicht nur, sondern sie respektiert. Und sie ist klar und präsent in Ausdruck, Wortwahl und Grammatik, sodass Patienten Personal auch als kompetent erleben und zufriedener sind.

Unterschiedliche medizinische Fachrichtungen der Stationen in Krankenhäusern und Kliniken benötigen dabei unterschiedliche kommunikative Fertigkeiten. Handelt es sich um einen jungen Patienten nach Schulteroperation, so ist eine Interaktion sicher unproblematisch. Die Kommunikation sollte dann zwar angemessen sein, ist aber weniger sensibel als auf einer Station mit Palliativpatienten, wo medizinisches Personal Angehörige einbinden, unterschiedliche Krankheitserscheinungen berücksichtigen und mit Emotionen final Erkrankter umgehen muss. Das erfordert eine sehr patientenzentrierte Kommunikation und das geschulte Verbalisieren von

Emotionen und Wünschen. In solchen Kontexten helfen folgende Faktoren, eine Zufriedenheit durch Kommunikation zu fördern:

- Während der Interaktion eine Atmosphäre des Vertrauens und der Ruhe schaffen.
- Schweigen und Gesprächspausen zulassen.
- Mit Namen ansprechen und Blickkontakt herstellen.
- Aktives Zuhören verwirklichen (▶ Abschn. 2.3).
- Bezugnehmende Gesprächstechniken einsetzen (▶ Abschn. 2.1).

Auch im Aufwachraum spielt die Kommunikation zwischen Patienten und Personal eine entscheidende Rolle, denn sie gibt ein Gefühl der Sicherheit, was ebenfalls Zufriedenheit fördert. Die Umgebung einer solchen Station ist für Patienten fremd, viele leiden unter Orientierungslosigkeit, wenn sie dort erwachen. Die sprachliche Fähigkeit und die Wahrnehmungsfähigkeit sind vielleicht sogar beeinträchtigt, Patienten bekommen also mehr oder weniger mit. Die Wahrnehmung räumlicher und zeitlicher Begebenheiten ist zudem vermindert. Wobei auch die Art der Narkose nach einem operativen Eingriff die Aufwachphase und Kommunikationsfähigkeit beeinflusst. Angemessene Kommunikation berücksichtigt in diesem Kontext damit vor allem die nonverbale Ebene.

Ganz generell ermöglichen folgende allgemeine Aspekte, dortige Kommunikation gelingen zu lassen und somit Zufriedenheit zu fördern:
- Ein höfliches Auftreten mit Ansprache des Namens und Vorstellung der eigenen Person.
- Ausstrahlen von Ruhe und Sicherheit (▶ Abschn. 1.4).
- Das Einsetzten von Berührungen bei Personen mit Bewusstseinstrübung.
- Kurze Sätze benutzen sowie deutlich und klar sprechen, da die Verarbeitung seitens des Patienten verlangsamt sein kann.
- Ankündigen von medizinischen Handlungen, Prozessen oder anderen nötigen Maßnahmen.
- Eine besondere Kontrolle der nonverbalen Kommunikation gewährleisten (▶ Abschn. 2.5).

Patienten in stationären Einrichtungen sind durch Schmerzen, Ängste, Alter, Unwohlsein u. v. m. beeinträchtigt, was Stress- und Angsterleben auslöst. Sie kennen vielleicht nicht die vielen spezifischen Abläufe oder erwarten etwas anders, also profitieren diese Menschen besonders von Orientierung und Sicherheit. Diese können mit Sprache gegeben werden, wobei die fünf Schritte des Kommunikationsprozess (► Abschn. 1.3) hilfreich sein können: Intention, wertschätzende Kontaktaufnahme, Rahmen, ggf. Gespräch (Diskurs) und Schluss.

Arbeitsprozesse werden in stationären Einrichtungen immer komplexer, gleichzeitig sind personelle Ressourcen oft knapp. Um trotzdem Zufriedenheit zu ermöglichen, sollte die eigene berufliche Tätigkeit verantwortungsbewusst und flexibel gestaltet werden. Eine wertschätzende und klare Kommunikation hilft der eigenen Person und anderen Personen im Team bei der Verwirklichung von Zufriedenheit. Engagement und gegenseitiges Kompetenzerleben werden so gefördert, wovon alle Beteiligten profitieren.

■ **Zufriedenheit in ambulanten Interaktionen**

Im ambulanten Versorgungssektor stellen sich Interaktionen wechselnd und eher kurz dar. Patienten bringen ihre subjektiven Vorstellungen, Erfahrungen und Erwartungen regelmäßig, aber kurzzeitiger mit, und häufig sind Kontakte zu bestimmten Gesundheitsfachberufen stetiger. Kompetenzerleben und Zufriedenheit werden dann an eine oder wenige Personen geknüpft, wobei ein häufiger Wechsel ggf. Unzufriedenheit fördert.

Kompetenzzuschreibungen werden auch im ambulanten Sektor mit Kommunikationsverhalten verbunden. Patienten bewerten und teilen ihre Erfahrungen unmittelbarer mit ihrem sozialen Umfeld, in welches sie wieder zurückkehren, daher sind für eine Förderung von Zufriedenheit die Regeln für gelingende Kommunikation anzuwenden (► Abschn. 1.4).

Ambulante Versorgung bedeutet jedoch ebenfalls die Betreuung von Patienten in ihrem häuslichen Umfeld, in dem Patienten quasi „Heimvorteil" haben. Um auch dort Zufriedenheit zu fördern, helfen folgende Punkte:

— Angemessenes und zurückhaltendes Verhalten im häuslichen, sehr privaten bis intimen Umfeld.
— Die Berücksichtigung des Einflusses heimischer Lebenswelt auf Patienten, ihre Angehörige und andere Bewohner.
— Die Beeinflussung von Patienten durch ihre Partner oder Angehörigen.

— Die zeitliche begrenzte Intervention, die u. U. nicht nachhaltig ist, da der häusliche Kontext und Alltag andere Bedingungen bieten.

Auch hier zeigen klare, wertschätzende Kommunikationsgewohnheiten positive Wirkung, da sie Sicherheit und Anerkennung bieten.

Problematisch wird es, wenn Patienten die Rolle der sie zu Hause betreuenden Gesundheitsfachkraft missverstehen. Für solche Patienten bedeutet die häusliche Betreuung vielleicht einen wichtigen sozialen Kontakt, und unerfüllte Bedürfnisse werden deutlich, die Gesundheitsfachkraft in schwierige Situationen bringen können. Kommunikation hat dann auch präventiven Charakter in Bezug auf Missverständnisse und sollte dementsprechend genutzt werden. Die Wortwahl bei Hausbesuchen sollte zwar freundlich, aber auch neutral sein, professionelle Berührungen und Körpernähe sollten als medizinische Handlung benannt werden. Leidet darunter die Patientenzufriedenheit, muss abgewogen werden, was letztlich entscheidend für einen professionellen Kontakt ist.

Angehörige häuslich zu versorgender Patienten sind Teil der ambulanten Interaktionen und sehen in Betreuern wichtige Ansprechpartner. Daher fördert Anteilnahme an deren Belastungen, Antworten auf Fragen oder das Loswerden von Emotionen auch ihre Zufriedenheit.

Eine weitere, mehr räumliche Herausforderung im ambulanten, terminplanorientierten Kontext stellt der Wartebereich dar. Kommt es bei terminiert und spontan eintreffenden Patienten zu unterschiedlichen Wartezeiten, fördert dies Unzufriedenheit, und die von Wartenden gefühlte Ungerechtigkeit kann zu schwierigen Situationen führen. Insbesondere, wenn Patienten nicht wissen, warum eine Reihenfolge der Terminierung nicht eingehalten wird. Hilfreich sind hier präventive Maßnahmen wie Informationsschilder oder anderweitig kommunizierte Erklärungen gegenüber Patienten, denen sich eine aktuelle Reihenfolge nicht erschließt.

Zeitmanagement ist im ambulanten Bereich generell entscheidend, und Personal läuft bei suboptimaler Zeitplanung Gefahr, in Hektik und Routine zu verfallen. Dies kann in der Folge Fehler erzeugen und wirkt sich negativ auf Patienten aus. Mit einer Sprache, welche Stress auslösende Begriffe vermeidet und grammatikalisch klar ist, kommt auch hier Ruhe in die Interaktion (s. Ausführungen am Beginn von Kap. 3).

Der kommunikative Umgang mit häuslich zu Versorgenden profitiert insgesamt von Rahmeninformationen, Handlungsverbalisierung und kurzen, klaren Sätzen.

Die Fachkraft für Pflege kommt zum Patienten. Sie vermittelt Eile und Routine mit folgenden Sätzen: „Hallo – wie geht's denn so? Ja, dann fangen wir mal an, heute sind wieder Verbandswechsel und die Kontrolle der Haut dran, sie wissen das ja schon, dann wollen wir mal …" Ruhiger und klarer wirkt: „Guten Tag, Herr Jakob (kurze Pause). Ich werde heute bis 9:30 Uhr bei Ihnen sein (kurze Pause). Zunächst werde ich den Verband entfernen (kurze Pause). Dann versorge ich die Haut (kurze Pause). Anschließend bekommen Sie einen neuen Verband (kurze Pause). Dabei mache ich mir ein Bild von dem Zustand Ihrer Haut am Bein."

Neben der Zufriedenheit in Bezug auf Patientensysteme finden Angehörige von Gesundheitsfachberufen im ambulanten Kontext eigene Zufriedenheit in der Art, wie Patienten ihnen begegnen. Löst deren Verhalten Unzufriedenheit aus, hilft gerade dann eine Kommunikation, welche Bezug auf Wünsche und Emotionen von Patienten nimmt. Bezugnehmende Gesprächstechniken stellen zudem den Patienten in den Mittelpunkt (► Abschn. 1.4) – und zwar ohne Stellung zu beziehen oder sich rechtfertigen zu müssen. Das ist entlastend und fördert gesunde Distanz, ohne dass Patienten medizinisches Personal als distanziert wahrnehmen.

Sowohl im stationären als auch im ambulanten Bereich wird es immer Unzufriedenheiten geben, und mit diesen professionell und förderlich umzugehen, ist Aufgabe des Beschwerdemanagements. Dazu nun abschließend einige Informationen.

■ **Beschwerdemanagement**

Unzufriedenheit von Patienten sollte immer thematisiert werden, wofür viele Unternehmen ein professionelles Beschwerdemanagement nutzen und regelmäßige kommunikative Schulungen des Personals sicherstellen. In der Regel werden seitens der Patienten zwei Möglichkeiten genutzt, wenn Unzufriedenheit erlebt wird: Zukünftiger Kontakt wird vermieden, falls dies möglich ist, oder der medizinische Anbieter wird einfach gewechselt. Doch so erfährt medizinisches Personal nicht, welche Faktoren zur Unzufriedenheit führten.

Häufig wird sich auch schriftlich oder mündlich beschwert, was oft emotional erfolgt. Beschwerden können so zu schwierigen Kommunikationssituationen führen, denn Patienten mit Unzufriedenheiten sind in ihren Erwartungen und Vorstellungen enttäuscht worden. Hier ist wichtig, sich Folgendes klarzumachen: Menschen, die sich beschweren, wollen gehört werden und sind interessiert an Verbesserungen.

Beschwerdemanagement ist Teil der Qualitätssicherung, und in der Regel werden dazu Prozesse definiert, welche medizinischem Personal bekannt sein sollten. Unabhängig davon kann Gesundheitsfachkräften folgender Umgang mit Beschwerden empfohlen werden (Rixen et al. 2015, S. 138):

- Den Beschwerdeführer ausreden lassen.
- Verständnis für seine Emotionen zeigen.
- Den sachlichen Hintergrund beleuchten.
- Eine Lösung erfragen bzw. gemeinsam finden.
- Das Ergebnis festhalten.
- Für den Hinweis bedanken.

Erleben von Unzufriedenheit und Beschwerden erfordern lösungsorientierte, angemessene Kommunikation. Reflexion zu Kommunikation, zu Verhaltensweisen und zu Einstellungen sind im intra- und interpersonellen Kontakt wichtig, um sich zu professionalisieren. Aus diesem Grunde beschäftigt sich der nächste Abschnitt mit diesen drei Bereichen.

3.3 Kommunikation, Verhalten und Einstellung reflektieren

Kommunikation ist Ausdruck der eigenen Einstellung und des eigenen Verhaltens. Denken Berufstätige in Gesundheitsfachberufen über ihr eigenes Handeln und Tun nach, entwickeln sie sich weiter, es professionalisiert ihr berufliches Agieren und ihr Kommunikationsverhalten.

Durch Reflexion wird bewährtes Verhalten überprüft und neues Verhalten verwirklicht, sie führt somit zu schneller und effizienter persönlicher Professionalisierung. Zudem lernen Erwachsene durch informellen Austausch und durch Reflexion mittels Geschichten, Beobachtungen oder Vorstellungen.

Sich zu entfalten und über sich hinauszuwachsen ist ein neurobiologisches Grundbedürfnis, und jeder ist in der Lage, bestehende Meinungen neu zu bewerten und sich so weiterzuentwickeln (Purps-Pardigol 2015). Dies gelingt, wenn der eigene Willen dafür vorhanden ist, allerdings braucht es dazu eine gute Wahrnehmungsfähigkeit sowie die Bereitschaft, an sich zu arbeiten.

In diesem Abschnitt geht es um drei entscheidende Reflexionsfelder, die subjektive Kommunikation, das eigene Verhalten und die eigenen Vorstellungen. Diese drei Bereiche werden nun im Einzelnen thematisiert.

▪ Reflexionsfeld subjektive Kommunikation

Durch Sprache werden eigene Empfindungen und Handlungsweisen geprägt, doch Sprache beeinflusst auch Gefühle und Handlungen anderer.

Subjektive Kommunikation ist abhängig vom eigenen Bild der Umwelt und uns selbst, wobei das Gelingen von Kommunikation abhängig vom Interaktionspartner, seinen Wahrnehmungen und Überzeugungen ist (► Abschn. 1.4).

Wollen in Gesundheitsfachberufen Tätige also ihre subjektive Kommunikation reflektieren, sind Interaktionspartner von Bedeutung, deren Feedback klärt, ob unangemessene Kommunikationsweisen vorliegen. Die einfachste Art und Weise dazu ist eine Bitte um Feedback (► Abschn. 4.3). Sehr erkenntnisreich ist dies vor allem dann, wenn bewusst als heterogen empfundene Menschen um Feedback gebeten werden.

Folgende Aspekte eignen sich zur Reflexion durch andere:

- die stimmige Wahl und die Konstruktion eigener Sätze,
- die eigenen Lieblingsworte,
- die nonverbale Kommunikation,
- eigene Glaubenssätze und Redensarten.

Diese Punkte werden nun erläutert.

Die stimmige Wahl und die Konstruktion eigener Sätze sind entscheidend für das Überbringen wichtiger Botschaften. Kommunikationspartner, die mit Nebensätzen und differenzierten Beschreibungen sprechen, haben differenziertere Denkstrukturen, doch wirkt das auf Gesprächspartner nicht immer nachvollziehbar und nachhaltig. Kurze, vollständige Sätze vermitteln Klarheit und fokussieren den Gesprächsgegenstand, doch es erfordert Übung, diesen Anspruch freundlich und wertschätzend umzusetzen. Allerdings wirkt sich die sprachliche Klarheit auch auf die eigene Haltung aus (von Scheurl-Defersdorf 2017).

Häufig werden Sätze grammatikalisch unsauber gesprochen und verursachen beim Hören Verwirrung und Unklarheit. Erst eine Erfahrung oder ein Nachfragen führen dann dazu, dass verstanden wird, was zu tun ist, oder aber Hörende fühlen sich gar nicht erst angesprochen. Werden Aufforderungen als Frage formuliert, mag das zwar höflich klingen – es bleibt aber dennoch eine Frage.

Ebenso hemmen Passivsätze die Aktivität bei einer Aufforderung, denn der Handelnde steht nicht im Mittelpunkt und ist kein Subjekt im Satz. So fehlt ihm unter Umständen jegliche Motivation, das zu tun, wozu er aufgefordert wird. Es ist ein Unterschied, ob die Pflegefachkraft zum Patienten sagt: „Die Untersuchung wurde veranlasst. Es wird gleich losgehen" oder „Ich habe nach Absprache mit Dr. Huber für Sie die Untersuchung terminiert. Bitte bereiten Sie sich darauf vor."

Mit folgenden Leitfragen nutzen Gesundheitsfachberufler die kommunikative Kraft von Aktivsätzen:

- Welches sind die Intention und der Rahmen für meine Aussage, Aufforderung oder Frage?
- Wer ist der Handelnde und wie beziehe ich ihn in meine Sätze ein?

Die eigenen Lieblingsworte werden besonders gerne oder oft genutzt, und sie können leicht identifiziert werden, wenn in Gesundheitsfachberufen Tätige sich bewusst zuhören. Lieblingsworte sind auch bei anderen Sprechenden hörbar und gehören zur eigenen Persönlichkeit. Worte wirken immer auf Interaktionspartner und sollten deswegen auf folgende Bedeutungen hin überprüft werden, denn sie transportieren ggf. eine Sinnhaftigkeit, die ungewollt ist:

- Sind sie in ihrer Wirkung neutral (z. B. „okay"), positiv (z. B. „schön") oder negativ (z. B. „problematisch")?
- Suggerieren sie Gewalt (z. B. „das muss ich Ihnen leider aufs Auge drücken" oder „da muss ich Sie jetzt abwürgen, weil …")?

Weitere häufig inflationär oder gerne genutzte Worte sind „müssen" und „dürfen". Diese sollten auf Intention und Wirkung geprüft werden, da sie sowohl auf die eigene Person als auch auf andere Personen in ihrer Bedeutung unangemessen wirken können. Statt Höflichkeit oder Selbstverpflichtung auszudrücken, implizieren sie Herablassung oder erzeugen Druck. Fragen sich Gesundheitsfachkräfte, wie jemand beim Gebrauch dieser Worte ihnen gegenüber auf sie wirken würde, kommt es mittels Reflexion häufig zu einer sorgsameren Verwendung, und mit folgenden Reflexionsfragen gelingt dies noch leichter:

- „Muss" jemand wirklich eine berufliche Tätigkeit tun – oder will diese Person sie tun, damit sie ihren Lebensunterhalt sichert?
- „Darf" jemand wirklich einen Patienten aufnehmen – im Sinne einer Erlaubnis?

Fragend kann nun reflektiert werden: Wie wirken solche Aussagen in der Senderperspektive? Was würden sie in der Empfängerperspektive auslösen (zu dem Begriff Sender und Empfänger s. ▶ Abschn. 1.1)?

Die nonverbale Kommunikation wird sehr schnell verstanden und ist Ausdruck der Gefühle und Einstellungen, sie relativiert oder verstärkt die verbale Kommunikation. Passen Mimik und Gestik zu dem, was gesagt wird, wirkt medizinisches Personal stimmig auf andere (▶ Abschn. 2.5).

Hörende interpretieren Mimik und Gestik auf Stimmigkeit des Sprechenden, und je nach subjektiver Wahrnehmung führt das zu Missverständnissen: Ist ein mimisch neutraler Gesichtsausdruck nun Ernsthaftigkeit oder Strenge? Wird gerade Überraschung verspürt oder Angst?

Sind Gesundheitsfachkräfte gelangweilt, genervt oder gestresst, wird die Mimik das immer transportieren, und wenn dies mit dem Interaktionspartner nichts zu tun hat, ist eine Erklärung oder die mimische Kontrolle notwendig.

Eigene Glaubenssätze und Redensarten sollten ebenfalls identifiziert und reflektiert werden, sie sind meist übernommen oder ergeben sich aus der eigenen Überzeugung. Redensarten können bagatellisierend, resignierend oder besserwisserisch wirken, was Potenzial für schwierige Situationen birgt, da sie zu Fehlinterpretationen einladen. Vermeintlich Tröstendes wirkt dann im kommunikativen Austausch bagatellisierend, oder eine Absicht des Ermutigens führt stattdessen dazu, dass das Verhalten des Kommunikationspartners als unangemessen erlebt wird.

Beispiele für beliebte Glaubenssätze und Redensarten in Interaktionen werden hier aufgelistet und kritisch hinterfragt:

- „Das wird schon wieder!" – Ist das wirklich so?
- „Ende gut, alles gut." – Leider nicht immer! Was wird mit der Aussage bezweckt?
- „Da muss man sich nicht so anstellen." – Doch es kann gute Gründe geben für das Leid dieser Person.
- „Das schaffen Sie schon." – Auch das ist unsicher. Es liegt rein an der Überzeugung des anderen, ob er das so sieht.
- „Machen Sie sich keine Sorgen." – Sorgen- und Angstfreiheit kann man nicht wirksam transportieren. Es gibt sicher gute Gründe für die Sorgen, zudem kann eine Angstreduktion nur vom Betroffenen selbst durch Neuinterpretation erfolgen.
- „Das ist hier aber so." – Aus der eigenen Sicht sind Arbeitsabläufe vielleicht sinnvoll, doch für andere ist es neu oder ungewohnt, eine freundliche Erklärung hilft.
- „Das schaffen wir nie." – Dies führt zu kognitiven Blockaden und lässt keinen Raum für kreative Lösungsfindung. Diese wird nur möglich, wenn gemeinsam nach Lösungen gesucht wird.

Neben einer Reflexion der Kommunikation ist es außerdem wichtig, das eigene berufliche Verhalten regelmäßig zu hinterfragen und auf Stimmigkeit zu überprüfen. Angehörige von Gesundheitsfachberufen haben mit bemerkenswert vielen Menschen zu tun, ihre Interaktionen umfassen also verschiedene soziale Schichten, multikulturelle Begebenheiten und sind generationsübergreifend. Dies erfordert eine gute Selbstfürsorge.

▪ Reflexionsfeld eigenes Verhalten

Mit dem eigenen Verhalten fühlen sich Angehörige von Gesundheitsfachberufen im Recht, denn es gehört zu ihnen und hat gute Gründe. Für sie selbst ist es stimmig und normal, doch reden, fühlen und handeln Personen in den gleichen Situationen ganz unterschiedlich. So bergen subjektive Interessen und Bedürfnisse eben doch Unverständnis und Konflikte.

Das eigene Verhalten wird durch emotionale Hintergründe und subjektiv berechtigte Wünsche, doch werden damit zusammenhängende Gefühle selten offen kommuniziert. Und so entstehen durchaus herausfordernde Situationen durch Missverständnisse, Konflikte, Beschwerden oder eine als unangemessen empfundene Rückmeldung. Doch herausfordernde Situationen regen ebenso wie Fehler auch die Reflexionsfähigkeit an.

Wichtige Fragen im Zusammenhang mit Verhaltensreflexionen sind:

- Was war der Grund für mein Verhalten?
- Welche Wahrnehmung zu der Person/der Situation hat mein Verhalten rechtfertigt?
- Was an meinem Verhalten könnte bei dieser Person diese Reaktion ausgelöst haben?
- Wie geht es mir damit, dass bei dieser Person in dieser Situation dies so war?
- Muss ich etwas verändern? Was könnte das sein, damit ich mich zukünftig stimmiger verhalten kann? In Bezug auf diese Person oder diese Situation?

Verhaltensänderungen haben etwas mit Erkenntnis und Motivation zu tun. Sind diese unzugänglich, hilft die Sicht und Klärung mit Unterstützung eines Coachings, doch häufig reicht eine Inventur eigener Einstellungen, um Interaktionen und Situationen fürs erste zu klären.

- **Reflexionsfeld eigene Einstellungen**

Mit dem Begriff Einstellung ist ein inneres Verhältnis zu einer Ansicht, Situation, Person oder Meinung gemeint. Es ist ein mentaler und neuraler Zustand, der durch Erfahrung gesteuert wird, wobei diese Erfahrung durch Konditionierungen oder Assoziationen entsteht. Einstellungen sind dienlich, denn sie helfen bei der Orientierung, führen zu Zielen und definieren die eigene Identität.

Reaktionen gegenüber Situationen, Personen oder Objekten, mit denen Beziehungen existieren, entstehen durch Einstellungen. Sie lassen sich beeinflussen, abhängig von der kognitiven Leistungsfähigkeit, dem Selbstwertgefühl und der Kommunikation. Sehr wache und interessierte Menschen sind kritischer in Bezug auf Beeinflussungen, und auch dann, wenn ein sehr hohes oder niedriges Selbstwertgefühl besteht, wirkt sich dies auf die Beeinflussbarkeit aus.

Die persönliche Relevanz einer Veränderung der Einstellung entscheidet über die Umsetzung von Änderungen.

Intrapersonale Kommunikation ist zur Inventur eigener Einstellungen entscheidend: Was denke ich zu einer Sache, einer Person oder einer Begebenheit? Warum denke ich das? Was wäre das Gute daran, wenn ich die Einstellung dazu ändere? Hat dies Vorteile?

Eigene Denkmuster zu reflektieren ist unverzichtbar, denn sie decken Bedürfnisse auf, die eigenes Handeln leiten. Sie sollten akzeptiert und wertgeschätzt werden, doch im Sinne einer Kompetenz der Anpassungsfähigkeit kann es zur Notwendigkeit einer Einstellungsänderung kommen.

Im beruflichen Kontext, in dem es um Zusammenarbeit und gemeinsame Leitbilder geht, existieren entsprechende Formate: kollegiale Beratung, Intervision und Supervision. Dies sind effiziente und produktive Methoden zur Reflexion und Professionalisierung und werden im folgenden Abschnitt erläutert.

3.4 Kollegiale Beratung, Intervision und Supervision

Diese Formate der Unterstützung reflektieren und optimieren Arbeitsverhalten und Arbeitsprozess, sie fördern darüber hinaus intrapersonelle und interpersonelle Kommunikation sowie Selbstmanagement. Kollegiale Beratung, Intervision und Supervision sind gängige Formate zur Eigen- und Teamförderung im beruflichen Kontext.

Ziel dieser Aktivitäten ist die eigenständig stattfindende Reflexion zu beruflichen Herausforderungen und Fallbesprechungen, dabei nutzen sie die Intelligenz der Gruppe für eine Lösungsfindung und Lösungsumsetzung.

Kollegiale Beratung und Intervision sind strukturierte Formate, d. h. sie beinhalten bestimmte Abläufe bzw. Vorgehensweisen und finden in Gruppen ab zwei Personen oder auch im Einzelformat statt. Weitere Begriffe hierzu sind geleitete Intervision, Intervisionsgruppe, kollegiale Supervision, Kollegensupervision oder Teamsupervision. Ein etwas anderes Format ist die sogenannte Balint-Gruppe, bei der es sich um eine von Psychologen betreute, analytisch orientierte und interaktive Fallarbeit handelt. Sie ist im ärztlichen Bereich recht populär.

Aktivitäten wie kollegiale Beratung, Intervision und Supervision erfordern bestimmte Voraussetzungen zum Gelingen:

- zeitliche Möglichkeiten zur Umsetzung im Arbeitskontext,
- Fähigkeit zur Selbstreflexion,

- Offenheit gegenüber Interaktionen in der Gruppe,
- Kommunikationswillen,
- Handlungsleitfaden zum strukturierten Vorgehen.

Im Folgenden werden die einzelnen Formate nun genauer dargestellt.

■ Kollegiale Beratung

Es handelt sich um eine kollegiale Unterstützung, deren Ziel der Erfahrungsaustausch ist, so werden berufliche Vorkommnisse reflektiert, um eine Problemlösung zu unterstützen. Dabei geht es immer um gemeinsames Lernen zur Kompetenzerweiterung, und der Ablauf einer kollegialen Beratung folgt bestimmten Regeln.

Kollegiale Beratung birgt die Chance gemeinsamer Lern- und Arbeitskultur, ein erfolgreiches Miteinander wird erreicht, welches sich positiv auf die Effizienz von Teams und Organisationen auswirkt. Doch was ist kollegiale Beratung nun genau?

Es handelt sich um eine wechselseitige Reflexion, welcher folgende positiven Auswirkungen zugeschrieben werden:
- Lösungsfindung,
- Reduktion von beruflich bedingten Anspannungen,
- Stressverarbeitung,
- Verhinderung von Burn-out.

Kollegiale Beratung findet in festgelegten Phasen statt und benötigt keinen beratenden Experten, wenn die Methodik allen Personen bekannt ist. Jeder in der Gruppe ist in diesem Setting gleichberechtigt, die Rollenverteilung wechselt. Eine wertschätzende Grundhaltung (▶ Kap. 1) wird dabei vorausgesetzt. Die Thematiken werden vertraulich behandelt, damit ein sicherer Rahmen gewährleistet ist.

Folgende Regeln sind einzuhalten:
- Alle verpflichten sich zur Vertraulichkeit.
- Individuelle Ansichten und Überzeugungen werden im Sinne von gegenseitigem Respekt und Wertschätzung akzeptiert und respektiert.
- Die Person, welche den Fall einbringt, entscheidet selbst darüber, was sie berichtet. Sie definiert auch, in welche Richtung sie beraten werden will, zudem hat sie das Recht, den Prozess jederzeit zu verändern oder zu beenden.

- Jeder Teilnehmer entscheidet, welche Mitteilungen er macht.
- Alle Teilnehmer bringen sich ein, denn nur so wird ein Ergebnis wahrscheinlich.
- Jeder ist offen für alle Lösungsmöglichkeiten, die sich ergeben können.
- Es redet immer nur einer.

Die ideale Gruppengröße liegt bei maximal 10 Personen, welche sich über einen längeren Zeitraum gemeinsam beraten. Ein fester Zeitrahmen ist sinnvoll, doch sind die zeitlichen Abstände variabel und abhängig von den Möglichkeiten, welche der Arbeitskontext bietet. Der Ablauf einer kollegialen Beratung beinhaltet folgenden Prozess (in Anlehnung an Tietze 2003, 2018):

1. **Casting:** Die Gruppe einigt sich auf die Rollenverteilung von Moderator, Fallerzähler, kollegialem Berater und Sekretär. Der Moderator führt durch die Phasen, der Fallerzähler bringt ein Thema oder eine Situation ein, so werden Lösungsansätze oder verschiedene Perspektiven beleuchtet. In der Rolle des Sekretärs schreibt ein Teilnehmer mit, die anderen sind kollegiale Berater.
2. **Spontanerzählung:** Der Fallerzähler hat etwa 10 Minuten Zeit, um die Situation aus seiner Perspektive zu erzählen, er wird vom Moderator durch klärende Fragen unterstützt. Abschließend können noch Verständnisfragen der Berater gestellt werden.
3. **Schlüsselfrage:** Der Moderator fordert den Fallerzähler auf, seine Schlüsselfrage zu stellen, diese soll klären, welches Ziel er sich aus der kollegialen Beratung erhofft. Sollte es dem Fallerzähler schwerfallen, eine Schlüsselfrage zu formulieren, wird er von der Gruppe unterstützt.
4. **Methodenwahl:** Verschiedene Vorgehensweisen eignen sich, wie die Schlüsselfrage bearbeitet werden kann, die einfachste Möglichkeit ist das Brainstorming. Dies kennen auch unerfahrene Teilnehmer in einer kollegialen Beratung.
5. **Beratung:** Die Berater bringen ihre Ideen, Vorschläge, Gefühle oder Assoziationen, ggf. auch Ratschläge ein, der Sekretär notiert diese. Der Fallerzähler hört nur zu, und der Moderator behält die Zeit im Blick. Dieser achtet darauf, dass sich jeder einbringen

kann, und legt Wert darauf, dass ein Beitrag jeweils kurz und klar formuliert wird.

6. **Abschluss:** Der Moderator fordert den Fallerzähler auf zu äußern, was ihm aus der Beratung hilfreich erscheint, anschließend bedankt er sich und kann ggf. Feedback zum durchgeführten Ablauf geben.

Kollegiale Beratung braucht im Rahmen des Arbeitskontextes zeitliche und räumliche Ressourcen. Es handelt sich dabei um eine Weiterqualifizierung, die Mitarbeitern im Gesundheitswesen und Patienten zugutekommt, allerdings ist sie kein therapeutisches Mittel und ungeeignet, um persönliche Probleme und Belastungen zu behandeln. Kollegiale Beratung fördert jedoch die Reflexion und Professionalität mit einfachen Möglichkeiten, sowohl intra- als auch interprofessionell.

- **Intervision**

Bei der Intervision geht es ebenfalls um das Reflektieren und Besprechen aktueller Probleme und Herausforderungen in psychosozialen Berufen. Sie findet im eigenen Team statt und kommt ohne einen externen Spezialisten aus. Allerdings übernimmt jeweils ein Teammitglied die Moderation und beachtet die Einhaltung von Regeln, z. B.:

- Es wird mit Ich-Botschaften gesprochen.
- Jeder lässt den anderen ausreden.
- Entscheidungen und Beschlüsse werden dokumentiert.
- Lösungsorientierung statt Fokus auf negative und wenig konstruktive Beiträge.

Zur Gestaltung einer Intervisionssitzung sind Faktoren wie Selbstreflexion, Offenheit und Wertschätzung wichtig, der Verzicht auf Rechtfertigungen oder Verteidigung ist entscheidend für das Gelingen. Das Wissen der Teammitglieder um die individuelle Konstruktion der Wirklichkeit (▸ Abschn. 1.2) ist dabei hilfreich und entlastend.

Folgende Methoden aus der kollegialen Beratung (Tietze, nach Arnold, 2013) sind auch zur Anwendung einer Intervision hilfreich, nachdem ein Fall eingebracht wurde:

1. **Brainstorming:** Es werden Ideen für den Fallgeber gesammelt, wobei dabei die **Fragestellung** ist: Was könnte in so einer Situation getan werden?
2. **Kopfstandbrainstorming:** Es werden gegensätzliche Ideen zur Schlüsselfrage gesammelt, mit der **Fragestellung:** Wie könnte der Fallgeber die Situation verschlimmern?
3. **Resonanzrunde:** Sie ist das Feedback zur Spontanerzählung. Die **Fragestellung** dabei lautet: Was löst die Erzählung an inneren Reaktionen beim Einzelnen aus?
4. **Sharing:** Es wird ein Bezug zu ähnlichen Situationen hergestellt. Mit der **Fragestellung:** An welche eigenen Erfahrungen kann sich bei der Fragestellung erinnert werden?
5. **Zwei wichtige Informationen:** Die Informationen der Erzählung werden hierbei neu gewichtet. Eine mögliche **Fragestellung** lautet: Was sind für den einzelnen Beteiligten die beiden wichtigsten Informationen?
6. **Actstorming:** Es werden Aussagen in wörtlicher Rede für ein bevorstehendes Gespräch gesammelt, mit der **Fragestellung:** Wie könnte der Fallgeber sein Anliegen formulieren?
7. **Hypothesen entwickeln:** Die Zusammenhänge aus der Erzählung werden neu bewertet. Die **Fragestellung** dabei kann sein: Welche Annahmen bestehen in der Gruppe zu der geschilderten Situation?
8. **Umdeuten:** Das Verhalten der beteiligten Personen soll positiv gesehen werden, mit der **Fragestellung:** Was daran könnte positiv sein?
9. **Inneres Team:** Unterschiedliche innere Beteiligte des Fallgebers werden verdeutlicht. Die **Fragestellung** wäre dabei: Welche Mitglieder im inneren Team des Erzählers sind vorhanden, und was sagen sie zu der Schlüsselfrage?

Intervision durchzuführen braucht keine Experten, und es gibt sehr gute Literatur zu Abläufen und Methoden, zudem kann beides sehr variabel gestaltet und angepasst werden. Ein Informationsblatt, auf dem Regeln, Phasen und Methoden gelistet sind, kann dabei jedoch hilfreich sein und Orientierung bieten.

Positive Effekte von Intervision sind die Klärung und Prävention von Missverständnissen, wobei subjektive Perspektiven durch andere Teammitglieder erweitert werden und Solidarität gefördert wird (Quernheim 2018). Der Ablauf einer Intervisionssitzung gleicht dem der kollegialen Beratung.

- **Supervision**

Der Begriff *Supervision* hat mit dem Wort *Überblick* zu tun und umfasst die Bedeutungen *Hilfe-*

stellung oder *Wissensvermittlung*. Im europäischen Kulturraum versteht man darunter eine Möglichkeit zu Beratung und Reflexion beruflicher Situationen.

Supervisionsangebote dienen einer verbesserten Arbeitssituation, sie sind sinnvoll, wenn es um die Fokussierung von Beziehungsgestaltung geht. Wissen kann zudem innerhalb eines Teams sehr unterschiedlich sein, dabei ermöglicht Supervision einen (selbst-) kritischen und zugleich konstruktiven Blick auf Kompetenzen und Interaktionen.

In Supervisionsgruppen finden sich Personen zusammen, die nicht zwingend zusammenarbeiten müssen. Sie findet jedoch immer mit einem speziell geschulten Supervisor statt, doch kann Supervision auch als Einzelsitzung erfolgen. Es ist wichtig, dass Supervisoren nicht zum Team gehören, welches die Supervision durchführt.

Supervision ermöglicht Reflexionsräume und emotionale Entlastung, gleichzeitig erweitert es die subjektive Perspektive und die Problemlösekompetenz. Im Gesundheitsfachberuf Tätige haben in der Regel ein ausgeprägtes Einfühlungsvermögen, doch führt dies für einige zu immensen Belastungen im Bereich der Patienteninteraktion, und es kommt zu psychologischen Mechanismen wie Übertragung von Gefühlen, Abwehrhaltungen und Phantasien. Diese sind ebenso wie intensive Emotionen eine Herausforderung für medizinisches Personal, weshalb regelmäßige Supervisionen sinnvoll sind.

Ein Supervisionsformat kann als Einzel-, Gruppen- oder Teamangebot genutzt werden, es umfasst Fallbesprechungen und Konfliktbearbeitung. Themen sind beispielsweise die Interaktion zwischen Patient und medizinischem Personal, Perfektionismus, Nähe-Distanz-Probleme oder psychologische Phänomene. Konkurrenzdenken und Rivalität, Umgang mit Verantwortung, Anerkennung, Kooperation und Rahmenbedingungen eignen sich ebenfalls für ein solches unterstützendes Format.

Ziele von Supervision sind:

- Reflexion beruflicher Arbeit,
- Höhere Mitarbeiterzufriedenheit,
- Prophylaxe von Burn-out,
- Kompetenzerweiterung durch Kooperation,
- Förderung der Organisationsentwicklung.

Im Vorfeld einer Supervision wird entschieden, ob es sich um eine Fallsupervision oder eine Teamsupervision handelt. Eine Teamsupervision nimmt das System Person und seine Interaktionen in den Blick, Fallsupervision fokussiert Begebenheiten sowie Situationen und deren Reflexion. Aus einer Fallsupervision ergibt sich u. U. der Bedarf einer Teamsupervision, doch auch Einzelsupervisionen können durchgeführt werden. Hier ist dann oft mehr Raum für persönliche, vielleicht sogar biographisch orientierte Reflexionen und Entwicklungen.

Bildlich kann man sich die Supervision wie ein Haus vorstellen, das für den persönlichen oder beruflichen Rahmen steht. Von einer Metaebene wird nun mittels Supervision auf ein System und seine verschiedenen Bereiche geblickt. Auch der Blick „in den Keller" der Vorgeschichten, Belastungen und intrapersonellen Ressourcen wird vorgenommen, Handlungsmuster werden identifiziert, in Beziehung gesetzt und auf aktuelle Passung überprüft.

Supervision hat folgende **Funktionen**:

- Begleitung und Professionalisierung,
- Personalentwicklung und Qualitätssicherung,
- Problemlösung und Krisenbewältigung,
- Vermeidung von Burn-out und Verwirklichung von Psychohygiene.

Darüber hinaus gibt es folgende **Anlässe** zu Supervision:

- Kommunikationsstörungen,
- Projektarbeit und ihre Vorbereitung,
- Mobbing und Konflikte im Team,
- Übernahme von Leitungsaufgaben,
- Suche nach Zielen und Werten,
- Leistungssteigerung,
- Entwicklungsblockaden.

Ein Arbeitgeber kann mit Supervisionsangeboten seine Mitarbeiter und ihre Interaktionen klärend beeinflussen, Erfahrungen können ausgetauscht oder weitergegeben werden, und die eigene Unternehmensentwicklung wird gefördert. Mit Supervisionsangeboten werden Arbeitgeber im Gesundheitsfachberuf einer Optimierung des Dienstleistungsgedankens gerecht und am Markt attraktiv.

Der Ablauf einer Supervision verläuft in Phasen und profitiert von klaren Regeln, dabei ist es unerheblich, ob in einer Gruppe oder mit Einzelsupervision gearbeitet wird.

Um die Durchführung von Supervision professionell zu gestalten, müssen einige Rahmenbedingungen eingehalten werden: Ein externer Supervisor trifft sich regelmäßig mit einer Supervisionsgruppe, die optimale Größe umfasst dabei maximal 10 Personen. Der Supervisor hat nun lediglich die Aufgabe der Moderation sowie Prozessverantwortlichkeit. Die Gruppe bringt einen eigenen Fall für die Supervision ein, Supervisoren achten dabei auf Regelkonformität des Prozesses der Supervision und bringen keine eigenen Fälle mit ein.

Der Ablauf einer Gruppensupervision läuft in der Regel wie folgt ab:

1. **Themensammlung der Supervisanden und Entscheidung des Falleinbringers:** Die Gruppe erzählt persönliche Fälle, der Supervisor achtet auf angemessene, nur bedingte Ausführlichkeit. Es wird sich für einen Fall entschieden.
2. **Falldarstellung aus „Ich-Perspektive":** Der Fall wird vom Supervisanden genau dargelegt, das Problem und Beteiligte werden benannt.
3. **Interview:** Die Gruppe stellt klärende Fragen, insbesondere zu Wahrnehmungen, Interpretationen, Gefühlen und Reaktionen des Supervidierten, es wird darauf geachtet, dass keinerlei Bewertungen, Diskussionen oder Lösungsvorschläge eingebracht werden.
4. **Gruppenfeedback:** Die Gruppe berichtet über ihre Wahrnehmungen, Gefühle und Assoziationen, es wird weder bewertet noch kritisiert. Der Supervisand hört dabei nur zu.
5. **Intervention/Perspektiverweiterung:** Die Gruppe oder der Supervisor schlägt eine Methode vor, wie das Thema bearbeitet werden kann. Spezielle Methoden und ihre Einführung machen eine professionelle Supervision aus und sind das Handwerkszeug des Supervisors. Die in diesem Prozess von den Teilnehmern generierten Einfälle, Ideen oder Fragen werden ergänzt.
6. **Transfer:** Der Falleinbringer erläutert seine Rückschlüsse aus dem Prozess und bedankt sich, die Gruppe bedankt sich ebenfalls für die Offenheit des Falleinbringers, der Supervisor beendet die Supervision.

> **Supervision ist kein Coaching. Ein Coach arbeitet mit einem klar definierten Ziel eines Coachee und ist anlassbezogen. Coaching ist Begleitung zur Zielerreichung, Supervision kann präventiv und anlassbezogen sein, ist aber eine Anleitung zur Selbstreflexion. Supervisanden gehen zieloffen in die Supervision.**

■ **Exkurs: Balint-Gruppe**

Im medizinischen Bereich finden sich Angebote zu Balint-Gruppen. Der Name beruht auf dem ungarischen Psychoanalytiker Michael Balint (1896–1970). Es war ursprünglich ein Weiterbildungsverfahren für Ärzte und Sozialarbeiter und fokussiert auf die Reflexion von beziehungsbedingten Entscheidungen bei der Interaktion zwischen Arzt und Patient. Die Ziele sind der Austausch und die spezielle Reflexion mit anderen, um für psychische Einflüsse des Patienten oder Klienten auf die Beziehung zum Arzt sensibler zu werden. Die Balint-Gruppe hat spezielle Regeln, sie ist eine berufsgruppenbezogene Analyse von Beziehungen auf der Grundlage der Psychoanalyse.

Im Gegensatz zu anderen Formaten der Beratung werden persönliche Probleme der Teilnehmer nicht einbezogen.

Reflexion der Intra- und interpersonellen Kommunikation wird also genutzt, um Arbeitsprozesse zu optimieren. Läuft es nicht optimal, können Unsicherheit und Fehler auftreten – um den Umgang damit geht es im nächsten Abschnitt.

3.5 Mit Fehlern und Ungewissheit umgehen

Das Thema Fehler und Ungewissheiten begegnet Angehörigen im Gesundheitsfachberuf ebenso wie ärztlichem Personal. Der Begriff Fehler bedeutet das Abweichen von einer Erwartung oder die Nichterfüllung einer Forderung, wobei die Erfüllung der Anforderungen oder Forderungen jedoch zuvor als verpflichtend definiert sein müssen.

Ungewissheit bezieht sich auf vage Vorstellungen, und ohne persönlichen Aufwand oder Erfahrungen verhindert sie sicheres Wissen bzw. Gewissheit zu Situationen, Dingen oder Prozessen.

■ **Fehler gehören dazu**

Fehler sind unvermeidbar und passieren häufiger als gedacht, doch oft ist ein Fehler alleine nicht das Problem. Die Fehlerforschung zeigt, dass jeder Mensch Fehler macht, sie weiß, dass in der Regel keiner absichtlich Fehler begeht und dass Fehler systemische Komponenten haben.

Die Fehlerwahrscheinlichkeit in einem komplexen System wie dem Gesundheitswesen beträgt bei einfachen Tätigkeiten bereits 0,3 % und steigt bei komplexen Tätigkeiten ohne Checklisten und genaue Anweisungen bis auf 10 %. Unter Stress erhöht sich diese Prozentzahl signifikant (Thomeczek und Ollenschläger 2006), Kommunikationsprobleme spielen dabei eine große Rolle. In Bezug auf ärztliches Personal gab es Erhebungen des norddeutschen MDK im Jahre 2012, welche feststellten, dass Kommunikationsprobleme fast ein Drittel der Schlichtungen begründete. Hierbei wurden mangelnde Anwendungen von Kommunikation in folgenden Bereichen festgestellt (Enzmann 2014):

- Fehlende Berücksichtigung von Schmerzen und Symptomen.
- Mangelnde Informationsbereitschaft beim Auftreten von Komplikationen und bei der Möglichkeit ärztlicher Kontaktaufnahme.

Gelingende Kommunikation ist also ein wesentlicher Faktor zur Fehlerprävention und zur Gesundheitsförderung, dabei haben mangelnde Kommunikationsfertigkeiten auch ökonomische Folgen. Vermeiden lassen sich diese laut Enzmann (2014) mit folgenden Bedingungen:

- Die Verwirklichung interdisziplinärer und kollegialer Kommunikation; diese schließt externes Personal ein und bezieht sich auf Befunde, Krankheitsverlauf und Anamnese von Patienten. Sie betrifft auch Patienten, die vermeintlich medizinische Kenntnisse besitzen.
- Eine Verantwortungsübernahme statt ein Abwälzen auf Dritte, die Schuldursache sollte abgewartet werden, ehe Zuschreibungen vorgenommen werden.
- Eine klare, verständliche und ruhige Kommunikation ohne unnötige Fachbegriffe.
- Eine Interaktion auf Augenhöhe und nicht von oben herab.
- Eine empathische und zeitnahe Kommunikation beim Auftreten von Schwierigkeiten.
- Das Zeigen von Verständnis, Anbieten von Hilfe und Zulassen von Fragen.
- Eine ausführliche Dokumentation.

Misslungene Kommunikation führt zu unzufriedenen und enttäuschten Patienten, denen es um das Bedürfnis geht, Informationen zu bekommen, Wissen zu erlangen und Sicherheit zu haben. Und vor allem geht es ihnen darum, sich gehört und verstanden zu fühlen.

- **Das sagt die Fehlerforschung**

Die Fehlerforschung zeigt neben dem Aspekt einer mangelnden präzisen Kommunikation weitere Begünstigungen von Fehlern:

- Eine zunehmende Anzahl miteinander agierender Personen und viele zerlegte Arbeitsschritte im Behandlungsvorgang erhöhen Behandlungsfehler.
- Fehlerursachen sind in der unternehmerischen Organisation und dem Management begründet, zudem am eigentlichen Arbeitsplatz, in einem Team oder beim einzelnen Arbeitenden. Es besteht also eine latente Fehlergefahr, deren unglückliche Häufung dann zu Komplikationen führen kann.
- Ungenügende Leitlinien, fehlerhafte Befunde, Geräte oder Kommunikation sowie unqualifiziertes Personal führen zu Fehlern im Gesundheitsfachberuf. Fehler werden durch mangelnde menschliche Leistungsfähigkeit, Übermüdung, und Wahrnehmungsbeeinträchtigungen begünstigt. Durch Stress, hohe Arbeitsbelastung, Langeweile und Ärger oder Angst vor Versagen steigt die Fehlerrate signifikant.
- Selbstüberschätzung verhindert ein günstiges Fehlermanagement, funktionierende Teamarbeit und eine entsprechende Fehlerkultur hingegen erhöht die Sicherheit von Unternehmen.

Eine gesunde Fehlerkultur, Fehleranalysen, Teamtrainings und implementierte Meldesysteme verbessern die Patientensicherheit. Es gibt mehrere Fehlermeldesysteme (z. B. das Critical Incident Reporting System – CIRS unter CIRSmedical.de). Diese sind nur teilweise im stationären und ambulanten Gesundheitssektor und für jede Berufsgruppe flächendeckend implementiert. Dabei sind die eingepflegten Angaben anonymisiert, sie werden mit Hilfen und Handlungsempfehlungen versehen. Eine flächendeckende Implementierung ist wünschenswert und dient zukünftiger Prävention von Fehlern.

- **Umgang mit Fehlern**

Der Umgang mit Fehlern fällt vielen Angehörigen von Gesundheitsfachberufen schwer. In Bezug auf ihre Profession besteht eine „Null-Fehler-Toleranz", schließlich geht es um Menschenleben. Erschwerend ist, dass in Erziehung und Berufsbiographie Fehler nicht als Lernmöglichkeit, sondern als etwas Negatives angesehen werden und meist Sanktionen zur Folge haben.

Fehlermanagement für Gesundheitseinrichtungen hat ihren Ursprung in der Luftfahrt, die schon seit vielen Jahren sehr effiziente Sicherheitssysteme umsetzt. Dort greifen unter anderem bezüglich Arbeitsbelastung, Leitlinien und Teamarbeit mehrere Vorkehrungen, welche dafür sorgen, dass die Sicherheit erhöht wird. Einiges ist für den gesundheitsfachberuflichen Kontext ebenfalls interessant, insbesondere in Bezug auf die Zusammenarbeit (Müller in Mutschler 2015):

- eine gute Arbeitsatmosphäre ermöglichen – ein schlechtes Arbeitsklima vermeiden,
- die Vermeidung von Bloßstellung und Konkurrenzkämpfen,
- eine offene Kommunikationskultur, aktives Zuhören und das Aufgreifen und Diskutieren von Vorschlägen,
- das Äußern von Bedenken auch von Berufsanfängern und unerfahreneren Kollegen ermöglichen.

Die Überprüfung fachlicher und sozialer Eignung von Bewerbern mittels mehrerer Settings gestaltet Arbeit mit Patienten sicherer.

Basis einer angemessenen, um Wahrhaftigkeit bemühten Fehlerkultur ist die individuelle ethische Überzeugung, und diese beginnt bei jedem Einzelnen, der in Interaktion mit anderen tritt. Wichtige Faktoren sind dabei:

- Die Fähigkeit des Vorstellungsvermögens mit der Frage: was wünsche *ich* mir, wenn ich in dieser Situation bin?
- Das Aufbringen von Mitgefühl und die dazu reflektierende Frage: Wie geht es demjenigen damit?
- Das Wissen um Bedürfnisse wie Autonomie, Kompetenz und soziale Bindung.

Diese Faktoren helfen, den eigenen Standort und so das eigene Verhalten zu bestimmen, zudem sollte Respekt gegenüber einem selbstbestimmten Leben des anderen eine Selbstverständlichkeit sein.

Da dies alles zunächst einmal eine Sache der eigenen Haltung ist, können Argumente von Zeit- oder Personalmangel nicht gelten, vielmehr sollten eigene Erwartungen, Ansprüche und kreative Lösungsmöglichkeiten analysiert werden. Die eigene innere und nach außen gerichtete Kommunikation gehört regelmäßig reflektiert, Führungskräfte haben hier eine wesentliche Vorbildfunktion.

Der Begriff „Fehlerkultur" zeigt, dass es um ein gemeinsames Verständnis geht, welches in gemeinsam geteilten subjektiven Überzeugungen und Werten wurzelt. Diese wachsen, wenn die Bedingungen förderlich sind, wobei die Reaktion auf das Erkennen und Kommunizieren eines Fehlers entscheidend für eine Motivation zur gelebten Fehlerkultur ist. Sie erfordert Mut von Mitarbeitern, Vorgesetzten und Betroffenen.

Besteht keine akzeptierende Kultur zum Fehlermanagement, so wird folgendes Verhalten begünstigt:

- Die Kommunikation über die Problematik wird vermieden.
- Fehler werden vertuscht oder bagatellisiert – was den vermeintlich Beteiligten immens belastet.
- Schuld oder Teilschuld wird anderen gegeben.
- Die Arbeitsatmosphäre wird belastet, missgünstig und sucht den „einen" Verursacher.

Eine angemessene, die Sicherheit verbessernde Fehlerkultur ist noch immer gering ausgeprägt, und alleine im OP-Bereich lag die Dunkelziffer aus dem Jahr 2016 bei ca. 40.000–170.000 nicht gemeldeten Fällen (Eckstein 2016, S. 65).

Da Behandlungsfehler immer wieder auftreten, ist es wichtig, in diesem Fall schnell aktiv zu werden. Kommt es zu Fehlern im Behandlungsprozess, sollten folgende Aspekte beachtet werden:

- zeitnah die Verantwortung übernehmen und das Gespräch suchen,
- einen Gesprächstermin vereinbaren und ggf. einen Zeugen mitnehmen,
- gut vorbereitet sein und ggf. mit Unterlagen in das Gespräch gehen,
- Notizen anfertigen,
- Angehörige involvieren,
- das weitere Vorgehen klären und die Konsequenzen vorstellen,
- mit einem positiven Ausblick enden.

Professionelle Fehlermeldesysteme helfen, jegliche Art von Behandlungsfehler zu erfassen und deren Ursachen zu benennen, darüber hinaus ermöglichen sie durch Rückmeldungen von Experten, präventive Maßnahmen zu verwirklichen. Meldesysteme existieren bereits, sie müssen nur implementiert und genutzt werden – auch im ambulanten, nichtärztlichen Versorgungssektor.

■ **Ungewissheit als tägliche Herausforderung**

Niemand kann zu jeder Zeit alles wissen, außerdem vermindern Stresserleben und emotionale

Belastungen das Abrufen von Wissen. Trotz der heute schnellen Recherchemöglichkeiten gibt es Situationen, bei denen medizinisches Personal an Wissensgrenzen gerät. Diese betreffen ungewohnte Kommunikationssituationen oder das Antizipieren von Untersuchungs- oder Behandlungsfolgen. Zudem fragen Patienten oder Angehörige berechtigterweise gerne, welche weiteren Möglichkeiten bestehen. Eine Antwort darauf ist oftmals schwierig, denn das Umfeld und der Zustand von Patienten kann nie komplett erfasst werden.

Entscheidend ist die Offenheit, mit der Angehörige von Gesundheitsfachberufen mit Ungewissheit umgehen. Es ist besser, mitzuteilen, wenn etwas unbekannt ist, als Patienten irgendetwas zu sagen. Gründe, weshalb etwas nicht beantwortet werden kann, sollten zum Fördern von Verständnis kurz genannt werden. Hilfreich ist dann das Wissen um Ansprechpartner, die benannt werden können, und meist hilft es Patienten oder Angehörigen schon, wenn sie wissen, an wen sie sich wenden können.

Das Anliegen von Patienten oder Angehörigen, das eine Ungewissheit auslöst, sollte genau erfasst werden, denn so ist es möglich, Ansprechpartner zu informieren. Die Paraphrase sowie das Ansprechen von Wünschen sind hierzu geeignete Gesprächstechniken.

Manchmal erscheint es unangemessen, wenn direkt gesagt wird: „Das weiß ich nicht". Auf Fragen, die nicht mit Gewissheit beantwortet werden können, muss keinesfalls sofort geantwortet werden, und sich einen Moment zu geben, um die Frage wirken zu lassen, erleichtert erste Einfälle. Sodann besteht die Möglichkeit, die Frage mit eigenen Worten zu wiederholen oder einen Wunsch zu verbalisieren, der herausgehört wird.

▪ Kommunikative Handlungsmöglichkeiten

Folgende Äußerungen dienen als Anregung, wenn aufgrund von Ungewissheit keine Antwort gegeben werden kann oder wenn Ungewissheit zu einer Frage, einer Situation oder einem Anliegen besteht:

- „Das kann ich Ihnen im Moment nicht sagen. Soll ich mich erkundigen, wen Sie fragen könnten?"
- „Dazu habe ich keine Informationen, allerdings habe ich eine Idee, wen ich dazu fragen könnte."
- „Das ist mir unbekannt, bitte fragen Sie Ihren Arzt/die Stationsschwester/die leitende Kollegin Frau …/den leitenden Kollegen Herrn …"

- „Dazu darf ich Ihnen nichts sagen, da meine Tätigkeit … umfasst. Bitte haben Sie Verständnis dafür."

Der eigenen Kreativität sind hier keine Grenzen gesetzt, beachtet werden sollte jedoch:
1. Zunächst das eigene Bedauern ausdrücken, dass man nicht weiterhelfen kann.
2. Das Vermeiden des Eindrucks, es wissen zu müssen.
3. Ein Vermeiden von Floskeln wie „leider", „dummerweise", „das ist ja doof jetzt".
4. Worte wie „dürfen", „würde", „könnte" nur nutzen, wenn es stimmig ist und passt. Es sind keine sinnvollen Höflichkeitsformen.
5. Möglichst keine Unterwürfigkeit zeigen – keine Dominanz oder Ungeduld vermitteln.

Die eigene Haltung zum Thema Ungewissheit sollte geklärt sein: Macht es Probleme, etwas nicht genau zu wissen? Warum ist das so? Welche Gefühle löst es aus? Welche Gründe gibt es, dass dies in Ordnung ist? Wie wird selbst damit umgegangen, wenn Anliegen oder Fragen nicht gelöst werden? Wie ist die eigene Reaktion und warum? Was ist dann gewünscht – in verbaler und paraverbaler oder nonverbaler Kommunikation?

Das Erheben von Fehlern und die Analyse aufgetretener Fehler sollten zu lernenden Unternehmen dazu gehören.

Es gibt Verfahren, die eine strukturierte Analyse zu Problemen, Fragen und Konsequenzen ermöglichen. Bekannt sind sie aus anderen Hochsicherheitsbereichen wie der Luftfahrt, und diese halten zunehmend Einzug in den Gesundheitsbereich. Eines davon, die FORDEC-Analyse, wird im folgenden Abschnitt vorgestellt.

▪ FORDEC-Analyse

Das **FORDEC-Verfahren** stellt ein strukturiertes Verfahren aus dem Hochsicherheitsbereich der Luftfahrt dar, dabei geht es um die Eingrenzung von Konsequenzen, um schnell wieder arbeitsfähig zu werden. *FORDEC* steht nach Eckstein (2016) für:
1. *Facts*: Welche Situation liegt vor? Es werden alle Fakten gesammelt, die für eine Entscheidung relevant sind, den Abschluss bildet die Aussage der Beteiligten: keine Ergänzungen.
2. *Options*: Welche Handlungsoptionen bestehen? Alle Optionen sind erlaubt, es findet keine Wertung statt.

3. *Risks and Benefits*: Identifizierung der Risiken und des Nutzens jeder Handlungsoption, den Abschluss macht die Aussage aller Beteiligten: keine Ergänzungen.
4. *Decision*: Steht für die Entscheidung für eine der Optionen durch den Verantwortlichen, bestehende Einwände werden abgefragt.
5. *Execution*: Die gewählte Option wird ausgeführt.
6. *Control/Check*: Hier steht die Überprüfung von Fakten im Fokus, es wird überprüft, ob der gewählte Weg zum Ziel führt. Eine Änderung erfordert dabei eine erneute FORDEC-Analyse.

Die FORDEC-Analyse hilft zudem, Ungewissheiten zu analysieren, und da der Status quo und die möglichen Optionen gecheckt werden, ist dieses Verfahren hilfreich bei der Unterstützung der Entscheidungsfindung.

Ein Beispiel skizziert dies:

Felizitas übernimmt die Mobilisation der 100-jährigen Frau B. Sie geht mit ihr, damit sie mobil bleibt. Eine einseitige Beinverkürzung von mehreren Zentimetern wird in Kauf genommen. Während des Gehens gibt die sonst unkommunikative Frau B. Laute von sich, die Schmerzen ausdrücken. Felizitas legt Frau B. wieder ins Bett, sie spürt dabei die fehlende Kontinuität des Oberschenkelknochens, vermutlich ist er verletzt. Frau B. ist wieder ruhig, als sie liegt und das Bein gelagert ist, Felizitas meldet das Vorkommnis dem Arzt – das FORDEC-Verfahren beginnt:

1. *Facts:* Frau B. hat vermutlich beim Gehen eine Ermüdungsfraktur bekommen, sie hat Schmerzen beim Gehen, das Bein fühlt sich auf Palpation seltsam an. Nachdem Frau B. gelagert ist, hat sie scheinbar keine Schmerzen. Der Arzt stellt einige Fragen dazu.
2. *Options:* Eine Röntgenuntersuchung wird veranlasst, sodann wird über eine eventuelle OP gesprochen.
3. *Risks and Benefit:* Eine OP erscheint trotz des Alters richtig, da Frau B. mobil bleiben soll. Ihre Werte sind stabil, das Risiko kann in Kauf genommen werden. Eine Immobilität hingegen kommt nicht in Frage – eine konservative Behandlung in diesem Falle auch nicht.
4. *Decision:* Für eine OP, da sich herausstellt, dass der Oberschenkelknochen komplikationslos mittig gebrochen ist.

5. *Execution:* Frau B. wird möglichst bald operiert.
6. *Check:* Seitens des medizinischen Personals gibt es keine Einwände gegen die OP, eine Operation wird – mit einem dem hohen Alter der Patientin angemessenen Verfahren – durchgeführt.

Welche Prozesse auch greifen: Fehler und Ungewissheit sollten in jedem Fall strukturiert analysiert werden; dies ist zielführend sowie kontrollierend durchzuführen, damit keine unüberlegten Vorgehensweisen gewählt werden. Mittels Qualitätsmanagementsystemen sollten solche Prozesse geregelt sein, denn die Qualität von Unternehmen zeichnet sich durch eine angemessene Fehlerkultur aus. Mitarbeiter können so aus Fehlern lernen bzw. in der Übernahme von Verantwortung unterstützt werden.

Intrapersonelle und interpersonelle Kommunikation erfordern Übung und Erfahrung zur Professionalisierung. Um dies zu unterstützen, schließt dieses Kapitel mit einem Übungs- und Reflexionsteil ab. Wesentliche Aspekte werden so wiederholt, transferiert und vertieft.

3.6 Selbstreflexion und Übungen

- ▶ **Abschn. 3.1 Emotionen und ihren Einfluss verstehen**
  A. Selbstreflexion zu Emotionen:
  a) Welche Situationen lösen Freude in Ihnen aus? Woran merken Sie das? Was ist der Grund, dass Sie dann Freude verspüren?

  ____

  ____

  ____

  ____

  b) Welche Situationen frustrieren Sie? Woran merken Sie das? Welche Grundemotion oder Grundemotionen (Trauer, Angst, Wut, Ekel) stehen hinter Ihrem Frust? Was macht Situationen aus, die Frust in Ihnen auslösen?

  ____

  ____

  ____

  ____

c) Was macht Sie wütend? Woran merken Sie das? Wie unterdrücken Sie Wut, wenn Sie diese nicht zeigen wollen? Welche Möglichkeiten haben Sie, Wut ohne Eigen- oder Fremdschädigung auszuleben?

____

____

____

B. Analysieren Sie Verhalten und Emotion:

a) Woran merken Sie, dass jemand Angst hat? Was macht das mit Ihnen, wenn Sie Teil so einer Situation sind?

____

____

____

b) Woran erkennen Sie, dass jemand wütend wird, noch bevor er die Wut ausdrückt? Was müssten Sie in so einer Situation tun, damit die Situation eskaliert? Was wären Möglichkeiten, solche Situationen zu entschärfen?

____

____

____

____

c) An welchen Verhaltensweisen merken Sie, dass jemand Angst hat? Wie finden Sie heraus, ob es wirklich so ist? Was wünschen Sie sich von anderen, wenn Sie Angst empfinden? Wie können Sie das Wissen nutzen, um mit anderen und deren Angst umzugehen?

____

____

____

____

C. Emotion und Kommunikation

a) Was macht Angst mit der nonverbalen und verbalen Kommunikation? Sammeln Sie und denken Sie dabei an: Mimik, Körperhaltung, Stimme.

b) Was macht Trauer mit der nonverbalen Kommunikation? Sammeln Sie und denken Sie dabei an: Mimik, Körperhaltung, Stimme.

c) Stellen Sie sich vor: Sie sind traurig. Doch Ihr berufliches Umfeld hat gerade sehr viel Freude (Patienten, Kollegen, Vorgesetzte).

– Was würden Sie sich von diesen Menschen wünschen?

____

____

____

____

____

____

– Wie können Sie Ihre Emotion vermitteln, ohne anderen eine Erwartung zu transportieren? Schreiben Sie in wörtlicher Rede auf, was Sie sagen könnten.

____

____

____

____

Üben Sie, diese Worte laut zu sprechen. Reflektieren Sie, wie sich das anhört.

Wie können Sie Ihren Wunsch ausdrücken, ohne dass ein Konflikt entsteht? Schreiben Sie in wörtlicher Rede auf, was Sie sagen könnten.

____

____

____

Üben Sie, diese Worte laut zu sprechen. Reflektieren Sie, wie sich das anhört.

D. Emotion und Bedürfnisse

Sie finden in ▶ Abschn. 3.1 Zusammenhänge zwischen Gedanken, Gefühlen und Bedürfnissen. Erstellen Sie eine Tabelle, die einzelne Bedürfnisse, Gefühle und Gedanken bzw. verbale Äußerungen zusammenfassend darstellt. Ziel ist, dass Sie

a) verschiedene Äußerungen einzelnen Bedürfnissen zuordnen können,

b) Bedürfnisse Emotionen zuordnen können,

c) alles miteinander in Zusammenhang bringen können.

■ ▶ **Abschn. 3.2 Zufriedenheit fördern**

A. Wichtige Bedürfnisse

Sammeln Sie Bedürfnisse, die Ihnen wichtig sind. Nutzen Sie dabei die Bedürfnisliste der Tabelle 2.7 in ▶ Kap. 2.

▬ Was haben diese Bedürfnisse mit Ihrem Erleben von Zufriedenheit zu tun? Machen Sie stichpunktartig zu jedem Bedürfnisbereich Notizen.

B. Zufriedenheit reflektieren

Sammeln Sie zum Thema Zufriedenheit:

1) Was macht Sie zufrieden? Bezogen auf Privatleben und berufliche Rolle?

____

____

____

____

2) Finden Sie Prinzipien, die beiden Bereichen zugrunde liegen.

____

____

____

____

____

____

3) Was würde Sie zufrieden machen, wenn folgende Situationen entstehen? Denken Sie dabei an Dinge wie

nonverbale Kommunikation, verbale Kommunikation, Gesten oder unterstützende Angebote (jemand bietet Ihnen etwas an oder bringt Ihnen etwas, besorgt etwas für Sie, klärt etwas für Sie usw.):

▬ Sie kommen mit einer akuten Gesundheitsstörung in die Notaufnahme eines Krankenhauses.

____

____

____

____

▬ Sie kommen mit einer wochenlang bestehenden Beeinträchtigung in medizinische Betreuung (Therapie, medizinisches Versorgungszentrum, o. Ä.)

____

____

____

____

▬ Sie müssen eine dauerhafte medizinische Betreuung in Anspruch nehmen.

____

____

____

____

____

____

C. Zufriedenheit ausdrücken

1) Woran könnten Sie merken, dass jemand mit Ihnen zufrieden ist, ohne dass er das sagt?

____

____

____

____

____

2) Wie könnten Sie den Wunsch nach Ausdruck von Zufriedenheit Ihrer Person gegenüber verbalisieren (z. B. in einem Mitarbeitergespräch gegenüber Ihrem Chef)?

____

____

____

____

____

D. Beschwerdemanagement: Selbstreflexion

Stellen Sie sich vor: Sie sind extrem unzufrieden mit einer Dienstleistung. Dabei geht es weniger um die Ware, sondern vielmehr um das Verhalten der Personen, welche diese Dienstleistung anbieten. Bitte stellen Sie sich eine konkrete Situation vor!

– An welchen Ihrer inneren Vorgänge merken Sie, dass Sie unzufrieden sind?

____

____

____

____

____

– Wie würden Sie reagieren, wenn Sie keine Rücksicht nehmen müssten?

____

____

____

____

____

– Wie würden Sie reagieren, wenn Sie auf diese Personen dauerhaft angewiesen sind?

____

____

____

____

Wie können Sie freundlich, mit kurzen Sätzen und ohne Konjunktiv Ihre Unzufriedenheit verbalisieren? Schreiben Sie es in wörtlicher Rede auf. Geben Sie Ihre Notizen Ihrem Lernpartner oder einer anderen Person Ihrer Wahl und lassen Sie sich Feedback geben. Anschließend lassen Sie es sich einmal im Tonfall des anderen vorlesen und sagen es einmal der anderen Person in Ihrem Tonfall.

____

____

____

____

E. Beschwerdemanagement: Übung

Stellen Sie sich vor: Ihr Patient ist unzufrieden mit dem Umgang ihm gegenüber und beschwert sich bei Ihnen.

1) Sie sind der Grund seiner Unzufriedenheit. Allerdings können Sie das nicht nachvollziehen. Es war Ihnen gar nicht bewusst.

– Wie schaffen Sie es, ihm ruhig, vollständig und wertschätzend zuzuhören? Sammeln Sie alle körperlichen Reaktionen, die Ihnen zur Verfügung stehen.

____

____

____

____

– Wie zeigen Sie Verständnis für seine Emotionen?

____

____

____

____

3

- Wie können Sie sachlich und in Ich-Form nachfragen?

- Wie leiten Sie verbal zu einer Lösungsfindung über?

- Wie schaffen Sie es, sich stimmig (verbal und nonverbal) für den Hinweis/die Rückmeldung zu bedanken?

2) Der Grund der Beschwerde des Patienten sind nicht Sie, doch Ihnen gegenüber äußert sich der Patient.
   - Wie schaffen Sie es, Verständnis zu zeigen, ohne ihm recht zu geben?

- Wie verbalisieren Sie sein Gefühl? Wie verbalisieren Sie seinen Wunsch?

- Wie können Sie so nachfragen, dass der Patient nicht das Gefühl hat, er muss sich rechtfertigen?

- Wie erfragen Sie ein geeignetes Vorgehen oder eine Lösungsfindung, ohne dass der Patient das Gefühl hat, er wird lediglich vertröstet?

- Wie könnten Sie ein Ergebnis festhalten und sich für den Hinweis bedanken?

3) Stellen Sie sich folgende Situation vor: Frau B. Wisser ist Patientin in der Einrichtung, in der Sie arbeiten. Sie kommt heute das erste Mal zu Ihnen, jedoch wissen Sie von Kollegen, dass Frau B. Wisser unzufrieden ist: Sie beschwere sich über Personalwechsel, frage häufig mal nach, wenn es um Anwendungen oder Untersuchungen gehe und wolle alles begründet haben. Auch Ihnen gegenüber fängt Frau B. Wisser an, sich negativ über die Einrichtung und das Personal zu äußern.

Überlegen Sie und notieren Sie auf einem separaten Blatt:

- Wie werden Sie nonverbal und verbal so kommunizieren, dass Frau B. Wisser das Gefühl hat, Sie haben ein offenes Ohr für ihre Worte?
- Was ist dabei Ihre größte Herausforderung? Und wie gehen Sie so damit um, dass sich Frau B. Wisser wertgeschätzt und angenommen fühlt?
- Wie und mit welchen Worten vermeiden Sie es, Position dazu zu beziehen? Wie und mit welchen Worten zeigen Sie Verständnis? Wie und mit welchen Worten erfragen oder finden Sie eine Lösung? Wie und mit welchen Worten bedanken Sie sich für die Offenheit?

■ ▶ **Abschn. 3.3 Kommunikation, Verhalten und Einstellung reflektieren**

A. **Reflexion des Kommunikationsverhaltens**

1) Reflektieren Sie: Wie reflektiert sind Sie auf einer Skala von 1 bis 10 in Bezug auf Ihr Kommunikationsverhalten mit sich selbst (Wortwahl in den Selbstgesprächen, Ausprägung positiver/negativer Inhalte, mimische Reaktionen dabei)?
Ziffer 1 = wenig bis gar nicht,
Ziffer 10 = besser geht es nicht.

2) Wie reflektiert sind Sie auf einer Skala von 1 bis 10 (s. oben) in Bezug auf Ihr Verhalten und die Kommunikation anderen gegenüber (z. B. gegenüber Eltern, Geschwistern, Partner/in, Lehrenden, Schülern/Praktikanten,

Vorgesetzten, anderen Berufen im Gesundheitsfach usw.)?

____

3) Wie häufig nutzen Sie das Wort „muss/müssen" am Tag? In welchen Situationen nutzen Sie dieses Wort?
- Überlegen Sie: Könnten Sie es durch „werde/werden" ersetzen?
- Üben Sie: Sprechen Sie dreimal einen Satz mit „müssen" laut vor sich hin. Was macht das mit Ihnen? Denken Sie an Mimik, Körperbewegungen, Atmung, Stimmausdruck.
- Ersetzen Sie jetzt den Satz mit „werde". Sprechen Sie die Alternative ebenfalls mehrmals laut vor sich hin. Was macht der Satz mit Ihnen? Denken Sie erneut an Mimik, Körperbewegungen, Atmung, Stimmausdruck.
- Reflektieren Sie: Welche Wirkung haben Sätze mit „muss/müssen" auf andere? Welche Vorteile ergeben sich daraus? Welche Nachteile ergeben sich daraus?

B. **Glaubenssätze entlarven**
Finden Sie Glaubenssätze. Denken Sie dabei an Ihre Erziehung, an Lehrende in Ihren Schulen oder der Ausbildung bzw. im Studium. Beantworten Sie folgende Fragen für sich oder im Gespräch mit einem Lernpartner:
- Welche Glaubenssätze haben Sie übernommen?
- Was machen diese mit Ihnen und Ihrem eigenen Verhalten und in Bezug auf Ihr Verhalten anderen gegenüber?
- Wann ist eine Überzeugung hilfreich und förderlich?
- Welche Nachteile haben negative Überzeugungen/Glaubenssätze? Welche Vorteile haben sie?
- Welche Nachteile haben positive Überzeugungen/Glaubenssätze? Welche Vorteile haben sie?

C. **Berufliche Rolle**
Überprüfen Sie Ihre Einstellungen zur beruflichen Rolle:
1) Sammeln Sie negative Aspekte in Bezug auf Ihren Beruf. Berücksichtigen Sie dabei Interaktionen und

Kommunikation mit Kollegen, Patienten sowie Auswirkungen auf das Privatleben und Ihre Lebensqualität.

2) Sammeln Sie positive Aspekte in Bezug auf Ihren Beruf. Berücksichtigen Sie dabei Interaktionen und Kommunikation mit Kollegen, Patienten sowie Auswirkungen auf das Privatleben und Ihre Lebensqualität.

3) Was müsste passieren, dass Sie den Beruf wechseln?

4) Wie und mit welchen Worten würden Sie anderen diesen Beruf empfehlen?

5) Was schätzen Sie besonders am Umgang mit:
  - Kollegen,
  - Patienten,
  - Vorgesetzten,
  - Mitarbeitern,
  - Berufseinsteigern in Ihrem Beruf,
  - sehr erfahrenen Kollegen in Ihrem Beruf.

6) Und was könnte positiv sein an:
  - Ihrer bisher unangenehmsten Erfahrung oder an negativen Erfahrungen, die Sie sich in Bezug auf den Beruf vorstellen,
  - Ihrer bisher besten Erfahrung oder der besten Erfahrung, die Sie sich in Bezug auf Ihren Beruf vorstellen,

■ ▶ **Abschn. 3.4 Kollegiale Beratung, Intervision und Supervision**

A. **Kollegiale Beratung und Intervision**
Erstellen Sie ein Informationsblatt zur kollegialen Beratung/Intervision. Inhalte sollen sein:
  - kurze Erläuterung, was kollegiale Beratung oder Intervision ist,
  - Regeln für eine wertschätzende, konstruktive Kommunikation (bitte vermeiden Sie das Wort „nicht"),
  - die Phasen des Ablaufes,
  - Methoden, die Ihnen zusagen.

Je weniger Text, desto besser. Sie können auch Tabellen oder Abbildungen nutzen. Ideal ist die Größe eines DIN A5-Blattes, maximal sollte es ein DIN A4-Blatt sein. Stellen Sie das Blatt Interessierten vor.

B. **Gute Gründe für kollegiale Beratung**
Erstellen Sie ein DIN A4-Blatt mit Vorteilen aus Sicht eines Arbeitgebers, die für das Investment in kollegiale Beratung, Intervision und Supervision sprechen. Denken Sie dabei sowohl betriebswirtschaftlich als auch psychologisch.

C. **Das bedeutet kollegiale Beratung, Supervision und Intervision**
Stellen Sie sich vor, Sie stehen im Aufzug mit einem Kollegen aus einer anderen Abteilung. Sie haben jeweils für drei Sätze Zeit, ihm oder ihr zu erklären,
  - was kollegiale Beratung ist,
  - was Supervision ist,
  - was Intervision ist.
Was sagen Sie?

____

____

____

____

____

____

■ ▶ **Abschn. 3.5 Mit Fehlern und Unwissenheit umgehen**

A. **Fehler und ihr Lernpotenzial**
Denken Sie an Fehler, die Sie in Ihrem Leben machten. Beantworten Sie folgende Fragen dazu:
  - Was war daran ein Fehler?

____

____

____

  - Was war das Schlimmste daran?

____

____

____

  - Was war das Gute daran?

____

____

____

▬ Was haben Sie daraus gelernt?

____

____

____

▬ Was macht das heute mit Ihnen?

____

____

____

B. Fehlererhebungssysteme

Recherchieren Sie:
▬ Welche Fehlererhebungssysteme gibt es im medizinischen Sektor?
▬ Was zeichnet diese Systeme aus?
▬ Was könnte ein Grund dafür sein, dass sie nicht genutzt werden?
▬ Welche Fehler finden sich am häufigsten?

C. Fehlerforschung

Beantworten Sie folgende Fragen:
▬ Was begünstigt Fehler?

____

____

____

▬ Warum ist das Ihrer Meinung nach so?

____

____

____

▬ Wie lässt sich mit Fehlern so umgehen, dass Verantwortung für Fehlleistungen übernommen werden?

____

____

____

▬ Welche Faktoren begünstigen ein mangelndes Fehlermanagement?

____

____

____

D. FORDEC-Verfahren

Überlegen Sie:
1) Warum ist eine strukturierte Fehleranalyse sinnvoll?

____

____

____

2) Welche Ansprüche stellt ein solches strukturiertes Verfahren an die Meldenden?

____

____

____

3) Was spricht für ein solches Verfahren im Gesundheitsfachbereich? Was spricht dagegen?

____

____

____

Das ist mir aus Kap. 3 besonders im Gedächtnis geblieben:

Das will ich aus Kap. 3 noch vertiefen:

Literatur

Arnold R (2013) Kollegiale Beratung und Supervision. In: Technische Universität Kaiserslautern (Hrsg) Schriftenreihe: Pädagogische Materialien der Technischen Universität Kaiserslautern Heft Nr. 47. Technische Universität Kaiserslautern, Kaiserslautern

Bartens W (2013) Das sieht aber gar nicht gut aus – Was wir von Ärzten nie wieder hören wollen. Pantheon/Verlagsgruppe Random House GmbH, München

Bausewein C, Roller S, Voltz R (2007) Leitfaden Palliativmedizin, 3. Aufl. Elsevier, München

Belardi N (2013) Supervision – Grundlagen, Techniken. Perspektiven, 4. Aufl. C.H. Beck, München

Böhmer A, Klappenbach D (2007) Mit Humor und Eleganz – Supervision und Coaching in Organisationen und Institutionen. Junfermann, Paderborn

Cremer S, Schumacher C (2016a) GFK-Navigator für Gewaltfreie Kommunikation. Futurepace Media, Stockelsdorf

Cremer S, Schumacher C (2016b) GFK-Navigator für Gefühle, Emotionen und Stimmungen. Futurepace Media, Stockelsdorf

Eckstein RE (2016) Fehler am Limit – Fehlerkulturen und Egos. Z Herz-, Thorax- und Gefäßchir 2016(1):65–72. Springer, Berlin/Heidelberg

Enzmann T (2014) Ökonomische Implikationen fehlerhafter Kommunikation am Krankenbett. Z Urologe 53:21–26. Springer, Berlin/Heidelberg

Franzmann J, Krause K, Haberstroh J (2011) Kommunikation bei Demenz – TANDEM Trainingsmanual. Kapitel 7: Inhalte: Kollegiale Beratung – Kommunikation im Altenpflege-Team. Springer, Berlin/Heidelberg. https://doi.org/10.1007/978-3-16922-9_7

Gloger B, Rösner D (2017) Selbstorganisation braucht Führung. Die einfachen Geheimnisse agilen Managements, 2. Aufl. Carl Hanser, München

Kessler H (2015) Kurzlehrbuch Medizinische Psychologie und Soziologie, 3. Aufl. Georg Thieme, Stuttgart

Koller F (2003) Keine Chance dem Burnout. Z Physioprax 1(03):50–52. Georg Thieme, Stuttgart

Lackner M (2017) Achtsam kommunizieren in Krankenhaus, Pflegeheim und ambulantem Pflegedienst. In: von Scheurl-Defersdorf M (Hrsg) Wir sind füreinander da: Bewusste Sprache in der Pflege. Lingva Eterna, Erlangen

Mutschler U (2015) Risiko- und Fehlermanagement in der Luftfahrt – Kann die Medizin davon profitieren? Müller, Manfred (2015), Bundesgesundheitsblatt 2015; 58:95–9, Z Pädiatrie 27(3):14. Springer, Berlin/Heidelberg

Patelsky N (2003) Fehlerkultur und Teamtraining. Z Gynäkologe 37:73–77. Springer, Berlin/Heidelberg

Purps-Pardigol S (2015) Führen mit Hirn. Campus, Frankfurt am Main

Quernheim G (2018) Nicht ärgern – ändern! Gelassenheit statt Burnout. Springer Medizin/Springer, Berlin/Heidelberg

Rixen D, Hax P-M, Wachholz M (2015) Das Arzt-Patienten-Gespräch. Walter de Gruyter, Berlin/Boston

Roddewig M (2014) Kollegiale Beratung in der Gesundheits- und Krankenpflege. Mabuse, Frankfurt am Main

Ross UH, Fritzsche K (2016) Burnout-Prävention. In: Fritzsche K (Hrsg) Psychosomatische Grundversorgung. Springer, Berlin/Heidelberg. https://doi.org/10.1007/978-3-663-47744-1_30 2016. (PDF-Dokument). Zugegriffen im April 2018

Schaupp W (2017) Modernes Fehlermanagement und „Kultur der Wahrhaftigkeit". Es braucht auch eine Verantwortung von unten. Z Pädiatrie 29(51):35–39. Springer, Berlin/Heidelberg

von Scheurl-Defersdorf MR (2017) Wir sind füreinander da – Bewusste Sprache in der Pflege. Lingva Eterna, Nürnberg

Schulze S (2014) Kurzlehrbuch Medizinische Psychologie/Medizinische Soziologie. Urban & Fischer/Imprint der Elsevier, München

Schweiger, Jana (2017): Das Magnet-Krankenhaus – Anziehend durch Qualität und Transparenz. Pflegez, 70(6): 18–21. Springer, Berlin/Heidelberg

Springer P (2017) Die Kraft der Sprache im Krankenhausalltag. In: von Scheurl-Defersdorf M (Hrsg) Wir sind füreinander da – Bewusste Sprache in der Pflege. Lingva Eterna, Erlangen

Stets H-J (2017) Reflexive Supervision – wichtiges Tool im Pflegedienst. Pflege Z 70(8):9–11. Springer Medizin/Springer, Berlin/Heidelberg

Thomeczek, Christian und Ollenschläger, Günter (2006): Fehlermeldesysteme – aus jedem Fehler auch ein Nutzen? Z Rechtsmed 16(6):355-360, Springer Medizin, Berlin

Tietze K-O (2003) Kollegiale Beratung. rororo, Reinbek

Tietze K-O (2018) Kollegiale Beratung. www.kollegiale-beratung.de. Zugegriffen im April 2018

Kommunikation in medizinischen Teams

© Springer-Verlag GmbH Deutschland, ein Teil von Springer Nature 2019
H. Hoos-Leistner, *Kommunikation im Gesundheitswesen*, Studium Pflege, Therapie, Gesundheit,
https://doi.org/10.1007/978-3-662-59220-5_4

Gesundheitsfachkräfte arbeiten mit verschiedensten Kollegen zusammen, auf deren Interaktion sie angewiesen sind, um die Qualität von Arbeitsprozessen zu gewährleisten. Kommunikation hat dabei eine wichtige Funktion und wirkt sich auf alle Beteiligten sowie Patienten aus.

Jedes Teammitglied ist Kollege des anderen und jeder Kollege ist Mitarbeiter von Führungspersonen. Dabei sind alle Mitarbeiter und Kollegen sehr individuell, was vor allem dann herausfordernd ist, wenn verschiedene Generationen und Kulturen zusammenarbeiten. Die eigene Auslegung der beruflichen Rolle wird ebenfalls von subjektiven Wahrnehmungen einzelner und ihrer biographischen Erfahrung arbeitsbezogener Prozesse geprägt.

An alle Teammitglieder stellen sich zeitliche, prozessbezogene und personalbedingte Anforderungen, was eine gute Feedback-Kultur erforderlich macht. Dennoch bleiben Konflikte nicht aus, die konstruktiv gelöst werden sollten und bisweilen Verhandlungsgeschick benötigen.

Rollen im Team sollten also geklärt sein, denn unter Umständen wechseln oder erweitern sie sich, zum Teil auch ungewollt. Durch Entfaltung ihres Potenzials können sich Mitglieder eines Teams weiterentwickeln, doch bestehen unter Umständen divergente Interessen, die sich dann mehr oder weniger wieder auf ein Team auswirken. Medizinische Teams sollten daher professionell und mit einem angemessenen Management geführt werden, da es sonst zu einer häufigen Fluktuation kommt.

■ **Was erwartet Sie in diesem Kapitel?**

Dieses Kapitel beleuchtet zunächst das Thema der Individualität und Subjektivität. Unter welchem kognitiv-emotionalen Einfluss stehen wir? Und was hat das mit Bedürfnissen zu tun? Um klärend und integrativ mit Individualität und Subjektivität umzugehen, werden erneut Grundlagen von Kommunikation aufgegriffen. Sodann geht es um die Beantwortung folgender Fragen:

Wie wird Arbeitsklima positiv gestaltet? Was ist Feedback genau und wozu dient es? Wie wird diese Technik korrekt angewendet?

Außerdem geht es in diesem Kapitel um Konflikte und Verhandlung: Welche Aspekte sind dabei wissenswert? Und wie gelingt Lösungsfindung?

Die Bedeutung von Rollenklärung und Potenzialentfaltung erhält ebenfalls Raum und erörtert die Fragen: Was hat Kommunikation mit der eigenen Rolle zu tun? Wie wird Potenzial analysiert und entfaltet?

Auswirkungen eigener Interessen auf Teamarbeit beenden anschließend dieses Kapitel, mit Hintergründen zu folgenden Fragestellungen: Welche Verhaltensvorlieben äußern sich in der Kommunikation auf welche Art? Und wie können unterschiedliche Kommunikationsprofile berücksichtigt werden?

Den Abschluss des Gesamtkapitels bilden Selbstreflexionen und Übungen zu den Inhalten, sodass der aktive Aneignungsprozess unterstützt wird.

Lernziele

- Nach Bearbeitung dieses Kapitels ist Ihnen klar, wie Individualität und Subjektivität medizinische Teams beeinflussen.
- Sie wissen, wie Sie das Arbeitsklima kommunikativ positiv gestalten und können die Gesprächstechnik Feedback nutzen.
- Sie kennen verschiedene Konflikte, deren konstruktive Lösungsansätze und Aspekte konstruktiver Verhandlungsgestaltung.
- Ihnen sind wesentliche Fakten zur Rollenklärung im medizinischen Team bekannt, und Sie wissen, wie Sie Potenzial von Kollegen und Mitarbeitern erheben bzw. fördern können. Sie lernen zudem ein Analyseinstrument zur Erkennung und Förderung von Potenzial kennen.
- Der Einfluss eigener Interessen und ihre Auswirkungen werden Ihnen deutlich, wobei Sie sich verschiedene Verhaltensvorlieben und deren Wirkung auf Kommunikation erschließen können.

4.1 Individualität und Subjektivität

Jeder Mensch ist eigen und anders, denn das persönliche Umfeld, welches jeden Menschen bereits früh prägt und beeinflusst, ist individuell. So formt bereits die Kindheit eigene Überzeugungen, Werte und Regeln, und unterschiedlichste Situationen sowie Erlebnisse führen zur Persönlichkeitsentwicklung. Bildung, Kultur und soziale Kontakte beeinflussen zudem auch die individuelle Rollenauslegung im eigenen Beruf.

Individualität ergibt sich durch eigene Bedürfnisse und Erwartungen, welche die Summe aus

Sozialisation, persönlicher Einstellung sowie Erfahrungen sind. Im Laufe der Professionalisierung im eigenen Gesundheitsfachberuf kommen weitere Prägungen hinzu, beispielsweise das vermittelte berufliche Selbstverständnis, Vorbilder und Erwartungen aus der Praxiserfahrung. So ist berufliche Individualität immer auch eine kontextbezogene Individualität.

Der Begriff Subjektivität bezieht sich hier auf die Wahrnehmungsprozesse und Lernerfahrungen. Subjektive Verarbeitungsprozesse von Gefühlen, Stresserleben oder Problemlösungsstrategien beeinflussen physiologische Vorgänge, die spezifische Reaktionen des Organismus verursachen und zu subjektiven Verhaltens- und Handlungsmustern führen.

■ **Der Einfluss von Bedürfnissen**

Bedürfnisse sind eigene Interessen, die zum Handeln motivieren, wobei subjektives Verhalten immer die Summe aus Motivatoren und der Aussicht auf die Erfüllung von Bedürfnissen ist.

Im Rahmen der beruflichen Tätigkeiten werden die eigenen Bedürfnisse oft zurückgestellt oder aufgeschoben, dabei sind wesentliche, das Team dennoch beeinflussende Bedürfnisse:

- das subjektiv unterschiedlich ausgeprägte Bedürfnis nach Übersicht und Klarheit, nach Struktur, Transparenz sowie Abgrenzung (= Sicherheitsbedürfnisse),
- Erleben eigener Bedeutsamkeit, Empathie und positive Rückmeldung anderer (= Bedürfnis nach Verbundenheit),
- Angebote zu Entwicklung und beruflichem Gelingen (= Bedürfnis nach Entwicklung),
- Wertschätzung und Anerkennung zu bekommen (= Bedürfnis nach Verständnis),
- Unterstützung und Solidarität zu erhalten (= Bedürfnis nach Zugehörigkeit),
- Erleben von Selbstwirksamkeit, Zugehörigkeit und Zusammenhalt (= Bedürfnis nach Identität).

Diese Bedürfnisse bringt jeder der Mitarbeiter mehr oder weniger ausgeprägt mit, und sie werden durch Kommunikation, bzw. soziales Miteinander befriedigt.

Konfliktträchtigere Bedürfnisse sind Bedürfnisse nach Zuneigung, nach Muße, nach Körperkontakt oder nach Freiheit. Doch diese lassen sich beruflich nur bedingt befriedigen, da andere hierfür Verständnis haben müssen – was voraussetzen würde, dass man derartige Bedürfnisse anderer kennt und situativ richtig zuordnet.

Unerfüllte Bedürfnisse führen zum Erleben von Unzufriedenheit, und die dadurch ausgelösten Gefühle wirken sich unmittelbar auf das Rollenerleben, ggf. auch auf die Arbeitssituation aus (▶ Abschn. 3.1 und 3.2).

Die Therapeutin Helene braucht eine klare Arbeitsanweisung für den täglichen Ablauf der Stationsarbeit im Krankenhaus, bekommt sie diese nicht, fragt sie stationsverantwortliches Personal, wann sie was machen kann (= Bedürfnis nach Klarheit und Struktur). Eine der leitenden Pflegekräfte kostet das zu viel Zeit, zudem wird sie dadurch bei ihren Dokumentationsaufgaben gestört, wenn sie mit Helenes Fragen konfrontiert wird (= Bedürfnis nach Abgrenzung und Ruhe). Sie ist der Meinung, dass Helene als Therapeutin selbst wissen sollte, was wann zu tun ist. Helene empfindet die Reaktionen auf ihre Fragen als unfreundlich und ungeduldig (= unerfülltes Bedürfnis nach Zusammenhalt und Unterstützung), sie arbeitet zunehmend ungern auf dieser Station.

Erfüllte Bedürfnisse zeigen sich durch eine Emotion der Freude, unerfüllte durch Emotionen wie Ärger, Angst oder Trauer, was belastet und zu schwierigen Situationen führt. Kennen Angehörige von Gesundheitsfachberufen ihre Bedürfnisse im Arbeitsprozess, sollten sie diese kommunizieren, um eine richtige Einschätzung Ihres Verhaltens zu ermöglichen.

Therapeut Helmut ist Helenes Vertretung, er arbeitet gerne sehr strukturiert und nach einem genauen eigenen Zeitplan. Da er weiß, dass das gerne missverstanden wird, kommuniziert er dies gegenüber der zuständigen Pflegekraft und sagt, dass ihm Struktur sehr wichtig ist, da er dann sehr effizient ist. Und das kostet schließlich alle Beteiligten weniger Zeit, weswegen er vor Beginn einige Fragen beantwortet haben wolle (= Bedürfnis nach Struktur und Klarheit). Die Pflegerin entgegnet, dass sie im Moment Ruhe braucht, um die Dokumentation abzuschließen (= Bedürfnis nach Ruhe und Abgrenzung), doch in 10 Minuten wird sie Kontakt aufnehmen. Helmut erklärt sich einverstanden und bedankt sich für die Information (= Bedürfnis nach Zusammenhalt und Unterstützung geben). Die Pflegerin drückt ihre Freude über den Dank aus und lächelt (= Bedürfnis nach Anerkennung und Wertschätzung erfüllt), Helmut freut sich, dass er als Vertretung so nett behandelt wird.

Es ist hilfreich, in neuen, in stressigen oder in ungewohnten Situationen Bedürfnisse transparent und nachvollziehbar zu machen, Leitfragen zur Klärung unterschiedlicher Bedürfnisse und deren Konsensfindung sind dabei:

- Welche Bedürfnisse sind in dieser Situation wichtig?
- Ist dies dem/den Interaktionspartner/n klar?
- Welche Bedürfnisse können jetzt Raum bekommen?
- Welche Erwartungen des Teams/der anderen Teams gehen damit konform?
- Warum kann ein unbefriedigtes Bedürfnis im Moment oder auch generell nicht berücksichtigt werden?

Diese Fragen sollten im eigenen Team und in der Zusammenarbeit mit anderen Teams möglichst offen, aber kommunikativ angemessen angesprochen werden.

■ Individualität und Subjektivität wächst mit der Anzahl von Beteiligten

Große Teams bergen viele individuelle Bedürfnisse und Interpretationen, und interagieren sie mit anderen Teams, potenziert sich das Ganze. Kommen kulturelle und altersbedingte Vielseitigkeit hinzu, wird es noch vielschichtiger.

Kommunikation muss dies berücksichtigen, beispielsweise mit Gelegenheiten zu bedingungsfreier Interaktion, Verhinderung sprachlicher Barrieren durch leicht verständliche Wortwahl und mit regelmäßigen Informationsangeboten. Räumlich und zeitlich zur Verfügung stehende Austauschmöglichkeiten, eine Transparenz der Erwartungen der Teamführenden, aber auch Mitarbeitergespräche mit Themen zur aktuellen Bedürfnislage der Teammitglieder sind zu nutzende Möglichkeiten.

Kommunikation dient dem genauen Nachfragen und dem Ausdrücken von Verständnis in Bezug auf persönliche Verhaltensweisen. Gleichzeitig müssen jedoch verschiedene Interessen berücksichtigt sowie nachvollziehbar kommuniziert werden.

Manuel ist verantwortlich für das Team der ambulanten Operationen eines medizinischen Versor-

gungszentrums. Ihm ist wichtig, dass sein kleines Team sich mehrmals jährlich weiterbildet, nicht nur technisch, sondern auch hinsichtlich der Arbeitsflexibilität und der Kommunikation. Der Teamleiter der Nachsorge in diesem Zentrum ist schon lange im Beruf und froh, wenn alle Patienten ihre Nachsorge überhaupt bekommen. Er braucht möglichst viele Mitarbeiter und nimmt gerne Aushilfen und Praktikanten.

So kommt es immer wieder zu Konflikten, denn Manuel ist unzufrieden, dass Patienten durch den intensiveren Kontakt zur Nachsorge generell eher eine kritische Meinung zu der Einrichtung haben: Das Personal wechsele ständig, und manche Mitarbeiter würde man sprachlich nicht richtig verstehen. Dabei weiß Manuel, dass die Vorbereitungen, die OP-Abläufe und die hohe Erfolgsquote im Vergleich zu anderen Zentren bemerkenswert hochwertig ausfällt.

Angehörige von Gesundheitsfachberufen sollten Verständnis für Bedingungen, Erwartungen sowie Prozesse anderer entwickeln und ausdrücken, im eigenen Team und im Umgang mit anderen Teams. Die eigene Offenheit gegenüber Teammitgliedern, Kollegen oder Mitarbeitern ist dafür entscheidend, Reflexionsfähigkeit zu Wahrnehmungen in Bezug auf Kollegen oder Mitarbeitern ebenfalls.

Medizinische Tätigkeiten ergänzen und überschneiden sich, dabei ist eine effiziente Struktur und Aufgabenverteilung abhängig von der Übereinstimmung von Erwartungen. Rollenzuschreibungen und Rollenverhalten müssen klar sein und immer wieder geklärt werden, wenn Beteiligte hinzukommen oder wegfallen.

> Jede Person hat Bedürfnisse und Erwartungen. Diese ergeben sich aus der Biografie und der Vorstellung zur aktuellen Rolle. Gefühle sind das Echolot erfüllter und unerfüllter Bedürfnisse, woraus sich zu jeder Zeit und jeder Interaktion individuelle Verhaltensweisen und subjektive Wahrnehmungen ergeben.

■ Ansätze zur Klärung und Integration von Individualität und Subjektivität

Zunächst sollte individuell und subjektiv begründetes Rollenverhalten erkannt und analysiert werden, beispielsweise mit folgenden Reflexionen zur eigenen Person:

- Was bedeutet mir meine Arbeit, und welche Bedürfnisse werden durch sie erfüllt?
- Was ist mir wichtig im Umgang mit mir selbst und im Umgang mit Kollegen, Mitarbeitern und Vorgesetzten?
- Was macht mich als Person aus? Was bedeutet das für mich im Arbeitsprozess und im Team für andere?
- Welche Herausforderungen bestehen in Bezug auf meine Person/meinen Charakter? Was bedeutet das für andere?

In Bezug auf das eigene Team bieten sich folgende Fragen an:
- Welche Charaktere finden sich im Team bzw. in der Teamführung?
- Was sind die Stärken dieser Charaktere?
- Was sollte optimiert werden (durch Personalauswahl oder Personalschulung)?
- Wie gelingt dies (durch Leitbildentwicklung, Schulung, Supervision, Coaching)?

In der Zusammenarbeit mit anderen Teams fallen folgende zusätzliche Fragen ins Gewicht:
- Was ist der Teamführung wichtig?
- Wie wirkt sich das auf das Team aus?
- Welchen Bedingungen unterliegt die Teamführung/das Team?
- Wie kann Austausch darüber gelingen (Betriebsausflug, Meetings, gemeinsame Supervision, Hospitationstage)?

Kommunikationsfähigkeit der Teamleitung bzw. der Teamleitungen bringt verschiedene Individuen sprachlich angemessen zusammen und nimmt gleichzeitig Rücksicht auf das Wissen um stark wirkende Bedürfnisse einzelner – wie Wertschätzung, Anerkennung, Transparenz und Sicherheit.

Die Kenntnis der hier ausgeführten Aspekte beeinflussen das Arbeitsklima, und wie dieses positiv gestaltet werden kann, erörtert der folgende Abschnitt.

4.2 Arbeitsklima positiv gestalten

Arbeit im gesundheitsberuflichen Kontext bedeutet Teamarbeit, wobei ein Team aus mindestens zwei Mitgliedern besteht und den Auftrag hat, gemeinsam effizient zu arbeiten. Jedes Mitglied sollte durch soziale Charaktereigenschaften, hilfreiche Überzeugungen und angemessene Ansprüche zum Gelingen von Arbeitsprozessen beitragen.

Berufliche Interaktionen werden von Hierarchien beeinflusst, die von vorgegebenen Prozessen und beabsichtigten oder unbeabsichtigten Bewertungen geprägt sind. So kommt es zu spezifischen Interessensgruppen, „Flurfunk" und Konkurrenzdenken, die Kultur der verbalen, paraverbalen und nonverbalen Kommunikation beeinflusst dabei das Arbeitsklima.

In der beruflichen Rolle werden andere Ziele und Aufgaben verfolgt als im Privatleben, und die gemeinsame Teamidentität spiegelt nur Auszüge der Identität jeder Person wider. Grundsätzlich sollten alle Beteiligten dazu beitragen, dass ein positives Grundgefühl gegenüber anderen Mitgliedern existiert. Die Klärung der Positionen, Erwartungen und Ziele hilft, berufliche Aufgaben erfolgreich zu bewältigen, dabei bringt professionelles Arbeiten Erwartungen und Verantwortung so zusammen, dass es Patienten und Kollegen dienlich ist.

Zwei Bedingungen sind es dabei besonders wert, betrachtet zu werden: kommunikative Leitlinien bzw. Regeln in der beruflichen Rolle sowie die innere Haltung und ihr Ausdruck.

- **Die berufliche Rolle erfordert kommunikative Leitlinien und Regeln**

Um ein positives Arbeitsklima zu ermöglichen, sind Verhaltenskodexe oder Leitlinien hilfreich, die sich auf folgende Aspekte beziehen: Haltung in der beruflichen Rolle, Transparenz von Informationen, Umgang mit Konflikten und Fehlerkultur.

Folgende Leitlinien guter Zusammenarbeit decken wesentliche Aspekte ab:
- Respekt für andere und ihre berufliche Rolle aufbringen.
- Fairness im Sinne von Gleichberechtigung und Rücksichtnahme verwirklichen.
- Verschiedene Betrachtungsweisen respektieren und die eigene als solche sprachlich kennzeichnen.
- Fehler als Lernmöglichkeiten betrachten.
- Informationszugang gewähren – alles ist wichtig, wenn auch nicht für jeden.
- Konkretes und konstruktives Kritisieren.
- Vermeiden persönlicher Angriffe.

Diese Leitlinien oder auch Prinzipien sozialkommunikativer Interaktion können ganz unterschiedlich Anwendung finden.

Respekt zeigt sich in der Neugier und Offenheit gegenüber anderen, höfliche Umgangsformen und angemessene Wortwahl sind dabei sehr wichtig, und die Überzeugung, dass erfolgreiches Arbeiten im Medizinfach nur in Zusammenarbeit gelingt, ist nötig.

Gleichberechtigung und Fairness basieren auf den Regeln von Respekt, zudem ist es nötig, in jeder anderen Person bei der Zusammenarbeit Möglichkeiten und Ressourcen zu sehen. Vermeintlich seltsame, befremdliche Merkmale bei anderen wahrzunehmen, sollte nur bedingt Einfluss haben, und häufig hat die Wahrnehmung von Befremden mit eigenen Eigenschaften zu tun. Diese sind entweder eigenen Merkmalen unbewusst ähnlich oder ergeben sich aus persönlichen Stereotypen.

Dass Fehler als Lernmöglichkeit gesehen werden sollten, entspricht einem professionellen Fehlermanagement (▶ Abschn. 3.5), was jedoch nur gelingt, wenn der Umgang mit eigenen Fehlern kritisch reflektiert wird.

Informationen vorsorglich zur Verfügung zu stellen, ist ein Zeichen für Engagement in ein transparentes Arbeitsklima, ebenso, wie für eigene Handlungen Verantwortung zu übernehmen. So wird Vertrauen gefördert. Informationen sollten keinen Machtfaktor darstellen, denn sowohl das bewusste Streuen von falschen oder missverständlichen Informationen als auch das undifferenzierte Vorenthalten von Informationen sind hinderlich. Eine Arbeitsatmosphäre leidet früher oder später unter solchen unangemessenen Machtdemonstrationen.

Konstruktives Kritisieren anderer und das Vermeiden persönlicher Angriffe sollten kommunikativ und gesprächstechnisch mit „Ich-Botschaften" (▶ Abschn. 2.1) umgesetzt werden. Mit der Einhaltung von Regeln des Feedbacks (▶ Abschn. 4.3) werden ebenfalls konstruktives Kritisieren sowie Vermeidung von persönlichen Angriffen ermöglicht.

Um zu einem positiven Arbeitsklima beizutragen, helfen zudem klare Regeln, denn diese haben Einfluss auf effizientes Arbeiten. Einige wesentliche Regeln sind die folgenden:

- auf Termineinhaltung achten,
- Umsetzen von Informationstransparenz und Regelung zur Informationsweitergabe,

sowohl an andere Teams, Angehörige von Patienten, als auch an externe Beteiligte im Gesundheitswesen,

- Diskussionen sachlich führen und „Ich-Form" zur Mitteilung von Wahrnehmung oder Meinungen nutzen,
- andere ausreden lassen,
- Verzicht auf Sarkasmus, schwarzen Humor oder Zynismus,
- mit Fragen und Fehlern so umgehen, dass Vertrauen und Verantwortungsgefühl bestehen.

Professionelle berufliche Gesprächsführung ist der Grundstein erfolgreicher Interaktionen (▶ Abschn. 1.3), und werden Verhaltensrichtlinien regelmäßig und transparent kommuniziert, kann jeder Mitarbeiter sich darauf einstellen. Ein neues Mitglied einer beruflichen Gemeinschaft sollte sich aktiv darum bemühen, Informationen zur beruflichen Rolle und den Gepflogenheiten vor Ort einzuholen.

Zur Verwirklichung einer positiven Arbeitsatmosphäre untereinander helfen diese Aspekte:

- Ermunterung und Unterstützung geben.
- Nachsichtigkeit walten lassen, wo es möglich ist.
- Die Suche nach positiven Anteilen der Persönlichkeit anderer.

Einen Beitrag zum positiven Arbeitsklima leistet bereits die eigene innere Haltung, und ist diese positiv, sind es nonverbale Kommunikationsanteile ebenfalls. Da diese im Wahrnehmungs- und Verstehensprozess sehr schnell transportiert werden, spiegelt sich in ihnen die innere Haltung.

■ Innere Haltung und nonverbale Kommunikation wirken sich aus

Das Arbeitsklima wird zwar durch verbale Kommunikation anderer deutlich, doch reichen bereits Mimik und Haltung als wesentliche kommunikative Signale aus, um zu wirken. Diese nonverbalen Zeichen werden schnell „gelesen" und interpretiert, so wirken sich bereits Nachdenklichkeit, Konzentriertheit oder Ernsthaftigkeit auf die mimischen Reaktionen aus. Andere nehmen diese dann unter Umständen als Ärger, Trauer oder Gleichgültigkeit wahr, und unsichere oder sehr sensible Signalempfänger reagieren dann unter Umständen mit Misstrauen und Sorge. Aus diesem Grund ist es hilfreich, Stimmungen, die zu Missverständnissen führen können, zu kommunizieren, und zwar insbesondere dann, wenn mit sehr sensiblen Kollegen zusammengearbeitet wird. Letztlich entspringt die nonverbale Kommunikation aus einer inneren Haltung und sollte regelmäßig reflektiert werden. Wertschätzung und Anerkennung sind dabei wesentliche Einflussfaktoren einer positiven inneren Haltung, was häufig bekannt ist, doch erstaunlicherweise in beruflichen Prozessen zu wenig berücksichtigt oder kommuniziert wird. Dabei sind Anerkennung und Wertschätzung optimale Führungsinstrumente und stellen einen positiven Wirkungsfaktor im Team dar.

Wird Kommunikationspartnern Wertschätzung, Ehrlichkeit und Interesse entgegengebracht, trägt dies also zu einem positiven Arbeitsklima bei: verbal im Gespräch durch aktives Zuhören ohne Lösungsvorschläge und mit dem Einsatz bezugnehmender Gesprächstechniken (▶ Abschn. 1.4); nonverbal durch eine zugewandte Haltung, mimisch ausgedrücktem Interesse und Innehalten von anderweitigen Aktivitäten.

■ **Kommunikative Schlussfolgerungen**

Die Gestaltung einer positiven Arbeitsatmosphäre beginnt bei jedem Einzelnen und kann mit folgenden Reflexionen überprüft werden:

- Welche Bedeutung hat berufliche Interaktion für mein Leben? Und was erwarte ich aus welchen Gründen von anderen Beteiligten?
- Welche Möglichkeiten und Grenzen bringt mein Beruf in diesem Arbeitskontext mit sich (Befugnisse, Entscheidungskompetenzen)? Und wie geht es mir damit?
- Was kann ich tun, um bestehende Gestaltungsmöglichkeiten zu nutzen und damit ich im Team Bedeutung habe?
- Wie kann ich so interagieren, dass andere sich gesehen fühlen und als bedeutsam erleben?

In der Interaktion sollte sich zu folgenden Fragen Gedanken gemacht werden:

- Wie kann ich nonverbal eine positive Arbeitsatmosphäre ausstrahlen?
- Wie kann ich paraverbal angemessen reagieren, auch bei fordernder Ansprache durch andere?
- Was denkt und fühlt der andere bei dem, was er sagt?

- Welche beruflichen Interessen verfolgt mein Gegenüber gerade? Was sagt mir das über sein berufliches Selbstverständnis?
- Wie kann ich angemessene Worte finden, ohne emotional und wertend zu reagieren?

Kommunikationssperren stehen einem positiven Arbeitsklima übrigens im Wege, deswegen sollten folgende Dinge vermieden werden:

- Belehrung und Besserwisserei gegenüber dem anderen,
- erneutes Aufgreifen vergangener Geschehnisse,
- Beschwichtigen oder Bagatellisieren von Äußerungen (vor allem der emotionalen Anteile),
- ungefragte Ratschläge geben,
- Etikettieren von Verhaltensweisen oder Personen,
- Schuldzuweisungen vornehmen,
- Drohungen aussprechen.

Die eigene Wortwahl ist hinsichtlich verallgemeinernder, negativer und bewertender Muster zu kontrollieren, der Umgangston muss in jeder Situation angemessen gestaltet werden. Ist dies nicht möglich, hilft das Verbalisieren des aktuellen Gefühls, z. B. wie folgt: „Das empfinde ich jetzt als ärgerlich, dass Sie/Du …" oder „Das macht mich gerade echt sauer, wenn Sie/Du …".

> **Positives Arbeitsklima zu gestalten fängt bei der Gesundheitsfachkraft selbst an und wird für andere erlebbar durch eine zugewandte Haltung und Wille zur Interaktion. Wertungen, unangemessene Belehrungen und Etikettierung sind dabei kontraproduktiv.**

Positiv wirkt auch eine humorvolle Atmosphäre bei der Arbeit, sie muss jedoch angemessen und positiv sein, ohne andere zu diffamieren.

Es sollte generell dafür gesorgt werden, dass eine Kultur des Willkommens anderen gegenüber mittels Begrüßungen und mit freundlich-zugewandtem Blickkontakt verwirklicht wird.

Das Anwenden positiven Feedbacks schafft ebenfalls ein gutes Arbeitsklima, um die kommunikative Technik des Feedbacks geht es daher im folgenden Abschnitt.

4.3 Feedback geben und annehmen

Der Begriff Feedback meint die Rückmeldung in einer Interaktion oder in Bezug auf eine Interaktion. Diese Gesprächstechnik erfordert zwei Personen: eine Person, welche Rückmeldung gibt (Feedbackgeber) und eine Person, an die sich das Feedback wendet (Feedbacknehmer). Die Rückmeldung geschieht immer direkt zwischen Feedbackgeber und Feedbacknehmer und bezieht sich lediglich auf etwas, was beide Personen betrifft. Es ist kein Gespräch über eine andere Person.

Zwei Möglichkeiten bieten Raum für Feedback – auch hierarchieübergreifend: eine aktuell erlebte Situation und das Mitarbeitergespräch.

Ein Negativimage von Feedback begründet sich in der Differenz zwischen Benennung und Umsetzung dieser Technik, aus diesen Gründen ist wichtig zu verstehen, was Feedback überhaupt ist.

■ Was Feedback ist – und was nicht

Durch Feedback wird etwas über die eigene Wirkung und Konsequenzen eigenen Verhaltens gelernt, dabei folgt Feedback geben und Feedback nehmen bestimmten Regeln, die geübt und berücksichtigt werden müssen:

- Feedback soll konstruktiv sein, ohne Bewertungen oder Deutungen, vielmehr als Darlegung der eigenen Wahrnehmung.
- Feedback bezieht sich auf konkrete Begebenheiten und sollte zeitnah erfolgen.
- Professionelles Feedback hat als Grundvoraussetzungen Wertschätzung und Achtung gegenüber Feedbacknehmern.
- Feedback wird in „Ich"-Form gegeben.
- Feedback wird nicht diskutiert oder kommentiert – zudem gehört ein abschließender Dank dazu.

In vielen Lern- und Arbeitsprozessen wird der Begriff Feedback inflationär genutzt und synonym mit Rückmeldung oder Meinungsäußerung verwendet. Dies ist falsch, denn es gibt klare Vorgaben zu der Gesprächstechnik Feedback, so gehören folgende Äußerungen **nicht** zur Feedbacktechnik (Scharlau und Rossié 2014):

- Jemanden ungefragt spiegeln, wie er ist/wirkt;
- Gespräche, die Kritik beinhalten;
- Meinungsäußerung oder Austausch von Vorstellungen;

- Lob und Anerkennung äußern;
- sich gegenseitig sagen, was man voneinander hält;
- eine persönliche Reaktion auf eine Verhaltensweise mitteilen.

> **Feedback ist eine mündlich-persönliche Reaktion auf ein Verhalten und hat zum Ziel, etwas über die eigene Wirkung zu erfahren. Feedback stellt die eigene Sichtweise klar und wird nur gegeben, wenn jemand darum bittet oder sein Einverständnis gibt.**

Insbesondere positives Feedback ist sehr wertvoll und förderlich für das Arbeitsklima.

■ Anforderungen an Feedback

Feedback hat Anforderungen an Verhalten von Feedbackgeber und Feedbacknehmer, die im Folgenden aufgelistet sind (◘ Tab. 4.1):

Aus der Tabelle wird ersichtlich, dass nicht jede Rückmeldung ein Feedback darstellt, zudem müssen beide Gesprächspartner bei der Feedbacktechnik wissen, worauf es ankommt.

Folgende Tipps sollen in Anlehnung an Scharlau und Rossié (2014, S. 76) dem Sender und dem Empfänger helfen, professionelles Feedback zu nutzen:

■ ■ Feedbackgeber-Tipps

- Beachten Sie, dass der Feedbacknehmer Ihnen seine Aufmerksamkeit schenken kann.
- Bleiben Sie wertschätzend, das geht auch nonverbal sehr gut. Denken Sie an eine subjektive und konkrete Beschreibung.
- Werden Sie deutlich, aber bleiben Sie höflich.
- Nutzen Sie Feedback für Positives.

■ ■ Feedbacknehmer-Tipps

- Erbitten Sie Feedback dann, wenn Sie sichergehen wollen, dass Sie die Erwartungen bestimmter Personen erfüllen.
- Lassen Sie das Gesagte auf sich wirken und denken Sie an die subjektive Wahrnehmung, doch auch an eventuelle Interessen des Feedbackgebers.
- Reflektieren Sie, was Sie daraus mitnehmen müssen, können oder wollen.

Feedback findet nur dann Anklang, wenn es informativ, stimmig und angemessen ist und ohne das Gefühl beim Feedbacknehmer, dass er sich

□ Tab. 4.1 Anforderungen an Feedbackgeber und Feedbacknehmer (in Anlehnung an Scharlau und Rossié 2014, S. 66–75)

Feedbackgeber	Feedbacknehmer
Fragen, ob man Feedback geben darf, wenn man nicht explizit um Feedback gebeten wird	Zuhören, auch wenn man sich missverstanden fühlt
Zu Beginn Wertschätzung ausdrücken – Person und Verhalten trennen	Interesse zeigen
Situatives, konkretes und zeitnahes Feedback geben	Innere Rechtfertigungen ausblenden
Formulierung so wählen, dass die subjektive Wahrnehmung deutlich wird („Für mich war es …" „In meinen Augen ist es …" „Ich habe das Gefühl, …")	Eventuell nachfragen und paraphrasieren
Eventuell die eigene Rolle in der Sache erklären, um deutlich zu machen, dass es beruflich bedingt ist	Um Feedback bitten, wenn man welches bekommen möchte
Beschreibend ohne Interpretationen formulieren	Für Feedback bedanken
Auswirkungen auf die eigene Person/Rolle skizzieren, ggf. Erwartungen formulieren	Reflexion: Was war nachvollziehbar oder zutreffen? Was sind die Interessen des Feedbackgebers?

rechtfertigen müsse. Es ist zunächst zu fragen, ob man Feedback zu dieser oder jener Situation geben darf. Wird das Angebot nicht angenommen, kann das Gründe haben, die nicht persönlich gemeint sind.

Hat eine Person kein Interesse an einem Feedback durch eine andere Person, darf das gesagt werden, allerdings sollten die Gründe genannt werden – verständlich und wertschätzend.

Feedback ist eine wichtige Gesprächstechnik für die Zusammenarbeit in Gruppen, doch hierbei sind Feedbacks immer auf Brauchbarkeit zu prüfen – denn jeder Kollege hat eigene Bedürfnisse. Es ist sinnvoll, Feedback in Bezug auf Verhaltensweisen zu geben, die änderbar oder anpassbar sind (Büttner und Ralf 2013, S. 178).

Somit hat Feedback einen hohen Lernfaktor und kann Potenziale oder Optimierungsaspekte aufdecken, daher eignet es sich zur Persönlichkeitsentwicklung. Feedback zu nutzen hat mehr Wert als ein subjektiv nicht nachvollziehbares Verhalten zu verschweigen oder zu interpretieren.

Um die eigenen sozial-kommunikativen Kompetenzen, insbesondere die Kritikfähigkeit auszubauen, sind das Üben von Feedback geben und Feedback nehmen essenziell. Zwei Beispiele verdeutlichen, was bei der Gesprächstechnik Feedback wichtig ist.

Im ersten Beispiel geht es um Feedback unter Kollegen und es bezieht sich auf die Zusammen-

arbeit. Das zweite Beispiel verdeutlicht eine Möglichkeit im Rahmen eines Mitarbeitergesprächs, dabei wird bewusst das Feedbackgeben des Mitarbeiters gegenüber dem feedbacknehmenden Vorgesetzen thematisiert.

Felix und Felicitas arbeiten zusammen in einer rehabilitativen Einrichtung mit geriatrischen Patienten. Felicitas legt Wert auf einen ganzheitlichen Umgang mit Patienten, Felix ist ein Perfektionist in Bezug auf Abläufe und medizinische Handlungen. Bei einer Patientin kommt es zu Unstimmigkeiten: Felicitas initiiert ein Gespräch mit der Patientin, da sie den Eindruck hat, die Patientin weinte. Der Grund besteht für Felicitas darin, dass die Angehörigen der Patientin sie nicht nach Hause holen wollen, bevor ein dauerhafter Platz in einer Pflegeeinrichtung gefunden wurde. Felix unterbricht Felicitas Fragen an die Patientin ungeduldig und äußert, dass das jetzt unwichtig ist. Jetzt ist wichtig, dass der Transfers aus dem Bett, das Gehen und die Badverrichtungen geübt werden, denn die Patientin muss selbstständiger werden. Als beide alleine sind, fragt Felicitas, ob sie Felix Feedback zu seiner Interaktion mit der Patientin geben dürfe. Er stimmt zu. In Ich-Form und mit neutraler Wortwahl gibt sie ihm Rückmeldung zu seinem kommunikativen Verhalten: Sie fühle sich überfahren durch die plötzliche und ihrer Meinung nach unwirsche Unterbrechung, auch wenn er recht habe, dass der Zeitpunkt für ein solches Gespräch zwischen ihr und der Patientin vielleicht fraglich gewesen wäre. Sie wünscht sich, dass Felix nächstes Mal unauffälliger und ruhiger Hinweise gibt. Felix überlegt kurz und fasst zusammen, was er meint verstanden zu haben, abschließend bedankt er sich.

Ferdinand hat heute ein Mitarbeitergespräch mit seiner Chefin Franka, sie leitet die Abteilung, seit Ferdinand nach seinem Studium dort anfing. In den letzten Teambesprechungen fiel Ferdinand auf, das Franka auf wiederholende Fragen ungeduldig reagierte, denn mehr als einmal äußerte sie, dass diese Informationen längst bekannt und alle diesbezüglichen Fragen geklärt seien. Nach der Beobachtung Ferdinands führte das in letzter Zeit dazu, dass eher zurückhaltende Mitarbeiter keinen Mut mehr haben zu fragen. Sie führen statt dessen leise Gespräche und fragen sich gegenseitig – vielleicht weiß es ja jemand anderes. Dabei geht es in Ferdinands Wahrnehmung um komplexe Dinge zum Qualitätsmanagement, da ist eine Antwort der Leitung nun mal wichtig. Am Ende des Mitarbeitergesprächs fragt er Franka, ober er ihr Feedback zu den letzten drei Besprechungen geben dürfe. Sie ist einverstanden. Ferdinand legt dar, dass er den Eindruck habe, drei der neuen Kolleginnen würden sich nicht mehr trauen, Fragen zum Qualitätsmanagement zu stellen. Er vermute, dass es an der Wortwahl und dem Tonfall von Franka liegt. Ferdinand erläutert, warum er denkt, dass es wichtig wäre, geduldig und mit Dank für klärende Fragen zu reagieren, er begründet seine Ausführungen mit dem Wissen zum Thema Fehlermanagement aus dem Studium. Franka zeigt sich interessiert und dankt Ferdinand für die Information, sie bittet ihn, auch in den nächsten Besprechungen auf ihre Wortwahl und Tonfall zu achten, um ein erneutes Feedback bekommen zu können.

In beiden Fällen werden ideale Feedbacksituationen beschrieben, was voraussetzt, dass den Gesprächspartnern diese Technik in der richtigen Durchführung bekannt ist. Die eigene Nutzung des Wortes Feedback und seine Bedeutung sollte überlegt eingesetzt werden, und im Zweifel sollte beim Verwender des Wortes nachgefragt werden, ob er wirklich Feedback meint, oder ob es sich um eine Meinungsäußerung, eine Kritik oder eine andere Rückmeldung handelt.

Mangelndes oder verschwiegenes Feedback kann zu Konflikten führen. Welche Konflikte gibt es? Und wie werden sie konstruktiv genutzt? Das ist Thema des nächsten Abschnitts.

4.4 Konfliktlösung und Verhandlungen konstruktiv gestalten

Zusammenarbeit zwischen Angehörigen von Gesundheitsfachberufen ist essenziell für erfolgreiche medizinische Interventionen und gelingt, wenn die vielen subjektiven Überzeugungen, Vorstellungen und Interessen synergistisch, aber auch produktiv gebündelt werden. Von Beteiligten erfordert dies Konfliktfähigkeit und das Aushandeln von Kompromissen, die fair, sinnstiftend und im Interesse eines gemeinsamen Ziels bei der Arbeit erfolgen.

In jedem menschlichen Miteinander kommt es zu Konflikten, gerade in Stresssituationen, doch auch wenn ihr Auftreten negativ erscheint, haben sie doch positive Aspekte: sie decken Probleme auf, können der Weiterentwicklung dienlich sein und führen zu neuer Ausrichtung im Miteinander. Professionell genutzte Kommunikation hilft, Konflikte angemessen auszutragen und sich auf den Auslöser zu fokussieren, sodass trotz Unstimmigkeiten eine professionelle und zukünftige Interaktion ermöglicht wird. Dabei ist die Akzeptanz der Andersartigkeit jeder Person entscheidend, denn niemand kann geändert werden, es sei denn, er ändert sich selbst. Konstruktive Zusammenarbeit ist dennoch möglich, und zwar dann, wenn gemeinsame berufliche Interessen gefunden werden.

Folgende Fragen klärt dieser Abschnitt: Was sind eigentlich Konflikte und welche Bedeutung haben sie? Wie sieht konstruktives Konfliktmanagement aus? Ergänzend werden Erkenntnisse in Bezug auf Verhandlungen eigener Interessen erläutert.

■ Konflikte und ihre Bedeutung

Das Wort Konflikt stammt von dem lateinischen *conflictus/confligere* und bedeutet „Aneinanderprallen". Umgangssprachlich bedeutet Konflikt, dass verschiedene, unvereinbare Tendenzen vorhanden sind, die innerhalb einer Person existieren oder mit einer anderen Person bestehen. Dadurch kommt es zu einer gegenseitigen Blockierung der Interaktionspartner.

Wissenschaftlich gesehen beschreibt Konflikt eine Interaktion zwischen mindestens zwei Personen (Akteure), von denen mindestens ein Akteur eine Unvereinbarkeit erlebt, welche, die Interessenverwirklichung hemmt. Der Akteur glaubt sich in Abhängigkeit von einer oder mehreren anderen Personen, und dies führt zu Bemühungen, Interessenhemmung zu beseitigen bzw. die eigenen Interessen durchzusetzen.

Eine Konfliktsituation ist eine Problemsituation, die sich hinderlich auswirkt und zur Unzufriedenheit führt, was aggressives Verhalten zur Folge haben kann.

Konflikte entstehen, da jede Person individuelle Bedürfnisse, Erwartungen und Erfahrungen hat, welche stark divergieren können. Wir geraten also in Konfliktsituationen, weil verschiedene Interessen, Erwartungen, Werte und Einstellungen im beruflichen Alltag aufeinandertreffen.

Der Umgang mit Patienten und deren Angehörigen (▶ Abschn. 2.2) birgt genauso Konfliktpotenzial wie hierarchische und durch das Team bedingte Divergenzen – beides kommt als Ursache für berufliche Konfliktsituationen in Frage.

> **Ein Konflikt ist die Summe aus Sachlage und Gefühl.**

Zu Konflikten führen Rücksichtslosigkeit, illoyales Verhalten, Ungerechtigkeit, Unehrlichkeit oder fehlende Toleranz, zudem sind gegenseitiges Unverständnis, Missgunst, Ungeduld oder unangemessene Kommunikation Ursachen für Konflikte.

Konflikte haben eine systemische Dimension, denn Interaktionen finden in Systemen statt bzw. werden von ihnen geprägt. So wirken immer prozessbedingte, strukturbezogene und formale Aspekte auf eine Person ein.

Konfliktfähigkeit ist auch im Gesundheitsbereich eine wichtige Schlüsselkompetenz, denn hier finden sich schwierige Situationen durch die Menge an Interaktionen mit Patienten, Angehörigen und Kollegen aller Ebenen und Abteilungen. So birgt die tägliche Arbeit eine Menge an Konfliktpotenzial, und diese Konflikte lassen sich zwei Arten zuordnen.

■ Zwei Arten von Konflikten

Es gibt zwei Arten von Konflikten, entweder interne bzw. innere Konflikte oder interaktionelle bzw. zwischenmenschliche Konflikte. Beide Arten werden nun erläutert.

■ ■ Innere Konflikte

Innere Konflikte spielen sich in der eigenen Person ab, meist betreffen sie Ziele, Wünsche oder Bedürfnisse und die damit verbundenen Gefühle. Sehr oft handelt es sich um das Problem einer Entscheidung zwischen mehreren Möglichkeiten, welche Menschen in eine belastete und angespannte Gefühlslage bringt. Innere Konflikte lösen Verunsicherung aus, sie nehmen durch das Abwägen und Ausmalen von alternativen Handlungsabläufen viel gedanklichen Raum ein. Doch sie haben auch einen positiven Aspekt, denn diese Konflikte erzeugen Druck, die innere Störung des Gleichgewichts überwinden zu wollen.

Wie ein innerer Konflikt bearbeitet werden kann, wird im Folgenden erläutert.

Konfliktmanagement innerer Konflikte Zunächst muss erkannt werden, dass es sich um einen Konflikt handelt. Da ein Konflikt immer die Summe aus Sachlage plus Gefühl ist, werden beide Komponenten – Sachlage und Gefühl – zuerst analysiert. Die Auseinandersetzung mit dem eigenen inneren Konflikt beginnt also mit strukturierenden Fragen, die das Bedürfnis hinter der Sachlage erörtern:

- Worum geht es genau? Ist es ein fehlendes oder als missachtet wahrgenommenes Bedürfnis?
- Welches Bedürfnis ist es?
- Zu welchen Gefühlen führt der Konflikt? Und für welches Bedürfnis sind sie die Boten?
- Wer oder was hat dazu geführt, dass die eigene Person im Konfliktzustand ist?

Nun gilt es, diese Bedürfnisse und Gefühle anzunehmen, denn diese haben den Zweck, für das eigene Wohlbefinden zu sorgen, oder sie zeigen einen Lernauftrag. Hilfreich kann es sein, dem Konflikt einen Namen zu geben, dabei sind der Kreativität keine Grenze gesetzt. Indem der Konflikt benannt wird, kann er als Konstrukt extrapersonal „betrachtet" werden, und die Bearbeitung kann beginnen, wofür es Zeit und Raum für und mit sich selbst braucht. Zunächst sollte eine Art „Erste-Hilfe" sich selbst gegenüber wirksam werden, mit der Fragestellung, was situativ für sich selbst an Gutem getan werden kann. Was braucht es, um die Körperreaktionen der Hauptemotion(en) positiv zu beeinflussen? Die Hauptemotion wird so katalysiert.

Allerdings kann es sich auch um mehrere Emotionen handeln. Hierbei ist innere Achtsamkeit unterstützend (zu Achtsamkeit s. ► Abschn. 6.2), denn mit ihr wird eine förderliche, interessierte und wertschätzende innere Atmosphäre geschaffen. Eine Möglichkeit dabei ist, dass die Augen geschlossen werden und die eigene Atmung gespürt wird. Der Konfliktgegenstand kann daraufhin folgendermaßen als Konstrukt fokussiert und befragt werden (in Anlehnung an Hoos-Leistner und Balk 2008):

- Welche Bedeutung kann der Konfliktgegenstand für die eigene Person haben?
- Wofür steht er?
- Was ist sein Ziel?

Und schließlich werden folgende wichtigen Fragen gestellt:

- Welche Möglichkeiten bietet der Konfliktgegenstand für die eigene Entwicklung, oder: was ist das Positive daran?
- Wie kann er in seinem emotionalen Ausmaß reduziert werden?

Abschließend kann ein Plan antizipiert werden, wie der Konflikt beseitigt wird, mit der Annahme und Prüfung jeder Idee, die sich in der achtsamen Fokussierung zeigt.

Hilfreich zur Bearbeitung eines inneren Konfliktes ist zudem ein Einzelcoaching oder eine Einzelsupervision, die einen Perspektivwechsel reflektiert oder ermöglicht. Ein Ziel in Bezug auf zukünftige Konflikte oder persönliche Lerngegenstände wird so wirksam erarbeitet.

Im Gegensatz zu einem inneren Konflikt gehören zu einem interaktionellen Konflikt immer mindestens zwei Personen.

▪▪ Interaktionelle Konflikte

Diese Art von Konflikt betrifft mindestens zwei Personen, dabei sind Konfliktursachen verschiedene Sichtweisen, Überzeugungen, Auslegungen und Erwartungen. Schon eine als unangemessen erlebte nonverbale oder verbale Äußerung hat Konfliktpotenzial, und ist das Konfliktpotenzial erst geweckt, machen sich zwischenmenschliche Konflikte durch folgende Aspekte bemerkbar:

- verzerrende und irreführende Kommunikation,
- schärfere Wahrnehmung von Gegensätzlichkeiten,
- Misstrauen, Argwohn und Feindseligkeit,

- starke Selbstbezogenheit eines Vorgehens, das dem anderen aufzuzwingen versucht wird.

Die Arbeit in Gesundheitsfachberufen beinhaltet unzählige und stark wechselnde Interaktionen, so kann es zu einer Reihe von arbeitsplatzbezogenen Konflikten kommen. Die wesentlichsten Arbeitsplatzkonflikte begründen sich aus folgenden Vorgängen:

- unterschiedliche Arbeitsauffassungen,
- Verstöße gegen implizit herrschende Regeln,
- unangemessenes Rollenverhalten,
- vermeintliche wahrgenommene Ungerechtigkeiten,
- Mangel an Begründung einer Entscheidung.

Konflikte haben immer eine Vorgeschichte, welche häufig mit Mangel an Anerkennung und Wertschätzung zu tun hat. Das ist nicht verwunderlich, wenn man sich vor Augen hält, dass Anerkennung ein grundlegendes Bedürfnis ist. Hinzu kommen unüberprüfte Annahmen, Bewertungen, Gefühle, Beobachtungen und Missverständnisse, die den Konflikt anbahnen, wenn versäumt wird, diese auf Gültigkeit zu kontrollieren. So kann letztlich eine unbedachte Äußerung reichen, damit ein Konflikt offen zu Tage tritt und eine schwierige Situation während einer Interaktion entsteht.

Konfliktmanagement interaktioneller Konflikte

Zur Konfliktbearbeitung und Konfliktlösung braucht es Bereitschaft und Mut zur Konfrontation. Für eigene Meinungen, Überzeugungen, Interessen oder Bedürfnisse muss Verantwortung übernommen werden, was durchaus lohnenswert ist, da es das Wissen über sich und den Interaktionspartner erweitert.

Jeder erlebt Situationen anders (► Abschn. 1.2), so werden sich Konflikte aus der Sicht der einzelnen Beteiligten unterschiedlich darstellen. Denn jeder Einzelne hat gute Gründe für seine Sichtweisen und sein Verhalten, da Menschen individuelle Denk- und Fühlmuster haben. Durch diese entstehen weniger oder auch vermehrt auftretende Missverständnisse und Konflikte, abhängig von den aufeinandertreffenden Persönlichkeitseigenschaften.

Da es keine alleinige Wahrheit gibt, sollten Konflikte zielfokussiert gelöst werden, wobei die persönliche Haltung und die Art der Kommunikation eine entscheidende Rolle einnehmen.

Aussagen und Behauptungen, die getätigt werden, sind Ausdruck der Wirklichkeit des Senders. Diese können in der Konfliktsituation vom Empfänger nicht verändert werde, doch kann einerseits nachgefragt werden und andererseits die eigene Sichtweise durch „Ich"-Botschaften vermittelt werden.

Konfliktmanagement sollte strukturiert und überlegt angegangen werden, dabei ist der erste Schritt zur Bearbeitung eines Konfliktes immer die Analyse. Hierbei eignen sich folgende Fragestellungen:

- Wer ist am Konflikt beteiligt und warum?
- Was ist Thema des Konfliktes?
- Welche Interessen und Bedürfnisse stecken vermutlich dahinter?
- Durch welche Gefühle äußern sie sich?
- Welche Ziele werden verfolgt?
- Was war der Auslöser des Konfliktes?
- Was ist zur Konfliktlösung bisher geschehen?
- Welche eigenen Anteile beeinflussen den Konflikt?

Oft möchten die einzelnen Konfliktparteien zunächst gehört werden, und werden Gefühle sowie Bedürfnisse dann erkannt und akzeptiert, ist das zur Erarbeitung eines Kompromisses oder von Verhaltensanpassungen hilfreich.

Klappenbach (2011) unterscheidet drei Arten des Konfliktmanagements:

- **Problemlösendes** Konfliktmanagement: Betroffene Personen definieren das Problem eines Konfliktauslösers oder eines konfliktauslösenden Themas und analysieren, was das eigentliche Problem ist.
- **Lösungsorientiertes** Konfliktmanagement: Hier wird nicht nur die Sachlage oder das Thema analysiert, es geht darum, wie aus dem Problem eine Lösung bzw. ein akzeptabler Kompromiss gefunden werden kann.
- **Institutionalisiertes** Konfliktmanagement: Hier findet die Konfliktlösung nur über Dritte statt, z. B. durch ein Schlichtungsverfahren. Die „Lösung" wird von einer außenstehenden Person vorgegeben, und es wird verdeutlicht, was die Konsequenz für die Konfliktparteien ist.

Das Konfliktmanagement über Dritte kann in extremen Fällen von Arbeitsstreitigkeiten eine sinnvolle Möglichkeit sein, vor allem, wenn der Streit zu einer unendlichen Problematik wird. Dies ist jedoch meistens mit einer Beendigung der Beziehung verbunden.

Konflikte können mit Mediationsverfahren bearbeitet werden, dabei ermöglicht ein extern engagierter Mediator die strukturierte Klärung zwischen den Konfliktparteien. Dies schafft ihnen Klarheit über Emotionen oder stellvertretende Interessen hinter dem Konflikt, und trotz Ergebnisoffenheit kann es zu einer einvernehmlichen Lösung kommen – ohne zwingende Beendigung der Beziehung.

Erwähnenswert ist hier die Tatsache, dass nicht zwingend Juristen zur Mediation benötigt werden, denn es gibt viele Mediatoren, die aus unterschiedlichsten Bereichen und Berufen kommen. Für den eigenen Konflikt ist das unter Umständen finanziell und zeitlich passender.

Aus folgenden **ungünstigen** Verhaltensweisen lassen sich Schlüsse für eine konstruktive Konfliktbearbeitung ziehen (Sachse 2017, S. 43–44):

- Nur die eigene Forderung wird in den Fokus gerückt und soll durchgesetzt werden.
- Es wird sich auf negative Aspekte und nicht auf konstruktive Möglichkeiten fokussiert.
- Dem anderen wird nicht zugehört, er wird unterbrochen.
- Mangelnder Wille, den anderen und seine Sichtweise verstehen zu wollen.
- In „Du-Botschaften" kommunizieren, statt die eigene Wahrnehmung und Interpretation mit „Ich-Botschaften" zu kommunizieren.
- Die Sache und ein Verhalten werden nicht von der Person getrennt.

> **Soll positiv auf die Konfliktbearbeitung eingewirkt werden, muss man bereit sein, zuzuhören und sich in den anderen hineinzuversetzen. Die Wortwahl berücksichtigt verschiedene Wahrnehmungen; Sache und Verhalten werden von der Person getrennt.**

Bevor die Kommunikation zur Konfliktbearbeitung beginnt, verschaffen folgende Fragen Klarheit:

- Was möchte ich in der Interaktion mit dem Konfliktpartner? Was fehlt mir, was wünsche ich mir?
- Was stört mich an der Interaktion mit dem Konfliktpartner und warum?
- Was sind meine Konflikte mit der Person? Worum geht es, was sind die Streitpunkte, wo genau besteht Dissens?

— Auf welchen Kompromiss kann ich mich einlassen? Wo kann ich dem Konfliktpartner entgegenkommen, was erwarte ich dafür, wie stabil ist dieser Kompromiss dann?

Es sollte flexibel und ergebnisoffen in das Gespräch gegangen werden. Wichtig sind zudem die eigene Klarheit und das aktive Zuhören, Voraussetzung ist dabei der Wille, den anderen verstehen zu wollen.

Im Konfliktfall geht es ggf. um das Aushandeln von Kompromissen, dabei stellt Verhandlungsgeschick einen wichtigen Faktor zum Gelingen dar.

■ **Verhandlungen konstruktiv gestalten**

In der Regel soll ein Kompromiss gefunden werden, der von beiden Konfliktparteien tragbar ist, was eine Haltung der Offenheit und ein Interesse an weiterer Interaktion erfordert. Die Ursache von Konflikten oder Unstimmigkeiten liegt in unterschiedlichen Interessen, welche den Einzelnen motivieren und sein Handeln erklären (► Abschn. 4.1).

Förderlich für erfolgreiches Verhandeln sind folgende Einstellungen (in Anlehnung an Klappenbach 2011, S. 156–165):

— Es wird sich auf die Sache fokussiert. Die Trennung von Sache und Person hilft, verschiedene Lösungen zu finden, denn ein Verhandlungsgegenstand lässt sich objektiver besprechen als persönliche Merkmale.
— Es werden gemeinsame Interessen analysiert, vor dem Hintergrund der Frage, was hinter einer Forderung steht. So entwickelt sich Verständnis, und die Möglichkeit einer passenden Übereinkunft steigt.
— Es wurden vor der Verhandlung Alternativen abgewägt. Die minimale und maximale Bedingung für einen Kompromiss sind geklärt, eine Analyse vergleichbarer Möglichkeiten wurde vorgenommen.

Wie sich so etwas im Praxistransfer darstellen kann, zeigt folgendes Beispiel. Es handelt sich um einen Konflikt zwischen der pflegerischen und der therapeutischen Leitung einer Akuthausstation.

Die Stationsleitung Stefanie und die leitende Therapeutin Thea haben einen Konflikt in Bezug auf den Wochenenddienst. Stefanie will, dass die Therapeuten einzelne pflegerische Tätigkeiten am Wochenende übernehmen. Thea will, dass die Therapeuten sich in der begrenzten Zeit auf die therapeutischen Interventionen konzentrieren. Sie wollen beide einen Kompromiss finden. Während Stefanie ihre Gründe nennt, hört Thea aktiv zu. Sie gibt mit eigenen Worten wieder, was sie meint, verstanden zu haben. Sie versteht, dass Stefanie durch den Personalmangel in der Wochenendpflege und die ihrer Meinung nach flexiblere Zeitplanung der Therapeuten ein Missverhältnis sieht. Danach erklärt Thea ihre Sicht der Dinge, sie fühlt sich gehört und akzeptiert durch die Art des Zuhörens sowie die interessierten Nachfragen von Stefanie. Nachdem beide ihre Position dargestellt haben, besprechen sie ihre hinter dem Konflikt liegenden Interessen. Stefanie möchte eine gerechte Arbeitsteilung am Wochenende, Thea will Transparenz und Wertschätzung der therapeutischen Kompetenzen in Bezug auf Patienten und Kollegen. Gemeinsam wollen sie eine angenehme Arbeitsatmosphäre mit klarer Aufgabenverteilung. Sie einigen sich wie folgt: Die Patienten, welche vor Eintreffen der Therapeuten noch nicht therapiebereit sind, werden mit einer kurzen Übergabe identifiziert, dann wird seitens der Therapeuten entschieden, welche der Tätigkeiten als Alltagstraining in die Therapie integriert werden können.

Die minimale Forderung der Pflege wäre hier das Verständnis für Verzögerungen und von pflegerischen Handlungen, die maximale Forderung wäre die regelmäßige Übernahme von pflegerischen Tätigkeiten, die mit der Therapie verbunden werden könnten.

Auf therapeutischer Seite wäre die maximale Forderung, dass Therapeuten in Ruhe, ohne Unterbrechung und Integration pflegerischer Tätigkeiten ihre Arbeit machen können – mit zeitlicher Rücksichtnahme. Die minimale Forderung wäre die vereinzelte Integration ganz ausgewählter pflegerischer Tätigkeiten wie Lagewechsel oder Toilettengang. Zu analysierende Alternativen wären die Orientierung an vergleichbaren Einsätzen am Wochenenddienst auf anderen Stationen des Hauses.

Eine wichtige Basiskompetenz für Verhandlungen ist eine professionelle Gesprächsführung, kombiniert mit einer akzeptierenden Haltung, zudem ist die Fähigkeit zur Offenheit gegenüber anderen Personen und ihren Sichtweisen essenziell.

Sprachliche Möglichkeiten sind bezugnehmende Gesprächstechniken (▶ Abschn. 1.3) und eine wertfreie Wortwahl.

Interessen des anderen lassen sich auch über die Frage erörtern: „Was ist Dir (daran) besonders wichtig?"

Kommunikative Bedingungen zum Gelingen konstruktiver Verhandlungen sind hierbei:
- Verwirklichung des aktiven Zuhörens,
- Ausdrücken des Verständnisses und der Offenheit durch angemessene nonverbale und paraverbale Kommunikation,
- Verbalisieren und Paraphrasieren der unterschiedlichen Interessen,
- Verwendung von Ich-Botschaften,
- Vermeidung negativer, provozierender Äußerungen.

Auch eine noch so gut vorbereitete Verhandlung bleibt ergebnisoffen, das Ziel ist dennoch eine Besprechung auf „Augenhöhe". Gelingt die Lösungsfindung unter Kollegen nicht, so müssen ggf. weitere Hierarchieebenen eingebunden werden.

Werden berufliches Auftreten und Rollenverhalten unterschiedlich ausgelegt, begünstigt dies die Konfliktbildung. Gleichzeitig erfordert es ein Aushandeln von Kompromissen in Bezug auf verschiedene Interessen. Aus diesem Grunde beschäftigt sich der folgende Abschnitt mit dem Thema der Rollenklärung. Des Weiteren wird die Förderung der Entfaltung von Potenzial angesprochen.

4.5 Rollenklärung und Potenzialentfaltung

Medizinische Teams sollten klar definierte Aufgaben und Rollen haben, die jedem Beteiligten bekannt sind. Die entsprechende Fachkompetenz charakterisiert diese Aufgaben und Rollen, welche von zwei Merkmalen beeinflusst werden: dem beruflichen Selbstverständnis und den eigenen Anforderungen an die berufliche Tätigkeit.

> **Rollenklärung ist die Voraussetzung für erfolgreiche und angemessene Tätigkeiten im Arbeitsprozess. Sie schützt vor Kompetenzgerangel und ineffizienten, unökonomischen Handlungen.**

Entfaltung von Potenzial spielt in der heutigen Arbeitswelt eine wesentliche Rolle, denn Bedingungen und Anforderungen wandeln sich sowohl technisch-medial als auch gesellschaftlich-kulturell.

Beide Themenbereiche haben in mehrfacher Hinsicht eine wichtige Bedeutung für Angehörige von Gesundheitsfachberufen:
1. **Betriebswirtschaftlich:**
    - Eine klare Zuordnung und Abgrenzung von Erwartungen und Aufgaben einzelner Bereiche.
    - Für das strategische Personalmanagement in Führungsebenen (▶ Kap. 5).
2. **Interdisziplinär:**
    - Zur Verhinderung zeitraubender fehlgerichteter medizinischer Handlungen und Weiterbildungen.
    - Für die Zusammenarbeit in Bezug auf das Arbeitsklima (▶ Abschn. 4.2).
3. **Intrapersonal:**
    - Zur Klärung der eigenen Kompetenzbereiche.
    - Für das Management von Stressoren (▶ Abschn. 6.3).

In diesem Abschnitt werden der Rollenbegriff und die Potenzialentfaltung mit ihren Bedeutungen und Einflüssen auf die berufliche Kommunikation dargelegt.

■ Der Rollenbegriff und sein Bezug zu Gesundheitsberufen

Eine Rolle ist soziologisch definiert und bezeichnet eine Summe von Verhaltenserwartungen, die einer Person zugeschrieben, aber auch von der Gesellschaft vorgelebt oder vermittelt werden. Jeder Mensch erfüllt mehrere Rollen, abhängig von seinem Umfeld und den Interaktionen. Rollenverständnis beinhaltet also immer zwei Aspekte: einerseits die Erwartungen der Gesellschaft bzw. des individuellen Kontextes an eine Rolle, andererseits die eigenen Erwartungen und Ansprüche an eine Rolle. Problematisch wird Rollenidentifikation bei Divergenzen zwischen eigenem Rollenverständnis und dem Rollenverständnis anderer.

Auch Gesundheitsberufe manifestieren ihre berufliche Rolle durch Sozialisation, die Bevölkerung „darf" also an diese Berufsgruppe Erwartungen haben. Im ärztlichen Bereich werden fünf Rollen beschrieben, welche die extern einwirkenden Erwartungen an Berufstätige verdeutlichen. Sie sind auch auf andere Gesundheitsfachberufe übertragbar und lassen sich tabellarisch darstellen (◨ Tab. 4.2).

◻ Tab. 4.2 Gesellschaftliche Rollenzuschreibung an Gesundheitsfachberufe (in Anlehnung an Buser et al. 2007)

Erwartungen	Beschreibung
Kompetenz	Spezifische fachliche Kompetenz in Bezug auf Zielsetzung, Planung, Durchführung und Evaluation
Affektive Neutralität	Rationales Handeln, positive Zuwendung, Kontrolle von Emotionen, Stressmanagement ohne negative Auswirkung auf Patienten
Universalismus	Ausgeprägte Hilfsbereitschaft, gerecht und unabhängig von Geschlecht, sozialer oder ethnischer Herkunft
Funktionale Spezifität	Die Rolle wird professionell ausgefüllt, ohne Ausnutzung oder Überschreitung von Kompetenzen
Altruismus/Kollektivitätsorientierung	Dem Gemeinschaftswohl dienend ohne eigennütziges Handeln

Aus der Tabelle wird ersichtlich, dass an medizinisches Personal viele Anforderungen bestehen, woraus sich vonseiten der Patienten und im interdisziplinären Miteinander implizite Erwartungen und Ansprüche ergeben. Zusätzlich verändern sich das Rollenverständnis und die Rollenidentifikation durch systemisch-gesellschaftliche Einflüsse sowie Medien. Der Wertewandel der Gesellschaft führt ebenfalls zu Veränderungen auf dieser Ebene.

In Gesundheitsberufen besteht nach wie vor die Gefahr des Helfersyndroms, was aus der Tendenz erwächst, Beziehungen zu vermeintlich besonders hilfsbedürftigen Patienten zu suchen. Dies kann so weit gehen, dass es in der Folge zu einem Burnout-Syndrom kommt (► Abschn. 6.3).

Rollenklärung bezeichnet die eigene Klarheit über Anforderungen sowie Bedeutung der beruflichen Rolle, und diese Klarheit erfolgt durch Reflexion und Austausch. Folgende Fragen tragen zur Rollenklärung bei:

- Wie verstehe ich meinen Beruf? Was ist das Ziel meines Berufes – außer finanziell abgesichert zu sein?
- Welchen Aufgaben und Prinzipien folgt meine berufliche Tätigkeit?
- Welche Rechten und Pflichten habe ich (gesetzlich, berufsethisch oder bezogen auf die Anforderung)?
- Wie lautet meine genaue Arbeitsplatzbeschreibung?
- Welche Anforderungen habe ich an diese Tätigkeit?
- Welche Anforderungen an diese Tätigkeit erlebe ich durch andere? Woher kommen diese Anforderungen?
- Welche Aufgaben haben in Gesundheitsfachberufen tätige Kollegen, mit denen ich zusammenarbeiten muss? Wo sind Gemeinsamkeiten, wo Unterschiede?
- Welches Bild haben Patienten zu meiner Tätigkeit? Warum denke ich das?
- Welches Bild haben Kollegen über meine berufliche Tätigkeit? Woher kommt das?
- Welche beruflichen Aufgaben will ich vermehrt tun? Welche will ich weniger tun? Womit hängt das zusammen?

Hierbei ist zu beachten, dass Rollenverständnis kontextabhängig ist, denn die Art der medizinischen Einrichtung, die Mitarbeiter und die Größe des Betriebes beeinflussen berufliches Handeln und Arbeitsprozesse.

■ Bedeutung für die Kommunikation

Rollen beeinflussen das eigene Verhalten, sie bekommen Zuschreibungen durch Erwartungen, Werteverständnis und persönliche Erfahrung. Rollen wirken auf das Selbstwertgefühl und das Selbstverständnis, welches negativ oder positiv erlebt werden kann. Rollen im Gesundheitsfachberuf sind multipel und divergieren abhängig von den Bezügen, beispielsweise in Bezug auf Patienten, Angehörige, Kollegen und Mitarbeiter oder Führungspersonal.

Verschiedene Rollen erfordern Anpassungen im Kommunikationsverhalten, je nachdem, ob man als Arzt, Pflegeassistenz oder im Reinigungsdienst tätig ist. Rollen und ihre Zuschreibungen beeinflussen immer das eigene Verhalten, was zu tun hat mit beruflich geforderter Verantwortung, mit Hierarchie und der eigenen Biographie. So entwickeln sich im Laufe des Berufslebens spezifische Deutungsmuster zu Erfahrungen aus Interaktionen, welche Medizinalfachkräfte haben.

Ist sich medizinisches Personal seiner Verpflichtungen und Unterlassungen klar, erleichtert dies die Kommunikation, denn Weisungsgebundenheit, hierarchische Interaktionen und spezifische Aufgabenverteilung schaffen Rollenklärung. Verständnis und Transparenz wird gefördert, doch sollte geklärt sein, welche Unterstützung erwartet wird. Das Maß der Zusammenarbeit ist nämlich kontextabhängig, und Arbeitsplatzbeschreibungen sowie Arbeitsanweisungen sind dabei hilfreich. Es ist darüber hinaus entscheidend, ob und wie Arbeitsleistung und Arbeitsunterlassungen subjektiv kommuniziert werden.

Ob Gesundheitsfachberufe ihrer Rolle gerecht werden können, entscheidet ihr Potenzial. Potenzial und seine Entfaltung sind Thema des nächsten Abschnitts.

■ **Potenzial analysieren und entfalten**

Angehörige der Gesundheitsfachberufe mit Führungsaufgaben sollten die Potenziale ihrer Mitarbeiter erkennen und fördern können. Doch auch jede Gesundheitsfachkraft sollte eigene Potenziale erheben, analysieren und auf aktuelle Passung prüfen, und zwar regelmäßig im Rahmen einer „inneren Inventur". Hierzu wird anwendbares Wissen aus den Bezugswissenschaften Psychologie, Soziologie und Pädagogik benötigt, aber auch soziale Kompetenzen, ein Gefühl für andere Menschen sowie Methoden zur Potenzialerhebung.

Einstellungsgespräche und Mitarbeitergespräche sind angemessene Situationen zur Erhebung des Status quo an nötigen Fähigkeiten, dabei eignen sich zur Analyse von Potenzial in Bezug auf bestehende oder neue Mitarbeiter verschiedene Formate. Zunächst jedoch müssen entscheidende Fähigkeiten zugeordnet werden.

■ ■ **Wesentliche Fähigkeiten und Kompetenzen klären**

Im Gesundheitsfachberuf kommt es vor allem auf folgende Kompetenzen und Fähigkeiten an, deren Nummerierung keine Wertung darstellt:
1. ausgeprägte Motivationsstärke,
2. flexible Kommunikationsfähigkeit,
3. angemessene Durchsetzungsstärke,
4. Teamfähigkeit,
5. stimmige Belastbarkeit,
6. Organisationstalent,
7. Verhandlungsgeschick,
8. selbstständige Arbeitsweise.

Diese globalen Begriffe müssen kontextabhängig konkretisiert werden, damit die Potenzialanalyse bereits tätiger oder auch hinzukommender Kollegen und Mitarbeiter erfolgen kann. Geeignete Fragen zur Konkretisierung sind im Folgenden unter der jeweiligen Thematik der oben stehenden Nummern zusammengefasst:
1. **Ausgeprägte Motivationsstärke:** Welche Beweggründe sind vorhanden, anderen helfen zu wollen? Was sind die persönlichen Ziele, die durch die Berufstätigkeit erreicht werden?
2. **Flexible Kommunikationsfähigkeit:** Welche Leitbilder charakterisieren Kommunikation im Team und in Bezug auf andere Interaktionspartner (Patienten, Angehörige, Kollegen, Vorgesetzte …)? Welche Anforderung stellt dies an die eigenen Mitarbeiter?
3. **Angemessene Durchsetzungsstärke:** Wie werden die Interessen des Teams so durchgesetzt, dass auf Augenhöhe zusammengearbeitet werden kann? Welche Ausdrucksweise und Sprachkultur sollen herrschen?
4. **Teamfähigkeit:** Welche Teammitglieder zeigen welches Temperament? Welche Persönlichkeitsmerkmale sind wie ausgeprägt? Lassen sich Heterogenität des Teams und gelingende Zusammenarbeit verbinden?
5. **Stimmige Belastbarkeit:** Welchen Belastungen ist das Team ausgesetzt? Wie werden diese gemeistert?
6. **Organisationstalent:** Welche organisatorischen Aufgaben werden vorausgesetzt? Welche Fähigkeiten können zeitnah erworben werden?
7. **Verhandlungsgeschick:** Welche Verhandlungen müssen geführt werden? Mit welchen Kollegen? Welche Möglichkeiten und Risiken bergen diese?
8. **Selbstständige Arbeitsweise:** Welche Tätigkeiten der eigenen Mitarbeiter werden völlig selbstständig durchgeführt? Bei welchen Aufgaben wird Unterstützung gewährt? Und wobei wird erwartet, dass Unterstützung eingefordert wird?

4

◘ Tab. 4.3 Fragen zur Erhebung spezifischer Fähigkeiten

Fähigkeit	Mögliche Fragen
Motivationsstärke	– Was motiviert Sie in Ihrer Arbeit als …? – Was motiviert Sie in schwierigen Situationen? – Was ist Ihrer Meinung nach demotivierend im Beruf als …?
Kommunikationsfähigkeit	– Was ist für Sie besonders wichtig in der Kommunikation mit Kollegen? – Wie erfüllen Sie diese wichtigen Punkte? – Welche Herausforderungen sehen Sie für andere durch Ihre Art der Kommunikation?
Durchsetzungsstärke	– Wie erreichen Sie berufliche Ziele des Teams? – Wie erreichen Sie Ihre beruflichen Ziele? – Stellen Sie sich folgende Situation vor: … Wie würden Sie sich hier durchsetzen?
Teamfähigkeit	– Wie integrieren Sie sich in ein bestehendes Team? – Was gefällt Ihnen an der Teamarbeit? – Welche positiven Erfahrungen haben Sie bisher in Teams gemacht? – Welche Herausforderungen bestanden nach Ihrer Erfahrung?
Belastbarkeit	– Wie behalten Sie unter Zeitdruck die Ruhe? – Wie behalten Sie unter Termindruck den Durchblick? – Welche Strategien helfen Ihnen bei körperlicher Belastung? – Welche Strategien ermöglichen Ihnen das Aushalten psychischer Belastungen? – Stellen Sie sich folgende Situation vor: … Wie würden sie vorgehen?
Organisationstalent	– Inwieweit sind Sie ein Organisationstalent? – Stellen Sie sich folgende Situation vor: … Wie würden Sie das organisieren? – Welche Erfahrungen haben Sie in der Organisation von …?
Verhandlungsgeschick	– Was ist Ihnen bei Verhandlungen wichtig? – Welche Ressourcen haben Sie, um gut zu verhandeln? – Denken Sie, dass in Verhandlungen immer ein Kompromiss gefunden werden kann? Erläutern Sie bitte!
Selbstständige Arbeitsweise	– Welche Tätigkeiten führen Sie gerne völlig selbstständig durch? – Bei welchen Tätigkeiten erhoffen Sie sich Unterstützung? – Bei welchen Berufssituationen halten Sie Unterstützung für unbedingt notwendig?

Wie die einzelnen Fähigkeiten und Kompetenzen definiert werden, ist kontextspezifisch und abhängig vom Verantwortlichen, aus diesem Grunde dienen die Fragen lediglich als Anregung. Mit teambezogenem Inhalt gefüllt ergeben sie ein spezifisches Bild von Potenzialen und Erfordernissen.

▪▪ Spezifische Fähigkeiten und Kompetenzen erfassen

Über das Potenzial analysierende Fragen verdeutlichen sich generell erforderliche Personalkompetenzen in Bezug auf das medizinische Team. Die Klärung von Anforderungen ermöglicht so die Spezifizierung erforderlicher Potenziale. So verdeutlichen sich unter anderem Erwartungen oder der Bedarf an Transparenz gegenüber dem Team.

In der Kommunikation mit bestehenden oder neuen Mitarbeitern können Fähigkeiten und Fertigkeiten direkt erfragt werden, dabei dient ◘ Tab. 4.3 als Anregung.

Die Fragen haben Vorschlagcharakter und können mit spezifischen Situationen ergänzt werden, sodass sie sich im individuellen Kontext für die Personalauswahl eignen. Bereits tätige Mitarbeiter können ebenso befragt werden, allerdings in Bezug auf die aktuelle Arbeitssituation. Fragen dieser Art eignen sich auch für eine anonyme Befragung des Teams, so ist ein Bild des Status quo konkretisierbar.

Zur Analyse eigener positiver und optimierbarer Kompetenzen eignen sich zudem verschiedene Instrumente im Personalmanagement. Als Eigenanalyse erfordert es dabei allerdings Reflexionsfähigkeit und das realistische Einschät-

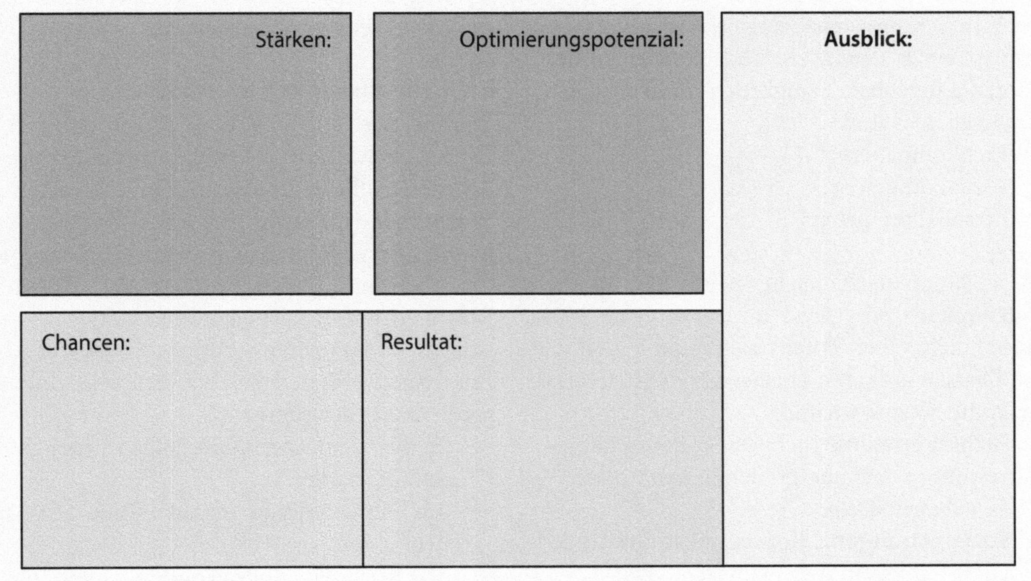

◘ Abb. 4.1 SCORA-Analyse

zen eigener Möglichkeiten und Grenzen. In Anlehnung an die sogenannte SWOT-Analyse (Schawel und Billing 2018) wird hier ein eigenes Instrument vorgestellt.

▪▪ SCORA-Analyse

SCORA ist ein Akronym für: Stärken, Chancen, Optimierungspotenzial, Resultat und Ausblick. Es eignet sich zur subjektiven Selbstanalyse als Mitarbeiter. Auch zur ressourcenorientierten Einschätzung durch Führungsverantwortliche kann SCORA genutzt werden und eignet sich somit als Gesprächsgrundlage im Mitarbeitergespräch. Alternativ dient SCORA Führungskräften als persönlicher Überblick zur Einschätzung von Ressourcen der Teammitglieder (◘ Abb. 4.1).

Die Analysepunkte beziehen sich auf die Bedeutung für das Team, so werden zunächst Stärken und Chancen in Bezug auf die Zusammenarbeit mit dem Team festgehalten. *Stärken* beziehen sich auf Persönlichkeitsmerkmale und besonders bedeutsame Fähigkeiten, die im Team hilfreich sind, *Chancen* verdeutlichen vorhandene Möglichkeiten zur positiven Einflussnahme auf das Team.

Das Feld *Optimierungspotenzial* lässt Merkmale oder Verhaltensweisen erkennen, welche in der Teamarbeit verbessert werden sollten, und im Bereich *Resultat* erscheinen Ideen oder Konsequenzen, die sich aus den vorherigen Feldern ergeben.

Im *Ausblick* werden mittelfristige Ziele und Vorstellungen zu weiteren Arbeitsmöglichkeiten festgehalten.

Soll die SCORA-Analyse als Eigenanalyse genutzt werden, sollten dem Mitarbeiter Hilfen zur Bedeutung der Felder gegeben werden; dazu eignen sich folgende Fragen, die sich der Mitarbeiter stellen soll:

- **Stärken**: Von welchen meiner Eigenschaften profitiert das Team?
- **Optimierungspotenzial**: Was könnte meinerseits verbessert werden in Bezug auf das Team?
- **Chancen**: Welchen Nutzen kann das Team aus meinen Arbeitsfähigkeiten ziehen?
- **Resultat**: Welche Möglichkeiten ergeben sich für das Team durch meine Personalie? Welche Aktionen braucht es zur Optimierung des meines Potenzials?
- **Ausblick**: Wo sehe ich mich zukünftig mit den eigenen Fähigkeiten? Was kann konkret zu meiner Weiterentwicklung geschehen, sodass Optimierung gelingt?

Diese Analyse kann so als Basis für Mitarbeitergespräche genutzt werden, alternativ wäre auch ein gemeinsamer Austausch im Rahmen einer Teambildungsmaßnahme oder eines teaminternen Seminars (Offside) möglich.

▪▪ Potenzialentfaltung

Drei große Kompetenzbereiche verdeutlichen das Prinzip einer Potenzial- und Ressourcenförderung, die personale Fähigkeiten und Fertigkeiten umfassen. Das sind:

- Fachkompetenz,
- Sozialkompetenz,
- Personalkompetenz.

Diese Kompetenzbereiche beinhalten mehrere Teilkompetenzen (Heyse und Erpenbeck 2009), hinsichtlich einer Potenzialentfaltung von Gesundheitsfachberufen erscheinen dabei folgende Teilkompetenzen wichtig:

- **Fachkompetenz:** Fachwissen, Beurteilungsvermögen, fachübergreifende Kenntnisse, Folgebewusstsein.
- **Sozialkompetenz:** Kommunikations- und Dialogfähigkeit, Anpassungsfähigkeit, Konfliktlösungsfähigkeit, Problemlösungsfähigkeit, Pflichtgefühl, Gewissenhaftigkeit.
- **Personalkompetenz:** Eigenverantwortung, Einsatzbereitschaft, Offenheit für Veränderung, Lernbereitschaft, Zuverlässigkeit und Disziplin, Hilfsbereitschaft, Delegieren.

Diese Kompetenzbereiche umfassen weitere Teilkompetenzen, doch sind diese dann abhängig von Kontext und Subjekt.

Durch Analyseinstrumente ergeben sich insgesamt Möglichkeiten der Förderung einzelner Mitarbeiter oder des Teams, doch benötigt es zeitlichen und finanziellen Aufwand, um Potenzial zu entfalten. Führungskräfte müssen daher vor dem Hintergrund kontextueller Möglichkeiten letztlich entscheiden, was angemessen ist. Die Wünsche der Mitarbeiter zur Weiterentwicklung sollten berücksichtigt werden, und es lohnt sich, ein gewisses Angebot bereitstellen zu können. Hierzu eignen sich Formate für Teams ebenso wie Einzelformate; Beispiele dafür sind Seminare und Weiterbildungen, Supervision und Coaching.

Reflektierende Gespräche mit einzelnen Mitarbeitern sind ebenfalls hilfreich, wenn sie Potenzial und Ressourcen erfragen und fokussieren.

Kompetenzen lassen sich auch im Selbstmanagement verbessern, hierbei ist es wichtig, die Merkmale der jeweiligen Teilkompetenz zu kennen. Kompetenztraining arbeitet dabei mit Reflexionsfragen und konkreten Analysemöglichkeiten (Heyse und Erpenbeck 2009). Wollen Führungskräfte ihren Mitarbeitern Kompetenz-training ermöglichen, bietet entsprechende Literatur konkrete und inspirierende Angebote.

▪ Kommunikative Konsequenzen

Begriffe wie Rollenklärung, Anforderungen an die berufliche Rolle oder Rollenkonflikte verdeutlichen berufliche Bedingungen und sollten im Wortschatz (fachlich) führender Personen vorhanden sein, denn so wird eine Trennung von Verhalten und Person verdeutlicht. Berufliche Rollen erfordern solche kommunikativen Anpassungen und Differenzierungen (▶ Abschn. 1.3), Aussagen werden dabei beispielsweise um folgende Worte erweitert:

- „In der beruflichen Rolle sollte … berücksichtigt werden.“
- „Im Rahmen der beruflichen Rolle darf/darf nicht …“
- „Die berufliche Rolle erfordert … von Ihnen/Dir/uns.“

Kompetenzen und *Potenzial* sind Begriffe, die in beruflichen Handlungen von Gesundheitsfachkräften längst Einzug gehalten haben, und ihre Verwendung ist geläufig, doch sie sollten dem Mitarbeiter kontextbezogen ebenfalls klar sein. Was bedeutet also *Kompetenz* im Bereich Pflege, Therapie, P.A. - bezogen auf das Arbeitsfeld des Mitarbeiters in seinem Team?

Potenzial hat jeder Mensch, doch ist das situativ und kontextuell gezeigte bzw. benötigte Potenzial dabei? Und genügt es für die aktuellen Erfordernisse des Tätigkeitsbereichs, auch wenn dies bisher Routine war? Ist vielleicht Aktualisierung oder Unterstützung nötig - über die fachlichen Weiterbildungen hinaus?

Hier eignen sich gegebenenfalls folgende Formulierungen:

- „Für die Tätigkeit mit … erfordert es von Ihnen/Dir/uns … -Potenzial. Damit ist … gemeint.“
- „Hier ist Kompetenz im Bereich … gefragt. Das heißt für uns/Sie …“
- „Das Erfordernis an unser/Ihr Potenzial in Bezug auf … lässt sich wie folgt zusammenfassen: …“
- „Anforderungen an Ihre/unsere Kompetenz zu … sind hier gefragt. Damit meine ich …“

Gängige Begriffe, die ein breites Spektrum an Deutungen beinhalten, sollten also konkretisiert werden, klärende Umschreibungen fördern auch hier Nachvollziehbarkeit, Effizienz und Vermeidung von Missverständnissen.

Rollenverständnis und Potenzialentfaltung sollten regelmäßig, aber im gesunden Maß erhoben und analysiert werden, denn stehen zu viele eigene Interessen im Vordergrund, wird Teamarbeit erschwert.

Um eigene Interessen und Auswirkungen auf das Team und die Teamarbeit geht es im nächsten Abschnitt.

4.6 Eigene Interessen und die Auswirkungen auf das Team

Eigenes Handeln wird durch biographisch erworbenes Erfahrungswissen, aktuelle Situationen sowie eigene Interessen beeinflusst. Interessen begründen sich in Wertvorstellungen, Motiven, Bedürfnissen und Einstellungen, dabei haben sie einen starken Einfluss auf eigene Fähigkeiten, Strategien, Fertigkeiten und Potenzial. Sie sind auch beruflich handlungsleitend und beeinflussen das Verhalten. Aktuelle Situationen und die bestehenden Rahmenbedingungen werden so individuell gestaltet (Härter 2017, S. 36), soziale Systeme damit direkt und indirekt von subjektiven Interessen beeinflusst.

■ **Interessen folgen Bedürfnissen**

Eigene Interessen ergeben sich insbesondere aus folgenden emotionalen Bedürfnissen:

- Nähe, Distanz und Beziehung,
- Wechsel, Veränderung und Fortschritt,
- Freiheit und Selbstbestimmung,
- Dauer, Sicherheit und Struktur (Härter 2017, S. 37).

Die Ausprägung der emotionalen Bedürfnisse ist abhängig von der eigenen Biographie und den aktuellen Lebensbedingungen. Ein Mangel drückt sich in Unzufriedenheit und belastenden Emotionen aus. So prägen emotionale Bedürfnisse indirekt die Interaktion.

Bestehen unterschiedliche Ausprägungen emotionaler Bedürfnisse, wirkt sich dies auf das Klima im Team aus: ein Kollege, der gerne Nähe verspürt, agiert anders als ein auf Distanz bedachter Kollege, und Teammitglieder, welchen Selbstbestimmung wichtig ist, erleben einen sicherheitsorientierten Chef vielleicht als zu kontrollierend. Oder aber ein um Fortschritt bemüh-

ter Kollege erlebt einen nach Dauerhaftigkeit strebenden Mitarbeiter als bremsend.

■ **Interessen sind für andere erkennbar**

Aus persönlichen Interessen ergibt sich ein für andere erlebbares kommunikatives Verhalten, welches auf dem folgenden intrapersonalen Mechanismus beruht: eine Situation, in der man sich befindet, wird subjektiv bewertet, sie wird sodann mit eigenen Interessen (Bedürfnissen) abgeglichen und führt zu einem Gefühl. Daraus folgt dann eine spezifische kommunikative Reaktion (► Abb. 1.7, ► Abschn. 1.2).

Werden Situationen ähnlich bewertet, führt das zu ähnlichen Verhaltensweisen im Team, werden sie hingegen unterschiedlich interpretiert, besteht irgendwann Klärungsbedarf. Folgt aus individuellen Gefühlen eine im Sinne anderer unangemessene Reaktion, erhöht sich das Konfliktpotenzial, und eigene Interessen werden durch Verhalten und Kommunikation sichtbar für andere. Mittels Kommunikation erhalten unterschiedlichste Verhaltensweisen Ausdruck – bewusst oder unbewusst – und diese wirken sich auf das Erleben anderer im Team aus.

Generell müssen persönlich-situative Interessen und beruflich motivierte Interessen unterschieden werden, wobei es häufig schwerfällt, zwischen beruflicher und privater Persönlichkeit anderer zu trennen. So ergeben sich allgemeine Zuschreibungen, deren zugrundeliegendes Verhalten beruflich motiviert ist – im Sinne von Sicherheitsbedürfnissen.

■ **Das Kommunikationsprofil als Auswirkung auf das Team**

Verhaltensvorlieben äußern sich im Kommunikationsprofil und lassen sich psychologisch nach Modalitäten benennen (Scharlau und Rossié 2014), wobei drei Bereiche besonders fokussiert werden:

1. die nach außen oder innen gerichtete Aufmerksamkeit (Extraversion und Introversion),
2. die Wahrnehmung der Wirklichkeit (über die verschiedenen Sinne oder eher intuitiv) und
3. die Entscheidungstendenz (logisch-analytisch oder gefühlsorientiert).

◘ Tab. 4.4 stellt die Unterschiede der Verhaltensvorlieben gegenüber, diese sind jedoch keinesfalls polarisierend zu sehen. Dennoch lassen sich Ten-

◘ Tab. 4.4   Verhaltensvorlieben (in Anlehnung an Scharlau und Rossié 2014)

Kriterium	Verhaltensvorlieben	
gerichtete Aufmerksamkeit	Extraversion: Motivation und Antrieb erfolgen eher aus externen Interaktionen mit anderen	Introversion: Motivation und Antrieb erfolgen eher aus dem eigenen Inneren heraus, durch stille Gedanken und Reflexionen
Wahrnehmung	Eher über alle Sinne: Vorliebe für Details, das bewusste und präzise Wahrnehmen sowie schrittweises Vorgehen	Eher intuitiv: Vorliebe für das Wahrnehmen von Zusammenhängen und Mustern, Zielorientierung mit kreativer Vorgehensweise
Entscheidungstendenz	Logisch-analytisch: Vorliebe für Abwägung, Kalkulation, Prinzipien und Objektivität	Gefühlsorientiert: Vorliebe für die Integration eigener und anderer Sichtweisen, Rücksichtnahme auf andere und deren Prioritäten

denzen feststellen, welche eine Erklärungsmöglichkeit für Unterschiede im Team sein können, und zwar bezogen auf Kommunikationsprofile und Verhaltenstendenzen.

Um diese Ausführungen richtig zu verstehen, ist es wichtig, die Zeilen der Tabelle zu fokussieren. Dabei gehören folgende Verhaltensvorlieben zusammen:

1. Extraversion und Introversion,
2. Wahrnehmung über alle Sinne und eher intuitive Wahrnehmung,
3. Logisch-analytische versus gefühlsorientierte Entscheidungstendenz.

Dieser Überblick dient dem Verständnis verschiedenster Kommunikationsprofile im Kollegium und bietet die Möglichkeit, gegenseitiges Verständnis zu fördern. Dennoch soll ein Beispiel diese Tabelle konkretisieren:

Medizinalfachkraft A und ihre Kollegin B arbeiten in einem Team. A ist ein sehr offener, fröhlicher und kommunikativer Mensch, sie kennt viele Kollegen aus anderen Bereichen, da sie sehr neugierig ist. In Teambesprechungen sitzt sie häufig neben anderen Personen, woraufhin dort kommunikative Aktivitäten (Extraversion) stattfinden. Sie macht auch ohne detaillierte Kenntnisse die richtigen Vorschläge, wie man in Bezug auf andere Teams das gesamte System der Einrichtung weiterbringen kann. Fast immer bezieht sie dabei andere Sichtweisen mit ein und argumentiert aus deren Sicht lösungsorientiert (Wahrnehmung eher in-

tuitiv, gefühlsorientierte Entscheidungstendenz). Medizinalfachkraft B ist eher ruhig und zurückhaltend. Freundlich, wenn man sie anspricht, doch wirkt sie eher überlegt, nachdenklich und gewissenhaft (Introversion). Ihr ist wichtig, dass jeder im Team Details der Arbeit beachtet – ihr entgeht im Gespräch kein Wort, keine missverständliche Geste und auch keine Strukturlosigkeit oder Fahrlässigkeit. In Teambesprechungen sitzt sie immer auf demselben Platz – gerne auch mal im Hintergrund etwas abseits. Wird sie etwas gefragt, überlegt sie mit geschlossenen Augen erst genau. Sie atmet deutlicher und wägt dann verschiedene Optionen schrittweise ab, dabei ist ihr jedoch zunächst Prinzipientreue im eigenen Team wichtig. Sonst kann man gemeinsame Ideen mit anderen Teams erst gar nicht initiieren (Wahrnehmung über alle Sinne, logisch-analytische Entscheidungstendenz).

Bezogen auf die Kommunikation im Team lassen sich daraus sender- und empfängerspezifische Charakteristika ableiten (◘ Tab. 4.5).

Die senderspezifische Sichtweise zeigt Fähigkeiten und Auswirkungen von Verhaltensvorlieben der die Botschaft sendenden Person. Die empfängerspezifische Sichtweise greift Aspekte des die Botschaft Empfangenden auf sowie seine möglichen Reaktionen (◘ Tab. 4.5). Die Lesart dieser Tabelle sollte ebenfalls zeilenbezogen sein, sie beziehen sich wieder auf die Zeilen in ◘ Tab. 4.4. Auch hier zur Verdeutlichung ein Beispiel:

Senderspezifisch	Empfängerspezifisch
Extraversion	
Begeisterungsfähigkeit Engagement Kommunikationsför- dernd	Bewusstes Zuhören Anderen bewusst Gesprächsraum geben Andere Sichtweisen einfordern
Introversion	
Durchdachtheit Überlegtheit	Verständnis für Unterbrechungen Redeanteil planen und durchsetzen
Wahrnehmung eher über alle Sinne	
Faktenwissen Struktur Detailgenauigkeit	Einfordern von Struktur Offenheit für Vielfältig- keit
Wahrnehmung eher intuitiv	
Vielseitigkeit Theoriestärke	Fehlervermeidung durch Detailgenauig- keit
Logisch-analytische Entscheidungstendenz	
Fehlererkennung angemessen kommuni- zieren Würdigen von Erfolg	Bewahren des Überblicks Wahrnehmung von Widersprüchen Gefühle integrieren
Gefühlsorientierte Entscheidungstendenz	
Integration der Beteiligten bei Konflikten Berechtigte Forderun- gen kommunizieren	Verständnis für andere Vielfalt berücksichtigen Eigenständigkeit erhalten

◪ **Tab. 4.5** Verhaltensvorlieben und ihre Wirkung in der Kommunikation (in Anlehnung an Scharlau und Rossié 2014)

Die Führungskräfte A, B und C haben Meeting. A bringt begeistert seine Ideen ein, er bindet B und C aktiv ein und bringt so jeden zum Reden. Beim Zuhören muss B aufpassen, dass nicht sofort eigene Ideen aufkommen und das Zuhören dann schwerfällt. A und B sind gerade so begeistert, dass Nachteile der Ideen erst mal unberücksichtigt bleiben. Führungskraft C überlegt, wie er wann weitere Argumente und Nachteile platzieren kann, er macht sich Notizen, damit er diese durchdacht im geeigneten Moment äußern kann. Als er etwas sagt, wird er von A unterbrochen. Also schlägt C eine Agenda vor, die auch den Redeanteil zeitlich begrenzt. Er kündigt an, dass er nach der ersten Idee von A seine Meinung sagen will, C ist nämlich sehr detailgenau. Er schätzt die Vielseitigkeit von B und sein fundiertes Wissen. B fragt ihn nach seinen Ergänzungen, und als C die Einwände nennt, gibt B zu, dass er diesen Aspekt gar nicht sah. B und A schätzen die Detailgenauigkeit von C und würdigen ihn dafür, immer den Überblick zu haben und Widersprüchlichkeiten zu erkennen. Doch wünschen sie sich jetzt, dass C ausdrückt, ob ihn die Idee begeistert. Als sich A und C uneinig sind, moderiert B und achtet auf die Wahrung der Interessen, er wird jetzt keine Position beziehen, und seine Sachlichkeit hilft ihm dabei, Verständnis aufzubringen.

Erkennbar wird, dass Führungskraft A und B extravertiert sind. C ist introvertiert und nimmt über alle Sinne wahr, seine logisch-analytische Entscheidungstendenz wird deutlich. Führungskraft B entscheidet gefühlsorientiert und nimmt intuitiv wahr.

Ein konfliktfreies Meeting ohne Missverständnisse ermöglichen die sender- und empfängerspezifischen Aspekte von Extraversion und Introversion.

Führungskraft A und B sollten die empfängerspezfischen Aspekte beachten, wenn C spricht. C berücksichtigt die empfängerspezfischen Aspekte der Introvertiertheit, so bleiben Interaktionen kommunikativ kooperativ. Führungskraft B verwirklicht beide Aspekte der gefühlsorientierten Entscheidungstendenz, als A und C uneinig sind. Führungskraft C sollte seine Gefühle verdeutlichen und so den empfängerspezfischen Aspekten der logisch-analytischen Entscheidungstendenz gerecht werden.

Welche Kommunikationsprofile auch vorliegen – entscheidend ist das Verständnis ihrer persönlichen Berechtigung. Argumente bilden sich schließlich aus Interessen, und durch Kommunikationsvorlieben führt das zu Hindernissen, wenn unerkannt bleibt, wie Wahrnehmung und Entscheidungstendenz einzuordnen sind. Subjektive Wahrnehmungstendenz kann ebenfalls zum Dissens führen, wenn die senderspezifisch erkennbaren Merkmale als Empfänger einer anderen Wahrnehmungsstruktur folgen.

Eigene Interessen und Bedürfnisse haben ihre biografische Berechtigung, sie sollten also erkannt und akzeptiert werden. Bedürfnisse und Wertungen stellen eine Art subjektive innere Homöostase dar, positive Chancen daraus sollten erkannt und genutzt werden. Doch ebenso sollten sie in der beruflichen Rolle – vor allem im Falle von Teamarbeit – einen Nutzen ergeben. Sind sie hingegen Störfaktoren, führt das zu Belastungssituationen.

▪ Schlussfolgerungen in Bezug auf die Kommunikation

Verhaltensvorlieben und kommunikative Muster ergeben sich aus biographischen Aspekten und persönlich Interessen. Mit diesem Wissen sollten kommunikative Interaktionen wahrgenommen und gestaltet werden.

Vor allem die nonverbale und paraverbale Kommunikation (▶ Kap. 1) geben Hinweise auf eigene Interessen und Bedürfnisse, beide kommunikativen Teilbereiche sollten also regelmäßig selbst analysiert und auf Stimmigkeit geprüft werden.

Werden hinter auffälligen Kommunikationsmustern (kritische Fragen, Bedenken, aggressiver oder ängstlicher Tonfall etc.) Interessen vermutet, hilft Bezugnahme darauf, beispielsweise in Form einfühlenden Fragens, aber auch durch Spiegelung der Ausdrucks- oder Appellfunktion von Sprache (▶ Abschn. 1.4).

Das Bewusstsein über die Interdependenz von Situation, persönlicher Wertung und kommunikativer Reaktion ist hilfreich. Die Abhängigkeit zwischen Gefühl und Bedürfnissen hat in jedem sozialen System Einfluss auf Interaktionen, sowohl als Mitglied eines Teams als auch in Führungspositionen.

Um Kommunikation und Führung geht es auch im folgenden Teil des Buches – ▶ Kap. 5.

Das vorliegende Kapitel endet mit einem Selbstreflexions- und Übungsteil, Themen zur Kommunikation in medizinischen Teams werden so vertieft und in den subjektiven Kontext transferiert.

4.7 Selbstreflexion und Übungsteil

▪ ▶ Abschn. 4.1 Individualität und Subjektivität

A. Bedürfnisse und berufliche Rolle
Denken Sie nochmal an die Bedürfnisliste aus ◘ Tab. 2.7. Nun überlegen Sie:

— Zu welchen Emotionen führen bei Ihnen unerfüllte Bedürfnisse?

____

____

— Welche Bedürfnisse werden im Beruf eher unberücksichtigt bleiben?

____

____

____

— Wie können sie dennoch sichergestellt werden?

____

____

____

— Überlegen Sie in Bezug auf Ihre Kommilitonen/Lernenden oder Kollegen: Woran würden Sie merken, dass deren Bedürfnisse nicht erfüllt sind? Denken Sie dabei an Mimik, Körperhaltung, Stimme, Wortwahl.

____

____

____

____

— Welche Bedürfnisse bestehen innerhalb medizinischer Teams? Denken Sie an Kollegen aus Pflege, Therapie und an ärztliches Personal. Sammeln Sie und tauschen Sie sich ggf. mit jemandem aus.

____

____

____

____

____

— Welches sind medizinalfachberuflich übergreifende Bedürfnisse, die geteilt werden? Wie und mit welchen Worten können Sie kommunikativ dafür sorgen, dass diese berücksichtigt bzw. thematisiert werden?

____

____

____

____

____

B. Subjektivität im Umfeld

Denken Sie an Ihr Umfeld und überlegen Sie:

— Woran merken Sie, dass die jeweilige Person/en eine eigene Wahrnehmung hat/ haben?

____

____

____

____

____

— Über welche Wahrnehmungen und Eindrücke lässt sich diskutieren? Über welche nicht? Woran liegt das?

____

____

____

____

____

____

— Über welche Strategien verfügen Sie, eine zu Ihnen divergierende Wahrnehmung akzeptieren und wertschätzen zu können, obwohl Sie diese nicht teilen?

____

____

____

____

____

— Mit welchen kommunikativen Mitteln schaffen Sie es, divergierende Einstellungen, Wahrnehmungen und Meinungen zu erfragen, aufzugreifen und darauf Bezug zu nehmen?

____

____

____

____

____

■ ► **Abschn. 4.2 Arbeitsklima positiv gestalten**

A. So wird es positiver

Erstellen Sie einen Text, in dem Sie für andere Gesundheitsfachkräfte folgende Anregungen zusammentragen:

— Das sind meine zwei Tipps für eine gute Zusammenarbeit – und so sind sie umsetzbar.

— So findet Informationsweitergabe wertschätzend und regelmäßig statt.

— Das sind meine drei Regeln für eine professionelle Gesprächsführung, und so setze ich sie um.

— Daran merken andere, dass ich sie wertschätze und anerkenne.

B. Positiv kommunizieren und interagieren

1) Nutzen Sie Ihre täglichen Kontakte für folgende Übungen:

— Sagen Sie statt „Danke": „Ich danke Dir/Ihnen für …"

— Nehmen Sie einen positiven Gesichtsausdruck ein, ohne zu lächeln – überprüfen Sie dies im Spiegel oder mit einem Interaktionspartner, der Sie kennt.

- Enthalten Sie sich einer negativen gedanklichen Wertung, wenn Sie das Verhalten einer Person missbilligen. Denken Sie stattdessen: „Aha! Interessant. Das stört mich, weil …". Wichtig bei dieser Übung: Die Begründung beinhaltet neutrale Worte, keine negativen Begriffe.

2) Überprüfen Sie Ihre nächste schriftliche Kommunikation unter folgenden Aspekten:
   - Verwendung der „Ich-Form" bei Rückmeldungen oder Einschätzungen.
   - Vermeidung von „Man-Konstruktionen".
   - Das Schreiben von kurzen Sätzen (mit maximal 15 Wörtern pro Satz), die ohne Wertung, jedoch freundlich klingen.
   - Eine vollständige Anrede, auch bei kurzem Austausch.
   - Einen Abschluss wie z. B. „Freundliche Grüße sendet Ihnen …" oder „Ich wünsche Ihnen ….".

3) Wenn Sie sich das nächste Mal beschweren, üben Sie Folgendes:
   - Mit einer freundlichen Stimme sprechen.
   - Zunächst eine kurze Schilderung der Gründe Ihrer Beschwerde vorbringen – mit der Ergänzung, dass es sich nicht um die Person selbst, sondern ihr Verhalten handelt. Alternativ – in Bezug auf Dinge oder Aufgaben – die Ergänzung vornehmen, dass es um die Sache geht, nicht um die Person.
   - Ein Dank an die Person – was auch immer dankenswert sein könnte. Achtung, hier ist Kreativität gefordert.

C. **Was ist da bloß los und wie gehe ich damit um?**

Stellen Sie sich folgende Situation vor:

Sie kommen zur Arbeit und merken, dass die Stimmung irgendwie negativ ist. Ihr engster Kollege ist sehr wortkarg und Sie haben den Eindruck, er geht Ihnen aus dem Weg. Die anderen Kollegen sind extrem beschäftigt – was zu dieser Tageszeit eher ungewohnt ist. Sie überlegen, welche Gründe es für Ihre Wahrnehmung geben könnte: Sie erinnern sich, dass letzte Woche verkündet wurde, das

Stellen abgebaut werden müssen. Ihre Chefin war sehr unfreundlich zu allen, da sie privat Probleme hat. Doch da war noch etwas anderes. Sie erinnern sich, dass es eine lange Diskussion gab wegen der Urlaubsplanung in 2 Monaten. Sie dürfen den Urlaub nehmen, da Sie bereits gebucht haben. Zwei andere Kollegen, die keinen Urlaub gebucht hatten, müssen nun arbeiten und ihren Urlaub verschieben.

Nun beantworten Sie folgende Fragen:

- Was macht diese Situation mit Ihrer nonverbalen Kommunikation? Wie fühlen Sie sich in so einer Atmosphäre?

____

____

____

- Wie werden Sie den Arbeitstag verbringen, wenn Sie sich entscheiden, das Ganze unkommentiert zu lassen?

____

____

____

- Wie werden Sie welche Gelegenheit nutzen, wenn Sie Ihre Wahrnehmung verbalisieren wollen?

____

____

____

- Wie werden Sie das Gespräch ankündigen, und welche Worte wählen Sie als Einstieg?

____

____

____

■ **► Abschn. 4.3 Feedback geben und annehmen**

A. **Aus Rückmeldung wird Feedback**

Welche Bedingungen müssen in Bezug auf folgende Beispiele erfüllt sein, damit es sich um ein Feedback handelt?

- Sie sagen Ihrem Kollegen, dass Sie sein Verhalten gegenüber der Chefetage gut finden.
- Ihr Kollege kündigt an, dass er der Chefin sagen wird, dass er ihre Kommunikation in Teambesprechungen für unangemessen hält.
- Eine Auszubildende in Ihrem Team fragt Sie, ob Sie ihr bei einer Patientenaufnahme zuschauen und ihr danach eine Rückmeldung geben könnten.
- Sie möchten dem für Ihren Patienten zuständigen Arzt mitteilen, dass seine Diagnose erweitert werden muss, um die richtigen Maßnahmen für eine Besserung einzuleiten.

B. Feedback entgegennehmen und geben

1) Analysieren Sie:
   - Von welcher Person würden Sie sich generell gerne ein Feedback geben lassen? Woran liegt das? Wie bitten Sie dabei richtig und konkret um Feedback?
   - Von wem würden Sie sich niemals ein Feedback geben lassen? Woran liegt das? Wie würden Sie die Bitte, Ihnen Feedback geben zu dürfen, konkret ablehnen?

2) Überlegen Sie:
   - Wem möchten Sie gerne Feedback geben und wozu? Was ist der Grund dafür? Wie würden Sie richtig und konkret darum bitten, dieser Person Feedback geben zu dürfen?
   - Wem würden Sie ungern Feedback geben? Und mit welchen Worten lehnen Sie eine Anfrage dieser Person ab?

3) Reflektieren Sie:
   - Zu welchen Ihrer Fähigkeiten lehnen Sie Feedback eher ab? Woran liegt das?
   - Zu welchen beruflichen Fähigkeiten Ihres Berufsbildes halten Sie Feedback für unverzichtbar? Warum ist das so?
   - Wie könnten Gelegenheiten für Feedback regelmäßig geschaffen werden? Welche räumlichen Bedingungen würden Sie sich dabei wünschen? Welche Persönlichkeitsmerkmale sollten Feedback Gebende haben? Warum sehen Sie das so? Tauschen Sie sich darüber mit anderen aus.

- ▶ **Abschn. 4.4 Konfliktlösung und Verhandlungen konstruktiv gestalten**

A. Konfliktthemen benennen

1) Denken Sie an Konflikte, die Sie selbst oder bei anderen erlebten. Welcher Art von Konflikt sind diese zuzuordnen?

____

____

____

____

____

____

2) Wenn es sich um innere Konflikte handelte: Welchen Titel würden Sie diesen jeweils geben?

____

____

____

____

____

____

3) Wenn es sich um interaktionelle Konflikte handelte: Welche Überschrift würden Sie diesen jeweils geben?

____

____

____

____

____

____

B. Konfliktmanagement analysieren

- Denken Sie an interaktionelle Konflikte, die Sie selbst oder bei anderen erlebt haben. Wie war deren Management? Problemlösend, lösungsorientiert oder institutionalisiert?

____

____

____

- Wann macht Ihrer Meinung nach ein institutionalisiertes Konfliktmanagement im Beruf Sinn? Warum denken Sie das?

____

____

____

C. Interaktionelle Konflikte – bildlich gesprochen

Stellen Sie die Thematik „interaktionelle Konflikte" mit einem Schema bildlich dar, welches die Inhalte dazu verständlich aufzeigt.

D. Von ungünstigem zu günstigem Verhalten

- Suchen Sie den Textabschnitt „Ungünstige Verhaltensweisen der Konfliktbearbeitung" heraus. Formulieren Sie daraus drei Leitsätze, die günstig im Konfliktmanagement sind:

____

____

____

- Wie können Sie selbst ganz konkret dazu beitragen?

____

____

____

____

____

E. Verhandlung erfolgreich gestalten

1) Sie wollen beruflich verhandeln. Überlegen Sie zunächst, was im Beruf zu Verhandlungen führen könnte. Wenn Sie etwas gefunden haben, erarbeiten Sie Inhalte zu den folgenden Punkten:
    - Wie verbalisieren Sie die Trennung von Person und Sache sowie den Fokus auf die Sache?
    - Welche Interessen bestehen auf Ihrer Seite dabei?
    - Welche Interessen bestehen auf der Seite Ihres Verhandlungspartners?
    - Welche Alternativen haben Sie?

2) Erstellen Sie drei Merkzettel zu folgenden kommunikativen Bedingungen bei Verhandlungen:
    - So verwirkliche ich das aktive Zuhören nonverbal.
    - So zeige ich Verständnis und Offenheit – nonverbal und verbal.
    - So erinnere ich mich in den Verhandlungen an das Verbalisieren und Paraphrasieren der Interessen des anderen.

■ ▶ **Abschn. 4.5 Rollenklärung und Potenzialentfaltung**

A. Berufliche Rolle und Potenziale analysieren

1) Sammeln Sie Aufgaben und Fähigkeiten, die in Ihrem Beruf sehr wichtig sind.

____

____

____

____

____

2) Sammeln Sie Aufgaben und Fähigkeiten, die weniger wichtig im Beruf sind.

____

____

____

____

____

3) Beschreiben Sie eine Person, die Ihre beruflichen Erwartungen im Übermaß erfüllen würde.

____

____

____

____

____

4) Beschreiben Sie eine Person, die Ihren beruflichen Erwartungen überhaupt nicht entsprechen würde.

____

____

____

____

____

5) Reflektieren Sie:
   - Aus diesem Grunde bin ich sehr gut für den Beruf geeignet:

   ____

   ____

   ____

   ____

   ____

   - Aus diesem Grunde bin ich weniger gut für den Beruf geeignet:

   ____

   ____

   ____

   ____

   ____

6) Wie kann Rollenklärung in Ihrem Beruf verwirklicht werden? Warum gibt es innerhalb des Berufes unterschiedliche Rollen? Sind Rollen abhängig vom Arbeitskontext? Warum ist das so?

____

____

____

____

____

7) Stellen Sie sich einen Mitarbeiter vor, der übermäßig engagiert ist. Was sind Gefahren für ein Team daran? Welche Ressourcen benötigt so eine Person?

____

____

____

____

____

8) Stellen Sie sich einen Mitarbeiter vor, der unterdurchschnittlich engagiert ist. Was sind Gefahren für ein Team, die von so einer Person ausgehen? Welche Möglichkeiten gibt es, um hier Rollenklärung und -anpassung zu ermöglichen?

____

____

____

____

____

B. **Potenzial analysieren und entfalten**
   1) Welche Instrumente kennen Sie zur Erfassung beruflicher Potenziale?

   ____

   ____

   ____

   2) Welche Fragen stellen Sie, um das Potenzial eines zukünftigen Mitarbeiters zu erfassen?

   ____

   ____

   ____

   ____

3) Welche Fragen stellen Sie, um das Potenzial eines Teamkollegen zu erfassen?

____

____

____

____

____

____

4) Sammeln Sie Maßnahmen, die Potenzial in Ihrem Beruf fördern. Denken Sie dabei an wesentliche Fähigkeiten und Kompetenzen, die im Text genannt wurden.

____

____

____

____

____

____

C. Meine SWOT-Analysen

Füllen Sie die folgenden SWOT-Analysen in Bezug auf Kommunikationsverhalten aus:

Mein eigenes SWOT:

	Stärken	Schwächen
Chancen		
Gefahren		

Das SWOT des liebsten Lernpartners/Kollegen

	Stärken	Schwächen
Chancen		
Gefahren		

– Vergleichen Sie mit Ihrem SWOT – finden sich Parallelen?

Das SWOT des unbeliebtesten Lernpartners/Kollegen:

	Stärken	Schwächen
Chancen		
Gefahren		

– Vergleichen Sie das SWOT mit den vorherigen beiden – was sind Unterschiede und wie erklären Sie sich diese?
– Was nehmen Sie daraus Positives mit?

D. SCORA anwenden

1) Suchen Sie sich eine Person aus, die Sie kennen – entweder im privaten Umfeld oder in einem beruflichen Kontext, den Sie kennen. Erstellen Sie eine SCORA-Analyse nach dem vorgestellten Schema.
2) Führen Sie die SCORA-Analyse an Ihrer eigenen Person durch. Wem könnten Sie diese Analyse vorstellen, um Feedback zu erhalten?

■   ▶ **Abschn. 4.6 Eigene Interessen und die Auswirkungen auf das Team**

A. Bedürfnisse biographisch analysieren

Sehen Sie sich die emotionalen Bedürfnisse am Anfang von ▶ Abschn. 4.6 an. Überlegen Sie:

– Welche Bedürfnisse waren in Ihrem erinnerbaren Leben besonders wichtig?

____

____

____

– Woran merkten Sie – retrospektiv betrachtet –, dass Interessen und Bedürfnisse einzelner Personen unberücksichtigt blieben?

____

____

____

    ▬ Wie wirkten sich Bedürfnisse emotional auf die einzelne Person aus? Wie wirkten diese Bedürfnisse sich auf das Handeln der Person aus?

____

____

____

B. Eigene Interessen kommunizieren
Reflektieren Sie:

    ▬ Welche emotionalen Interessen sind Ihnen beruflich besonders wichtig?

____

____

____

    ▬ Wie und mit welchen Worten können Sie dies kommunizieren?

____

____

____

    ▬ Woran merken Sie, dass emotionale Bedürfnisse in der Arbeit nicht erfüllt werden – bei Ihnen selbst und bei anderen?

____

____

____

    ▬ Wie könnte konstruktiv damit umgegangen werden?

____

____

____

    ▬ Welches wäre die ungünstigste Art der Verbalisierung von unerfüllten Bedürfnissen?

____

____

____

Das ist mir aus ▸ Kap. 4 besonders im Gedächtnis geblieben:

4

Das ist mir aus ▸ Kap. 4 besonders im Gedächtnis geblieben:

Das will ich aus ▶ Kap. 4 noch vertiefen:

Literatur

Buser, Kurt und Schneller, Thomas (2007): Kurzlehrbuch Medizinische Psychologie – Medizinische Soziologie. Verlag Urban & Fischer, Elsevier GmbH München, 6. Auflage

Büttner C, Ralf Q (2013) Gesprächsführung und Beratung, 2. Aufl. Springer, Berlin/Heidelberg

Härter M (2017) Die Kunst gesunder Führung. Beltz, Weinheim/Basel

Heyse V, Erpenbeck J (2009) Kompetenztraining, 2. Aufl. Schäffer-Poeschel, Stuttgart

Hoos-Leistner, Heike und Balk, Michael: (2008) Gesprächsführung für Physiotherapeuten, Thieme Verlag Stuttgart

Klappenbach D (2011) Mediative Kommunikation. Jungfermann, Paderborn

Mahlmann R (2016) Konflikte souverän managen. Beltz, Weinheim/Basel

Sachse R (2017) Konflikt und Streit. Springer, Berlin/Heidelberg

Scharlau C, Rossié M (2014) Gesprächstechniken. Haufe-Lexware, Freiburg

Schawel C, Billing F (2018) Top 100 Management Tools. Springer Gabler, Wiesbaden. https://doi.org/10.1007/978-3-658-18917-4. (PDF-Dokument). Zugegriffen im September 2018

Schirmer U, Woydt S (2012) Mitarbeiterführung, 2. Aufl. Springer Gabler/Springer, Berlin/Heidelberg

Weiterführende Literatur

Becker JH, Ebert H, Pastoors S (2018) Praxishandbuch berufliche Schlüsselkompetenzen. Springer, Berlin/Heidelberg

Behling S (2017) Was es für die Spitze braucht …? Z Heilberufe/Pflegemag 69(1):15–16. Springer Medizin, Berlin. www.springerlink.de. (PDF-Dokument). Zugegriffen im Mai 2018

Düllings, C (2017) Empathische Führung – für mehr Harmonie und bessere Leistungen. Z PT-Erfolg 10–11

Eck CD et al (2014) Führungskräfteentwicklung. Springer Medizin/Springer, Berlin/Heidelberg

Frey S (2012) Neue Pflegekonzepte trotz zunehmenden Fachkräftemangels. AVM – Akademische Verlagsgemeinschaft/Thomas Martin Verlagsgesellschaft, München

Gloger B, Rösner D (2017) Selbstorganisation braucht Führung – die einfachen Geheimnisse agilen Managements, 2. Aufl. Carl Hanser, München

Golombek J, Fleßa, S (2011) Einflussfaktoren auf die Verweildauer im Beruf und die Standortwahl des Arbeitsplatzes bei Gesundheits- und Krankenpflegern. Heilberufe Sci 2(1): 3–10. https://doi.org/10.1007/s16024-011-0104-x. www.springer.de. Zugegriffen im Mai 2018

Görnder B (2017) So komm ich gut an. Scorpio, München

Großhans R, Seitlinger M (2007) KommunikaTUM – Professionelle Kommunikation in der Pflege und im Gesundheitswesen. Teilnehmerunterlagen WS 2007/08. http://www.praeventive-paediatrie.sg.tum.de/fileadmin/tuspl02/www/Downloads/Studium_GP/Fachpruefungsordnung_2006/KommunikaTUM_Kap1u2_WS07_08.pdf. Zugegriffen im März 2018

Heim V, Lindemann G (2016) Beziehungskompetenz im Beruf. Haufe-Lexware, Freiburg

Janssen B (2016) Die stille Revolution – Führen mit Sinn und Menschlichkeit, 2. Aufl. Ariston Verlag in der Verlagsgruppe Random House GmbH, München

Kasten E, Sabel B (2011) Psychologie und Soziologie, 17. Aufl. Georg Thieme, Stuttgart

Langfeldt-Nagel M (2011) Gesprächsführung in der Altenpflege, 2. Aufl. Ernst Reinhardt, München

Mergel A (2017) Achtsame Kommunikation. Scorpio, München

Möller S (2014) Besser im Team. Springer Medizin/Springer, Berlin/Heidelberg

Möller S (2016) Einfach ein gutes Team – Teambildung und -führung in Gesundheitsfachberufen, 2. Aufl. Springer, Berlin/Heidelberg

Neges G, Richard (2007) Führungskraft und Team. Linde, Wien

Purps-Pardigol S (2015) Führen mit Hirn. Campus, Frankfurt

Staudhammer M (2018) Prävention von Machtmissbrauch und Gewalt in der Pflege. Springer, Berlin

Tewes R (2014) Einfach gesagt. Springer, Berlin/Heidelberg

Wolfgang K (2016) Richtig kommunizieren am Arbeitsplatz. Stark, Hallbergmoos

Kommunikation und Führung

© Springer-Verlag GmbH Deutschland, ein Teil von Springer Nature 2019
H. Hoos-Leistner, *Kommunikation im Gesundheitswesen*, Studium Pflege, Therapie, Gesundheit,
https://doi.org/10.1007/978-3-662-59220-5_5

Jedes Unternehmen im Gesundheitssektor muss sich mit Inhalten und Anforderungen von Führung und Arbeitsstrukturen auseinandersetzen. Dabei müssen selbst in einer geschäftlichen Partnerschaft Verantwortlichkeiten und Unternehmensleitsätze definiert werden.

Um Führung professionell zu gestalten, sollten Funktionen, Kompetenzen und Aufgaben klar definiert sein, die Kommunikation hat dabei eine wesentliche Bedeutung.

Unternehmen im gesundheitsorientierten Dienstleistungsbereich vermarkten medizinische Hilfsangebote, doch das Generieren von Profit erscheint dabei teilweise unmoralisch oder unangemessen. Führung muss also medizinische Hilfsbereitschaft so verwalten, dass Geschäftsansinnen und Berufstätigkeit sozial bleiben, wozu eine innere und äußere Haltung sozialer Kompetenz erforderlich ist. Doch auch ohne Führungsposition benötigen in Gesundheitsfachberufen Tätige Führungskompetenzen – interaktionsbedingt.

■ Interaktion ist Führung

In jeder Interaktion, in der Gesundheitsfachkräfte alleine verantwortlich sind, findet Führung auf mikrosozialer Ebene statt, durch den Umgang mit Patienten und als Ansprechpartner für Angehörige oder Betreuungspersonen, doch auch in der Interaktion mit anderen Medizinalfachberuflern – stellvertretend für die eigene Profession oder Abteilung. Viele berufliche Situationen erfordern dann eine klare Haltung zu fachlichen Aufgaben und ein angemessenes Werteverständnis.

Patienten sollen sich sicher und professionell betreut fühlen, und ein Arbeitsteam erwartet bei interdisziplinärem Kontakt eine von Loyalität geprägte Repräsentation durch die jeweiligen Mitarbeiter. Dabei braucht es ein klares Rollenverständnis in Bezug auf Zugeständnisse und Absagen, was bedeutet, dass sich Führung sowohl in Bezug auf die eigene Person als auch im professionellen Umgang mit anderen versteht.

Im mesosozialen Kontext beinhaltet Führung eine klare Positionszuschreibung, dabei werden Führungspositionen implementiert, definiert und mit Aufgaben betraut. Dazu ist es wichtig, den jeweiligen Rahmen zu verstehen, in dem Führung stattfindet.

■ Gesamtrahmen von Führung

Führung spielt im Unternehmensmanagement eine entscheidende Rolle, dabei bezeichnet der Begriff Management zielgerichtete, ökonomische Handlungen von Leitung, Organisation und Planung spezieller *Prozesse*. Der Führungsbegriff hingegen bezieht sich auf die Koordination, Planung und Richtungsweisung von *Menschen*. Führung wird in diesem Kapitel als Prozess im Rahmen von Management verstanden, wobei der Fokus auf Faktoren der Personalkompetenz liegt.

Kommunikation zwischen Führungskräften und Mitarbeitern erfüllt einen bestimmten Zweck, welcher personale und strukturale Aspekte umfasst, die durch Kommunikation ausgedrückt und verwirklicht werden.

Zu den **personalen** Aspekten zählen (Schirmer und Woydt 2012):

- delegieren,
- motivieren,
- kooperieren,
- Entscheidungen treffen,
- Ziele setzen,
- loben,
- Konflikte managen,
- kommunizieren.

Struktural bezieht sich Führung auf die Gesichtspunkte:

- Entgeltsystem,
- Kommunikationstechnologie,
- Strategie,
- Organisation,
- Unternehmenskultur,
- Karrierebedingungen,
- Führungskultur.

Dieser Gesamtrahmen zeigt grundlegend benötigte Fähigkeiten wie Antizipationsfähigkeit, Anpassungsfähigkeit und Lernfähigkeit. Führungswissen im Gesundheitsfachberuf umfasst breite medizinisch-technische, betriebswirtschaftliche, ethische, juristische und pädagogische Kenntnisse. Diese kommunikativ zu nutzen und umzusetzen ist für Führungskräfte essenziell, ganz unabhängig von persönlichem Alter und individueller Biographie.

In Führungspositionen entscheiden Einstellung und Verhalten gegenüber Kollegen und Untergebenen über das kommunikative Betriebsklima. Da Einstellung und Verhalten nonverbal und verbal mitgeteilt werden (► Abschn. 3.3), kommunizieren auch Führungskräfte zu jedem Zeitpunkt (► Abschn. 1.1), sowohl bewusst als auch unbewusst.

Die sichtbare Umsetzung von Leitbild und Unternehmensphilosophie beeinflusst zudem die Arbeitnehmerbindung und ist somit ein Magnetfaktor für Unternehmen in Bezug auf die Personalakquisition.

■ Magnetfaktoren der Arbeitsplatzwahl

Im Bereich von Pflege und Therapie herrscht immer noch ein Anbietermarkt, hinzu kommt der Fachkräftemangel, der Personalmanagement zu einer Herausforderung macht. Aus diesem Grunde gilt es, Faktoren zu schaffen, die den Anbietermarkt für Bewerber interessant macht.

Ein Arbeitsverhältnis wird von Medizinalfachberuflern dann eingegangen, wenn Gehalt und Arbeitsplatzsicherheit stimmen, klar und nachvollziehbar geregelte Arbeitsprozesse herrschen und die Vereinbarkeit mehrerer persönlicher Interessen gegeben ist. Unternehmenskultur und Betriebsklima von Unternehmen sind durch neue Medien am Markt inzwischen transparent und bewertbar, diese Plattformen zu nutzen, hilft Arbeitgebern und Arbeitnehmern. Unternehmenskommunikation entscheidet also über den „Magnet" Gesundheitsbetrieb.

Faktoren wie psychische Belastungen und Konflikte im Medizinalfachbereich führen zum Berufsausstieg, denn Arbeitszeit ist Lebenszeit, die von Arbeitnehmern so gestaltet werden will, dass berufliche Rolle und subjektive Interessen übereinstimmen.

Arbeitnehmer zu motivieren gelingt heute weder über das Ausüben von Druck noch durch Kontroll- und Machtinstrumente (Janssen 2016, S. 281). Eine gelebte Kommunikationskultur ist schnell wahrnehmbar und wirkt dabei motivierend oder demotivierend.

■ Was erwartet Sie in diesem Kapitel?

Dieses Kapitel beschäftigt sich mit folgenden Aspekten: Was braucht es, um Führung kompetent zu gestalten? Da Kommunikation Kompetenz erlebbar macht, geht die Thematik dabei über die Kommunikationsfähigkeit hinaus. Was heißt es, erfolgreich zu führen, und warum ist Führung ein sozialer Einflussversuch? Wie Führung professionell umgesetzt werden kann, ist ebenfalls Gegenstand dieses Kapitels.

Mit den abschließenden Übungen und Selbstreflexionen erhalten die Inhalte Anwendungscharakter. Sie laden ein, sich die Breite des Führungsbegriffs bewusst zu machen.

Lernziele

- Nachdem Sie dieses Kapitel gelesen haben, kennen Sie die sozial-kommunikativen Kompetenzen im Führungsprofil.
- Sie wissen, wie erfolgreiche Führung kommunikativ gelingt, und welche Aspekte dabei berücksichtigt werden sollten.
- Ihnen ist bewusst, dass Führung soziale Einflussnahme ist und wie Sie diese professionell umsetzen.
- Sie kennen Faktoren der Teamarbeit und welche Verhaltensweisen es für ein Gelingen im Team braucht.
- Sie wissen, welche Kommunikationsstile sich aus der inneren Haltung ergeben und welche Merkmale diese innehaben.
- Ihnen gelingt es, Führungskompetenzen zu benennen, zuzuordnen und diese zu reflektieren.
- Sie können Teambesprechungen planen, moderieren und somit kommunikativ angemessen gestalten.

5.1 Kompetenzprofil in Führungsprozessen

Kompetenz bezeichnet die kognitive Fähigkeit, Probleme situativ variabel, erfolgreich und verantwortungsvoll zu gestalten. Eine solche Handlungsfähigkeit ergibt sich aus fachlichen und personalen Kenntnissen. Kommunikationsleistungen gehören zum Bereich der Sozialkompetenz, und diese ist der Personalkompetenz zugeordnet, welche wiederum über Kommunikation für andere erkennbar wird.

■ Es braucht mehr als Fachkompetenz

Kompetent zu führen braucht weit mehr als Fachkompetenz, denn Führungspersonal im medizinischen Bereich benötigt neben Fachwissen vor allem Kommunikations- und Medienkompetenz.

◘ Abb. 5.1 zeigt das Kompetenzprofil von Führungskräften im Medizinalfachberuf.

Führungskompetenz erfordert zunächst den Willen, sich als Führungspersönlichkeit mit dem Arbeitskontext zu identifizieren. Dabei geht es neben der Akzeptanz von Zielen und Leitbild insbesondere um übergreifendes Denken. Motivation, Begeisterungsfähigkeit sowie Offenheit beziehen sich auf Personen, Situationen, Technik und Wissenschaft. Die Basis dafür ist fachliches

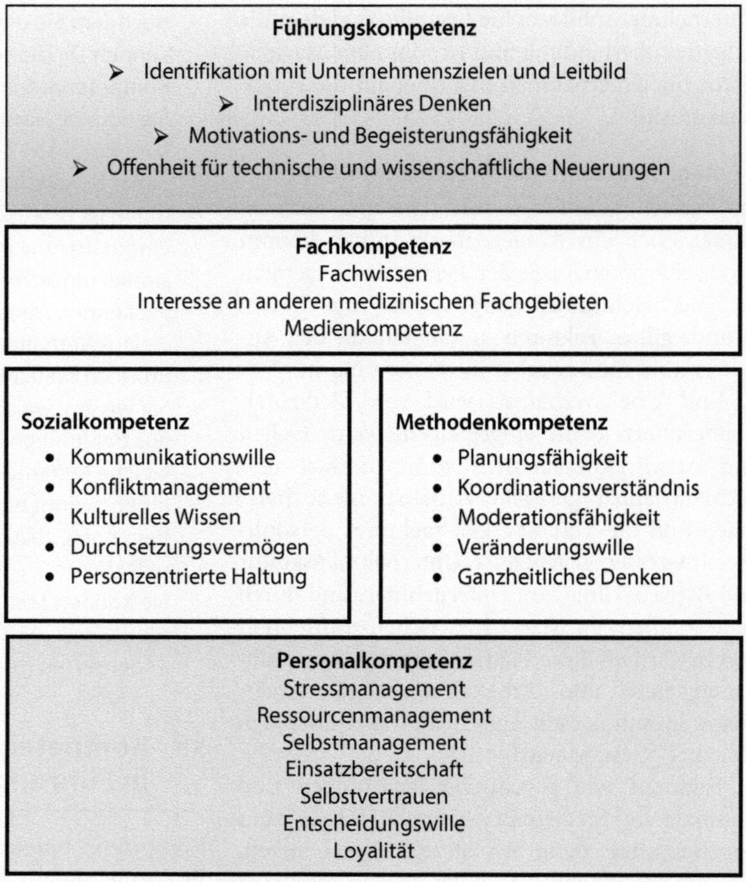

◘ **Abb. 5.1** Kompetenzprofil von Führungskräften im Medizinalfachberuf. (Eigene Abbildung in Anlehnung an Schirmer und Woydt 2012, S. 30)

Verständnis, dennoch braucht es kein Detailwissen, da Führungskräfte Managementaufgaben abdecken müssen: bezogen auf Personal, Prozesse und Abstimmungen. Hierzu wird Personalkompetenz mit ihren Teilbereichen Sozialkompetenz und Methodenkompetenz benötigt, da erfolgreiche Kommunikationsprozesse variabel gestaltet werden sollten.

Die Personalkompetenz schließlich ergibt sich aus dem Vertrauen in eigene Kompetenzen und Ressourcen sowie der Bereitschaft, an sich zu arbeiten, zu reflektieren sowie mit Herausforderungen umgehen zu können.

> **Führungskompetenz bedeutet, fachkompetent und mit hoher Sozial- sowie Methodenkompetenz effizient und stabil zu führen. Die Basis dafür ist eine hohe Personalkompetenz.**

Entscheidend für den Führungserfolg ist die Sicherung des Verständnisses von Mitarbeitern für Entscheidungen, Kommunikationsmuster und Einflussnahme bzw. Weisung. Dazu braucht es Verwirklichung von Prozesstransparenz und eine ausgeprägte Kommunikationsfertigkeit. Führung bedeutet also mehr als die eigene Überzeugung, dass aktuelle Managementprozesse richtig laufen. Darüber hinaus ist Führung Dienstleistung und beinhaltet Rechte und Pflichten gegenüber anderen Beteiligten.

Im Gesundheitsfachberuf findet Führung bereits auf mikrosozialer Ebene statt – zwischen Patient und Fachkraft, zwischen Kollegen und Mitarbeitern. Selbst wenn in Kleinstbetrieben keine eigene Führungsebene existiert, erfordern tägliche Verantwortlichkeiten gegenüber Patienten Führungsfähigkeiten. Umgang und Arbeitsweise mit Patienten, Kollegen und anderen Beteiligten im medizinischen Kontext prägt so die Arbeitskultur, und zwar bereits in der Interaktion zweier Personen.

Dabei sollte Führung auf dieser Ebene folgende Kennzeichen besitzen (in Anlehnung an Heyse und Erpenbeck 2009):

- Ergebnisorientierung,
- Zielorientierung,
- Eigenverantwortung,
- Belastbarkeit,
- Selbstmanagement,
- Beurteilungsvermögen,
- Konzeptionsstärke.

Ein Beispiel verdeutlicht diese Kennzeichen.

Feline ist Therapeutin. Sie gestaltet jede Behandlung mit Patienten individuell und befundorientiert. Sie achtet auf die Beurteilung von Ergebnis und Ziel der Behandlung. Sie übernimmt Verantwortung durch eine sachgerechte, für den Patienten sichere und kommunikativ professionelle Behandlung, denn daran erkennen ihre Patienten Kompetenz. Sie muss am Patienten körperlich und psychisch belastbar sein, muss sie zeitlich flexibel reagieren können, gelegentlich sogar Überstunden machen. Sie organisiert ihren Arbeitsablauf und die Behandlungsstruktur selbstständig, wobei sie Übungen kreativ anpassen, individuell zusammenstellen und mit einem roten Faden versehen muss.

■ **Respekt als Grundlage**

Ist die Einstellung anderen gegenüber von Akzeptanz und Wohlwollen geprägt, ist das die Basis für Respekt. Unabhängig von der sozialen Stellung sieht sich ein respektierter Mensch mit seinen Überzeugungen, Beziehungen und Lebenszielen angenommen. Interaktion ist so geprägt von Wertschätzung und angemessener Ansprache. Becker et al. (2018) beschreiben 4 Ebenen des Respekts:

1. Achtung gegenüber anderen Personen: Jeder Mensch hat die gleichen Rechte und seine Berechtigung.
2. Wertschätzung gegenüber anderen Personen: Unabhängig von Handlungen anderer besteht grundsätzlich erst einmal das Annehmen dieser Person; diese Art von Respekt kann jedoch verwirkt werden.
3. Anerkennung von Leistungen oder Wünschen anderer Personen: Interaktion lebt von Gemeinsamkeit – Verpflichtungen, Zustimmung und Würdigung werden akzeptiert.
4. Toleranz gegenüber anderen Personen: Überzeugungen, Werte und Handlungen anderer werden akzeptiert, und die persönliche Art und Weise des Lebens anderer wird geduldet.

Verwirklicht werden diese Ebenen des Respekts mit Aufmerksamkeit dem anderen gegenüber und weiter durch ehrliche, stimmige Kommunikation, Zuverlässigkeit, Verantwortungsübernahme für eigene Handlungen sowie Dankbarkeit.

■ **Soziale Kompetenz als entscheidender Faktor**

In Führungspositionen kommt es besonders auf die soziale Kompetenz an, denn mit der Verantwortung steigt auch die Anzahl interpersoneller Aktivitäten und Bedeutungen.

In vielen Wirtschaftsbereichen absolvieren Mitarbeiter erst ein spezielles Prüfverfahren (Assessment-Center), welches zeigt, ob sie der Komplexität einer Führungs- oder Managementaufgabe gewachsen sind. Mehrere Tests ermöglichen so die Analyse von wesentlichen Fähigkeiten wie Entscheidungsfähigkeit in Stresssituationen, Kompromissbereitschaft, Überzeugungskraft, analytische Fähigkeiten, Problemlösung und Verhalten in Gruppen.

Die Akademisierung ermöglicht es in Gesundheitsfachberufen tätige Personen, sich den komplexen Aufgaben von Führung und Management professionell zu nähern, viele Führungskompetenzen werden so erworben und überprüft, vor allem durch einen vertieften Kenntniserwerb in den Bereichen Betriebswirtschaft, Recht und Kommunikation.

Neben Fachexpertise müssen Führungskräfte ihre Mitarbeiter in deren Entwicklung und Anpassung unterstützen, außerdem Teams führen, entwickeln und bei Bedarf ersetzen bzw. ergänzen. In vielen Führungspositionen befindet man sich in einer „Sandwich-Position" zwischen Vorgesetzten, Mitarbeitern oder Patienten, Angehörigen und in Bezug auf andere Abteilungen. Durch die erforderliche Integrations-, Partizipations- und Konfliktfähigkeit benötigen Führende daher besondere sozialkommunikative Kompetenzen, wobei unangemessene Selbstdarstellungstendenzen früher oder später zu intra- und interpersonellen Problemen beitragen.

Sozialkommunikative Kompetenz beinhaltet für Führungskräfte und Vertreter der Managementebene folgende Fähigkeiten:

- Beziehungsmanagement,
- Konfliktlösungsfähigkeit,
- Beratungsfähigkeit,
- Humor.

Beziehungsmanagement gelingt durch Offenheit gegenüber Personen und Dingen, Interesse zu zeigen ist dabei ein wesentliches Merkmal. *Konfliktlösung* erfordert die Bereitschaft, die Sichtweise anderer anzuerkennen und mit der eigenen abzugleichen. *Beratungsfähigkeit* braucht das Erkennen von Potenzial bei anderen, ohne voreilige Schlussfolgerungen und Zuschreibungen. *Humor* ist eine Ressource, die Bindungspotenzial hat und unabwendbare Dinge erträglicher macht – richtig eingesetzt baut er Brücken und relativiert Begebenheiten oder übermäßige Anforderungen.

Die Summe der genannten sozialkommunikativen Fähigkeiten macht die Persönlichkeit Führender aus, deren Kommunikationsstil von der Lebensgeschichte und der beruflichen Biographie geprägt wird.

So werden immer Tendenzen an Kommunikationsmustern erkennbar sein. Hinzu kommen die jeweilige innere Grundstimmung und Grundmotivation des subjektiven „Containers" (▶ Abschn. 1.2).

Der professionelle Umgang mit Mitarbeitern sollte folgenden Handlungsempfehlungen folgen:
1. Mitarbeiter sind weder Mittel zum Zweck noch erziehbare Unmündige.
2. Erwachsene lassen sich weder ändern, noch sind sie belehrbar.
3. Grundbedürfnisse des Mitarbeiters nach Autonomie, Anerkennung und Zugehörigkeit existieren immer.
4. Alternativen zu kennen und Flexibilität zu bewahren erweitert Möglichkeiten.

Sowohl ein autoritärer als auch ein Harmonie suchender Führungsstil wirken sich negativ auf Mitarbeiter aus. Ein autoritärer Führungsstil zeigt sich durch Befehlston, Machtdemonstration und starke Kontrolle, Harmonie suchende Führungsstile haben Merkmale von Nachgiebigkeit, zu vielen Freiräumen sowie Kontrollverlust über die Gruppe. Dieser Führungsstil wird auch als „Laissez-faire" bezeichnet, und obwohl beide Führungsstile auch Vorteile haben, sollten sie kein alleiniges Charakteristikum von Führung sein.

Mitarbeiter folgen Führungspersonen, wenn sie merken, dass ein Sinn im täglichen Tun besteht. Existieren dabei positive Entwicklungsmöglichkeiten und ein Gefühl der Verbundenheit zu anderen, wird Unternehmensbindung gefördert. Stimmen Aussagen und Handeln von Führungskräften überein und stehen sie zu ihren Fehlern, werden sie akzeptiert. Zu eigenen Unzulänglichkeiten und Fehlern zu stehen, steigert übrigens die Authentizität und Menschlichkeit von Führenden.

Zudem sind Verlässlichkeit und ein regelmäßiger Kontakt zu Mitarbeitern und Kollegen wichtig (Gloger und Rösner 2017).

In der modernen Arbeitswelt erfordert Führung Empathie, und zwar seinen Mitarbeitern und sich selbst gegenüber. Die Voraussetzung für Empathie ist allerdings Selbstwahrnehmung, vor allem das Erkennen von Ressourcen, Potenzialen und Grenzen. Gelingt dies gegenüber sich selbst, fällt es in Bezug auf andere ebenfalls leichter.

Ein ausgeprägtes Bedürfnis nach Harmonie und Bindung zu seinen Mitarbeitern hingegen wirkt als Stressor, und gepaart mit Arbeits- und Zeitdruck führt dies zur Überforderung. Zudem erhöht sich die Wahrscheinlichkeit eines Burn-out (▶ Abschn. 6.3), insbesondere, wenn äußere Anforderungen und eigene Ansprüche in Widerspruch stehen. Einer mangelnden Prioritätensetzung kann im ungünstigsten Fall ebenfalls eine stressbedingte Überlastung bzw. ein Burn-out folgen.

> **Führungskompetenzen erfordern Respekt sowie fachliche und soziale Kompetenzen. Verwirklicht und somit transparent werden sie durch einen angemessenen Führungsstil. Dieser sollte situationsbezogen in der Kommunikation verschiedene Charakteristika aufweisen.**

Führungsverantwortliche sollten also einerseits für sich wissen, warum und mit welchem Ziel sie führen, andererseits benötigen sie Klarheit und ein eigenes Leitbild im Führungsprozess. So wird eigenes Handeln begründbar und sinnvoll gestaltbar, eine professionelle Interaktion mit den Mitarbeitern gelingt.

■ **Grundsätzliche kommunikative Schlussfolgerungen**

Führungskompetenz zeigt sich kommunikativ grundsätzlich in einer wertschätzenden, wertfreien Wortwahl, exzellentem Zuhörverhalten und einem guten Wissen um individuelle Grenzen und Möglichkeiten der Mitarbeiter. Lob und Dank werden ausgesprochen, Bezugnahme verwirklicht und höfliche Ansprache mit Gruß und Namensnennung eingesetzt.

Wie sozialkommunikativ Führung erfolgreich gestaltet werden kann, zeigt der nächste Abschnitt.

5.2 Erfolgreiche Führung

Heutige Ansprüche an berufliche Arbeit haben sich gewandelt, da sich die Gesellschaft verändert hat. Früher waren Gehorsam und Fleiß bedeutungsvoll für Arbeitende, heute sind es eher Werte wie Sinnerfüllung und Mitbestimmung am Arbeitsplatz. Neben dem wichtigen Bedürfnis nach Sicherheit des Arbeitsplatzes gibt es zwei andere Anforderungen an Arbeitgeber: als Arbeitnehmer eigenständig und selbstbestimmt arbeiten zu können sowie eigene Ideen einbringen zu dürfen. Ein negatives Arbeitsklima, das Erleben von Stress und mangelnde Entwicklungsmöglichkeiten hingegen sind Hauptgründe für arbeitsbedingte Unzufriedenheit.

Mit der gesellschaftlichen Veränderung von Arbeit wandelt sich der Anspruch an arbeitsbezogene Werte und Führungsverhalten sowie die Erwartungen an Kommunikationskultur in Unternehmen.

▪ Werte und Führungsstil

Folgende Werte rücken mit der heutigen Arbeitsgeneration in den Vordergrund (Schirmer und Woydt 2012):

- Gemeinschaft und Kooperation – das Erleben gemeinsamer Arbeitsprozesse auf Basis eines Zugehörigkeitsgefühls.
- Selbstverwirklichung und Erlebnisorientierung – die eigene Wirksamkeit spüren, das Umsetzen eigener Ideen erleben. Arbeitserlebnisse generieren zu können und Aktivität teilen zu können, sind ebenfalls essenziell.
- Feedbackorientierung – die Möglichkeit zu haben, über eigenes und anderes Handeln in wertungsfreien Austausch zu kommen.

Führungskräfte müssen sich also über die eigene Rolle und ihr Werteverständnis klar sein, und die eigene Persönlichkeit soll auch in der Führungsrolle zur Geltung kommen können. Es sollte darüber hinaus ein Interesse an gemeinsamer Entscheidungsfindung und Prozessoptimierung bestehen, wobei es für eine Kooperation wichtig ist, Mitarbeiter als Teil einer Gemeinschaftsintelligenz zu sehen.

> ❯ **Führungskräfte müssen heute einen wertschätzenden, kooperativen, offenen und authentischen Führungsstil haben.**

Wertvorstellungen in Bezug auf die Bedeutung von Arbeit sind altersabhängig unterschiedlich: Jüngere Menschen sehen eine gelungene Life-Work-Balance und die lebenslange Bereitschaft zur Weiterbildung als wichtig an, doch mit zunehmendem Alter (40–60 Jahre) überwiegt die Bedeutung von Sicherheit durch Arbeit. Eine lebenslange Bereitschaft zur Weiterbildung wird als weniger bedeutsam angesehen, doch die Möglichkeit ehrenamtlicher Tätigkeiten kann zunehmend wichtiger werden (Gasper und Hollmann 2015).

Um ein gemeinsames Werteverständnis in der Zusammenarbeit zu haben, bedarf es gezielter, angepasster Maßnahmen und eines kommunikativen Austauschs zu Wertvorstellungen, also dem „Wie" an Arbeitsprozessen. Über gemeinsame Leitgedanken lassen sich Team-Visionen entwickeln und das Engagement verstärken, dabei sind Beispiele für arbeitsbezogene Werte: Respekt, Würde, Wertschätzung, Vertrauen, Verantwortung oder Leistungsorientierung.

▪ Erfordernisse an Gespräche in der Führung

Mitarbeiter sind so zu führen, dass sie sich mündig fühlen, Verantwortung übernehmen und in Bezug auf Rechte und Pflichten als gleichwertig angesehen werden. Dies erfordert eine klare, für andere verständliche und angemessene Kommunikation (▶ Abschn. 1.4 und 3.3).

In der Gesprächsstruktur und der Bezugnahme auf den Gesprächspartner sollte die Führungskraft Alter und Bildungsstand der Mitarbeiter berücksichtigen: Jüngere Menschen legen großen Wert auf regelmäßige Möglichkeiten der Weiterbildung, ältere Arbeitnehmer wünschen sich Vorsorgeleistungen für die Gesundheit sowie Führungsmöglichkeiten – fachlich oder disziplinarisch. Arbeitskräfte mit geringerem Bildungsniveau und in jungen Jahren wünschen sich ein hohes Einkommen (Gasper und Hollmann 2015).

Führungspersonen als Schnittstelle zwischen Unternehmen und Arbeitnehmer haben also besondere Anforderungen an Kommunikation zu meistern. Diese umfassen auch das Wissen um den sozialen Hintergrund des Arbeitnehmers, was in Arbeitszielorientierten und in Entwicklungsgesprächen bedeutsam ist. Solche Gesprächsanlässe sprechen zudem unerwünschte Verhaltensweisen der Mitarbeiter und unrealistische Erwartungen offen an.

Arbeit im Gesundheitsfachberuf bringt körperliche Beanspruchungen mit sich, und so werden ältere Mitarbeiter unter Umständen häufiger ausfallen. Daraus ergeben sich besondere unternehmerische und personelle Aufgaben hinsichtlich der Planung, deren unternehmerische und personelle Folgen aktiv angekündigt und differenziert eingesetzt werden müssen. Dies wiederum erfordert eine wertschätzende, verständnisvolle Kommunikation.

Erfolgreiche Kommunikation in der Führung sollte auf folgenden Basisbedingungen aufbauen (in Anlehnung an Alter 2016, S. 16):

- Vrichtig eingesetzte Mitarbeitergespräche, in denen Vereinbarungen getroffen und überprüft werden,
- Konsensbildung durch effizientes Konfliktmanagement,
- transparente Rahmenbedingungen durch Kommunikation zu Aufgaben und Verantwortlichkeiten,
- Förderung und Entwicklung spezifischer Maßnahmen für Mitarbeiter sowie ein Zeigen von Interesse an deren Entwicklung.

Vorbildverhalten und Lob sind ein aktiver Ausdruck von Wertschätzung, und beides bestärkt das Bewegen des Mitarbeiters in die gewünschte Richtung.

Der Schlüssel zu erfolgreicher Führung liegt hier neben der Kommunikationsfähigkeit im eigenen Führungsverständnis.

■ Transformierende Führung

Führungsverständnis wird wesentlich von der Nutzung bestehender Kommunikationskanäle, Umgang mit Komplexität, Zusammenarbeit und Vernetzung beeinflusst. Es ist geprägt vom Managen täglich bestehender und täglich neu eintreffender Informationen, Probleme und Aufgaben (Eck et al. 2014). In diesem Zusammenhang ist die „transformierende Führung" (John Nicholls 1994 in Eck et al. 2014) bemerkenswert, denn sie verbindet die folgenden Management-Skills:

- **Strategische Führung:** Unternehmensorientierte Aufgaben werden umgesetzt (z. B. Anpassungsstrategien, Unternehmenskultur, Zielanpassungen).
- **Personelle Führung:** Sie bezieht sich auf Management und Führung von Mitarbeitern (z. B. Zielvereinbarungen, Rollenvereinbarung und -anpassungen sowie situative Führung, Unterstützung und Befähigung).
- **Inspirierende Führung:** Menschen werden mobilisiert und innerlich begleitet (z. B. werden Motivation und Arbeitsenergie aufrechterhalten, neue Denk- und Verhaltensweisen werden ermöglicht, Entfaltung von Potenzial und Kompetenzentwicklung werden verwirklicht).

Professionell zu führen erfordert verstärkte Weiterbildung zum Thema Teambildung und Mitarbeiterführung, welche die nötigen, nutzbaren und unverzichtbaren Instrumente professioneller Führung zur Verfügung stellt. Führung ergänzt dann Personalkompetenz mit zugehörigen „transformierend" wirkenden Kompetenzen. Wie auch immer das Führungsverständnis ist: Professionelle Führung erfordert sehr gute Aufmerksamkeits- und Fokussierungsstrategien sowie ein effizientes Stressorenmanagement (▶ Abschn. 6.3). Denn arbeitsbedingter Stress ist in Führungspositionen selbstverständlich, so heißt erfolgreiche Führung auch, mit Stresssituationen umgehen zu können.

■ Identifikation und Management akuter Stresssituationen

Steht eine Führungskraft unter Stress, kann das dazu führen, dass negative Verhaltensweisen anderer Mitarbeiter stärker wahrgenommen werden, denn Stress engt die Wahrnehmung ein. Daher ist es wichtig, dem eigenen Denken, Fühlen, Wollen und Handeln kritisch gegenüberzustehen, zudem sollten Möglichkeiten der persönlichen Entlastung genutzt werden (Beratung, Coaching, Supervision o. Ä.).

Als körperlicher Ausdruck von Stressoren gelten:

- Veränderungen der Atemmuster (flach, kurz, oberflächlich, ungleichmäßig),
- angespannte Muskeln (Gesichtsbereich, Schulter-Nacken-Bereich),
- subjektive Ausdrucksmuster von Angst (Herzfrequenz, Durchblutungs- und Tonusveränderung).

Durch Stress steigt die Fehlerquote, die Flexibilität lässt nach, und Kreativität wird unterdrückt. Aus diesem Grunde sollten Führungskräfte Strategien haben, die ihnen auch kurzfristig Entlastung bieten und von Möller (2016) als akute Strategien und generell stressreduzierende Möglichkeiten angeboten werden.

Akute Strategien sind dabei:

- Auf- und Abgehen oder andere Bewegungsmuster ausführen,
- bewusstes Atmen in den Bauch,
- bewusste Entspannung von Gesicht, Kiefer und Schultergürtelbereich.

Folgende Methoden sind generell stressreduzierend:

- autogenes Training,
- Muskelentspannung über Anspannung (Muskelrelaxation nach Jacobsen),
- Meditation,
- Sport,
- Yoga.

Nach Purps-Pardigol (2015) gibt es für Führungskräfte drei Wege, in eine kontrollierbare Stressreaktion zu gelangen:

1. Der feste Glaube, dass man selbst die Lösung finden wird.
2. Vertrauen auf andere Menschen, die einem helfen können.
3. Vertrauen, dass es eine gute Lösung geben wird.

Diese Überzeugungen erfordern das Einsetzen eines aktiven und bewussten kognitiven Musters, das durch häufige Nutzung automatisiert werden kann.

Generell kann in stressbedingten Situationen eine hintergründig wirkende Angst durch Neuinterpretation reduziert werden, doch dazu erfordert es unter Umständen Unterstützung und Begleitung (Coaching, Supervision, kollegiale Beratung).

Das Thema Stressorenmanagement wird auch in ▶ Abschn. 6.3 thematisiert.

■ **Schlussfolgerungen für die Kommunikation**

Das Wissen um Aspekte professioneller Führung erleichtert die Reflexion der eigenen Kommunikationsmuster.

Eigene Gedanken zu Dingen, Personen und Situationen beeinflussen die nonverbale Kommunikation, die für andere gut wahrnehmbar ist. Dabei zeigen sich eine innere Klarheit und die subjektive Sicht der Dinge dann in der verbalen Kommunikation. So prägt das Gesamtkonstrukt individueller Kognition sprachlich die Sicht anderer auf die eigene Person.

Führungspersonen beeinflussen maßgeblich das Arbeitsklima, und in ihrer Interaktion zeigt

sich innerpersonelle Authentizität in Bezug auf Bindung, Motivation sowie Potenzialentfaltung von Mitarbeitern.

Verfügen Führungskräfte über ein gesunderhaltendes, energieförderndes Stressmanagement, bewältigen sie Herausforderungen kommunikativ anders. Zusammen mit einem klaren Rollen- und Positionsverständnis sowie eine von anderen Personen unabhängige Selbstsicherheit ermöglicht dies den Führungserfolg.

Bezogen auf die eigenen Sprachmuster sollten Führungskräfte in der Lage sein, differenziert zu kommunizieren, was sich mitarbeiterbezogen durch individuelle Anpassung der eigenen nonverbalen und verbalen Äußerungen zeigt. Eine angepasste Wortwahl und eine wertungsfreie Kommunikation sind Ausdruck für eine wertschätzende innere Haltung, welche die Kollegen und weisungsgebundenen Mitarbeiter bemerken. Eine Beachtung der drei Säulen im Kommunikationsprozess (▶ Abschn. 2.4, ▶ Tab. 2.3) erhält hierbei eine besondere Bedeutung. Die Verwendung von Modalverben (dürfen, müssen, können, mögen, sollen, wollen) sollte insbesondere in Weisungen und Aufträgen an Mitarbeiter sehr differenziert verwendet werden (▶ s. Kap. 3).

Das Arbeitsklima wird sprachlich positiv beeinflusst, wenn Selbstwahrnehmung und Fremdwahrnehmung regelmäßig abgeglichen werden, was wiederkehrender Bestandteil im Arbeitsprozess Führender sein sollte. Es ist Aufgabe von Unternehmen oder Arbeitgebern, entsprechende Formate zu ermöglichen oder zu unterstützen, denn Führende haben besondere Verantwortung. Ihnen muss zugetraut werden können, dass Personalmanagement im Arbeitsprozess erfolgreich gelingt.

Da Führung nur möglich ist, wenn Mitarbeiter diese annehmen, beschäftigt sich der folgende Abschnitt mit dem Thema „Führung als sozialer Einflussversuch".

5.3　Führung als sozialer Einflussversuch

Führungsprozesse sind immer auch Interaktionsprozesse mit Hierarchiecharakter, und es ist wichtig zu verstehen, dass zu Führung zwei Dinge gehören: die Weisungsbefugnis der Führungskraft gegenüber ihren Mitarbeitern und der Wille bzw. das Einverständnis des Mitarbeiters in Bezug auf die Weisung der Führungskraft. Beides führt zu gewünschtem Handeln.

Einflussversuche der Führungskraft auf die Mitarbeiter sind erfolgreich, wenn sie überzeugend ist, denn Mitarbeiter wägen Weisungen der Führungskraft ab. Basis für Zustimmung oder Abneigung des Mitarbeiters zu Einflussversuchen der Führungskraft ergeben sich aus Persönlichkeitseigenschaften sowie aus Werten und Zielen des Mitarbeiters selbst. Seine Einstellungen, Arbeits- und Lebensbiographie haben dabei einen besonders starken Einfluss.

■ Unternehmensziele und Weisungen müssen kommunikativ transparent sein

Die Führungskraft verfolgt vor dem Hintergrund der Rahmenbedingungen und Interessen des Unternehmens vorgegebene Ziele. Dabei ist die Vereinbarkeit zwischen Individualität der Mitarbeiter und Umsetzung der Unternehmensziele eine Herausforderung.

Weisungen sollten also kommunikativ transparent und nachvollziehbar sein, sind mittels einer stimmigen Nutzung der Kommunikationsmedien weiterzugeben und mit Kommunikationsgeschick zu verbalisieren. Ein persönliches Gespräch birgt andere Vor- und Nachteile als eine schriftliche Kommunikation. Eine Nachhaltigkeit mündlichen Austauschs ist abhängig von der Menge an Informationen und deren sprachlicher Verpackung. Schriftliche Kommunikation schafft Dokumentation, und doch fehlen die para- und nonverbalen Anteile. Je nach Erfahrung und Vorlieben der Führungspersönlichkeit gibt es deutliche Unterschiede, doch das Entscheidende ist, dass Verständnis gesichert wird (▶ Abschn. 1.4 und 2.1).

■ Mitarbeitermotivation bestimmt Führungserfolg

Auch die Fähigkeit der Führungskraft zur Mitarbeitermotivation bestimmt den Führungserfolg, denn Motivation beeinflusst die berufliche Leistung. Motivierte Mitarbeiter sind produktiver und verursachen weniger Mängel, zudem sind Arbeit und Einstellung bei motivierten Mitarbeitern deutlich besser, die Anwesenheit ist höher. Die Frage ist also, wie Motivation und Zugehörigkeitsgefühl verwirklicht werden können. Wirkliche Motivation entsteht von innen heraus, doch Führung kann versuchen zu erkennen, was jeder Mitarbeiter braucht, um seine Talente

und Fähigkeiten auszuleben. Dies erfordert von Führungskräften Empathie und Wertschätzung, sie müssen ihren Mitarbeitern das Gefühl geben können, dass Interesse an ihnen und ihrer Entwicklung besteht.

Wesentliche Bausteine hierzu stellen für Führende folgende Aspekte dar:

- sich der Vorbildfunktion bewusst sein,
- Vertrauen aufbauen,
- sinnvolle, nachvollziehbare und transparente Ziele anbieten oder berücksichtigen können,
- die Kreativität und die Selbstständigkeit von Mitarbeitern bzw. Teams fördern können,
- das persönliche Wachstum im Bezug auf die berufliche Rolle fördern können.

Ganz entscheidend sind die Transparenz bezüglich Entscheidungen im Team und die Förderung der Einbeziehung von Mitarbeitern, denn beides beeinflusst Zugehörigkeitsgefühl und Loyalität positiv. Die Berücksichtigung von Bedürfnissen darf nicht außer Acht gelassen werden, Lob und Anerkennung sollten einen festen Platz haben. Wird immer nur auf Mängel und suboptimale Prozesse reagiert, so sinkt bei Mitarbeitern das Selbstbewusstsein, was Folgen für Engagement, Motivation und Arbeitsatmosphäre hat.

Motivation wird gefördert, wenn man gute Gründe für ein Handeln hat und ein Ziel, welches verfolgt wird. Diese Aspekte entstehen meist aus Bedürfnissen, also setzt Mitarbeitermotivation das Wissen um persönliche Motivationsfaktoren des Mitarbeiters voraus. Ist es Selbstverwirklichung? Finanzielle Absicherung? Die Identifikation mit dem Arbeitsumfeld? Sind es die Kontakte, ist es Lob oder Geltung zu haben?

Ein Motivationsgespräch kann genutzt werden, um motivierende Ziele festzulegen. Hierbei eignen sich zunächst das Verwenden offener Fragen zur Informationsakquise und anschließend die aktive Einbindung in den Zielfindungsprozess. Dieser kann ebenfalls mit bestimmten Fragestellungen erarbeitet werden. Soll die Arbeitsmotivation des Mitarbeiters hinsichtlich der Arbeitsprozesse verbessert werden, sollten nun gemeinsame Gründe dafür gesammelt werden. Warum ein angestrebtes Ziel in Bezug auf den Arbeitsprozess zu erreichen ist und wie dies gelingen kann, wird ebenfalls zusammengetragen.

Vielleicht geht es aber auch um den Erhalt der Motivation des Mitarbeiters vonseiten des

Unternehmens. Dann geschieht aktive Zielfindung mit folgender Frage: Was denkt der Mitarbeiter, das es braucht, um als Unternehmen seine Motivation zu fördern?

Schwieriger wird es, wenn Veränderungskompetenz des Mitarbeiters nötig ist, diese aber fehlt, bzw. der soziale Einflussversuch Führender den Zweck verfolgt, die berufliche Rollenkompetenz des Mitarbeiters zu ändern. Häufig sehen Führungskräfte die Veränderungsmöglichkeit von Mitarbeitern und den Willen dazu als unbeeinflussbar an, doch jedes Gehirn hat bis ins hohe Alter Programmierungspotenzial (Hüther 2019). Veränderungen und Anpassungen sind also nicht nur Anforderungen an moderne Arbeitskontexte, sondern auch neurobiologische Möglichkeiten, die genutzt werden können. Um also mittels Führung sozialen Einfluss verwirklichen zu können, braucht es jedoch den eigenen Willen des Mitarbeiters. Dieser kann, indem die Wünsche und Bedürfnisse des Mitarbeiters kommunikativ ergründet werden. Neben der finanziellen Komponente sind das vorwiegend Zugehörigkeitsgefühl, Anerkennung und Gestaltungsgsmöglichkeiten – es lohnt also, mit Mitarbeitern zu weiteren Wünschen als den finanziellen ins Gespräch zu kommen (Hüther 2019).

Soll die Arbeitszufriedenheit gewährleistet werden, dann muss Aufgabenvielfalt sowie Partizipation von Mitarbeitern ermöglicht werden. Dabei gemeinsame Anliegen zu identifizieren und zu fördern, ist hilfreich (Hüther 2019). Es gibt zur Messung von Arbeitszufriedenheit inzwischen mehrere Erhebungsbögen und Skalen (Haarhaus 2019), diese sind als Dokumente im Internet zu finden und erheben neben dem Ist-Zustand auch Wünsche oder Anliegen. Die Führungsbeziehung ist laut Grote und Staffelbach (2014) hierbei wichtig, doch neben diesen Faktoren haben Kommunikations- und Veränderungswillen großen Einfluss.

■ Kommunikative Schlussfolgerungen

Einfluss nehmen heißt, Bedürfnisse zu kennen, Erwartungen zu analysieren und Vertrauen zu gewinnen. Wichtige kommunikative Hilfen dabei sind:

- **Interesse am Mitarbeiter zu zeigen** – durch Gesprächsinitiative, wertschätzende Anteilnahme und regelmäßige Nutzung von Gesprächsgelegenheiten.
- **Aktives Zuhören umzusetzen** – sich die Zeit für Fragen und Zuhören zu nehmen, ein offenes Ohr (und eine offene Tür) zu haben.
- **Das Sichern von Verstehen** – mit bezugnehmenden Gesprächstechniken. Diese greifen Sachaspekte, Emotionen und Wünsche von Kommunikationsinhalten auf.

Um erkenntnisreiche Antworten zu bekommen, sind die richtigen Fragen erforderlich (▶ Abschn. 2.3), was deren Kenntnis sowie Vertrauen erfordert. Dieses bildet sich durch zugewandtes, interessiertes Kommunikationsverhalten (▶ Abschn. 1.4). Insbesondere die nonverbale und paraverbale Interaktion sind glaubwürdig zu gestalten, und offene Fragen, gezieltes Nachfragen sowie Bezugnahme im Gespräch sind hierbei wichtige Instrumente.

Führung als professionelle Interaktion ist auch Thema des nächsten Abschnitts, der Aspekte zu Team und Teamarbeit enthält. Dabei werden bedeutungsvolle Hintergründe zu kommunikativen Erfolgsfaktoren zusammengetragen.

5.4　Professionelle Führung umsetzen

Um professionelle Führung zu verwirklichen, erfordert es Wissen aus den der Medizin benachbarten Disziplinen Psychologie und Soziologie, da beide Fachbereiche Themen wie Verhalten, Erleben und Zusammenleben thematisieren. Um in jeder Hinsicht gewinnbringend zu führen, sind neben Erfahrung und Fachkenntnis vor allem drei Kompetenzbereiche zu erfüllen: Sozialkompetenz, Methodenkompetenz und Personalkompetenz (▶ Abschn. 5.1), erst mit dieser Triade ist erfolgreiche Teamführung und Mitarbeiterführung möglich. Die Arbeit mit einem eigenen Team ist ein wesentlicher Faktor, und Teambildung entscheidet über den Erfolg eigener Führung. Teamarbeit sollte bestimmten Kriterien folgen, um zu gelingen, Effizienz ist hierbei besonders wichtig, denn Zeit ist eine wichtige Ressource. Führung und Team sind abhängige Variablen, aus diesem Grunde bekommen Themen zu Team und Teamarbeit hier besonderen Raum.

Sehr früh in der Zusammenarbeit entscheidet die Einhaltung des psychologischen Arbeitsvertrages (Alter 2016) über Zufriedenheit, Verbundenheit und Identität von Mitarbeitern (Hoos-Leistner und Balk 2008).

■ Der psychologische Vertrag – Basis der Mitarbeiterbindung

Während ein formeller Arbeitsvertrag personelle Erwartungen und Pflichten regelt, ist der psychologische Vertrag implizit wirksam. Mitarbeiter erwarten von Führenden Wertschätzung, Vertrauen, ein autonomes Entscheiden dürfen, und Entwicklungsmöglichkeiten, die Einhaltung dieser Faktoren fördert nicht nur Zufriedenheit, sondern reduziert auch das Stresserleben. Verbundenheit und Identität von Mitarbeitern zum Unternehmen werden gefördert, wenn kommunikativ anerkannt wird, was Mitarbeiter leisten. Spürt der Mitarbeiter durch positive Rückmeldung, dass seine Arbeit wichtig ist, empfindet er Zugehörigkeit. Der psychologische Arbeitsvertrag gilt als erfüllt, wenn folgende Faktoren berücksichtigt werden (Alter 2016):

- Arbeitsinhalte und Entlohnung sind angemessen.
- Der Mitarbeiter empfindet seine Arbeit als notwendig und hat Entwicklungsmöglichkeiten.
- Seine Fähigkeiten und Verantwortungsgefühl werden berücksichtigt.
- Er verspürt Loyalität seiner Person gegenüber.

Im Mitarbeitergespräch sollten diese Themen mit passenden Fragen (▶ Abschn. 2.3) und gutem Zuhören abgeklärt werden. Wortwahl, nonverbale Kommunikation und die Ausdrucksweise sollten dem Mitarbeiter angepasst werden (▶ Kap. 3 und 4).

Ein weiterer wesentlicher Aspekt von professioneller Führung ist die Arbeit in und mit Teams, grundlegende Erkenntnisse hierzu sollten Berücksichtigung erfahren.

■ Wesentliche Fakten zum Thema „Team"

Ein Team besteht aus Personen, die gemeinsam an Aufgaben und Lösungen zu einer definierten Aufgabe arbeiten, und dabei bringt jedes Teammitglied Fähigkeiten mit, welche in Abhängigkeit zueinander stehen. Die Identität, Kommunikation und Struktur gestaltet sich aufgaben- und zielorientiert, divergiert jedoch unter Umständen mit persönlichen Auslegungen zu Tätigkeiten und Aufgaben.

Grundlegende Bedingungen für die **Verwirklichung des Teamgedankens** sind:
- gemeinsame Ziele zu haben,
- das Herrschen von klarer Rollen- und Aufgabenverteilung,
- eine direkte Kommunikation,
- ein positives Grundgefühl,
- definierte und für alle nachvollziehbare intra- und interprofessionelle Prozesse,
- gegenseitige Akzeptanz.

Gefahren für eine erfolgreiche Tätigkeit im Team sind:
- die Überbewertung von Sympathie und Antipathie gegenüber anderen,
- negative Voreinstellungen,
- mangelnde Abgrenzung gegenüber Wertungen, Verurteilungen, Zynismus und Überheblichkeit,
- mangelnde Reflexionsfähigkeit,
- ein unkritisches Selbstbild,
- die mangelnde Trennung zwischen privater und beruflicher Rolle und deren Kommunikationserfordernissen,
- mangelndes Sichern von Verständnis in der Interaktion.

Verschiedene Kommunikationsstile sind normal und beeinflussen die Interaktion (▶ Abschn. 4.6), doch können diese zu unausgesprochenen Widerständen oder Substrukturen im Team führen. In der folgenden Tabelle sind wesentliche Kommunikationsstile, sowie deren Merkmal und subjektive Haltung aufgeführt (◘ Tab. 5.1).

Diese hier lediglich skizzierten Merkmale und Haltungen treten situativ auf, sie bedeuten keinen grundsätzlichen, festgelegten Stil von Kommunikation. Dennoch sind Haltungen, die hinter bestimmten Kommunikationsmustern liegen, Hinweise auf emotionale Muster. Schließlich werden erste Teamerfahrungen bereits familiär geprägt, und Kommunikationsstile haben eine eigene Biographie, daher wirken sie bewusst, aber auch unbewusst, und nicht jede Person reflektiert sie.

Das Wissen um die einzelnen Kommunikationsstile im eigenen Team hilft, Mitarbeiter und ihre Dynamiken zu verstehen. Nun können sich allerdings in einem Team aus negativen kommunikativen Erfahrungen Belastungen ergeben, und werden diese identifiziert, sollten Angebote für Neubewertungen oder Perspektivwechsel angestrebt werden. So wird dadurch entstehendes

◪ Tab. 5.1 Kommunikationsstile, deren Merkmale und Haltungen (in Anlehnung an Möller 2016, S. 28–31)

Kommunikationsstil	Merkmale	Innere Haltung/innerer Kommunikation
Selbstloser Stil	Sprecher bietet sich übermäßig an, vermeidet Konflikte oder opfert sich auf – Hörer soll Sprecher Anerkennung und Selbstwertgefühl geben	*Ich bin nur nützlich, wenn ich mich für andere einsetze, der andere soll sich lieber verpflichtet fühlen als mit mir in Diskussion zu gehen*
Bedürftig-abhängiger Stil	Sprecher zeigt sich unsicher und hilfsbedürftig – Hörer soll ihm Sicherheit und soziale Bindung ermöglichen	*Ich brauche unbedingt Vergewisserung, weil ich es falsch machen könnte und das vielleicht nicht alleine schaffe*
Helfender Stil	Sprecher möchte immer ein offenes Ohr haben, sieht Hilfesuche auch da, wo sie nicht direkt an ihn adressiert ist – Hörer soll sich vom Sprecher unterstützt fühlen	*Es geht hier um andere, sie müssen unterstützt werden, ich bin jetzt nicht wichtig*
Aggressiv-entwertender Stil	Sprecher behandelt Hörer von oben herab und dominiert mit Worten und Ausdrucksweise	*Ich suche nach Fehlern, der andere ist es nicht wert, er muss dominiert und entwertet werden, damit ich mich aufwerte*
Sich beweisender Stil	Sprecher möchte einen guten Eindruck machen – Hörer soll ihn als perfekt erleben	*Ich muss mich gut darstellen und perfekt wirken*
Bestimmend-kontrollierender Stil	Sprecher ist Kontrolle wichtig, Hörer soll sich nach ihm richten	*Ich weiß, wie es geht und was wichtig ist – das soll jetzt hingenommen werden. Spontaneität oder Verhandlung sind unangemessen*
Sich distanzierender Stil	Sprecher ist kontaktscheu, möchte unabhängig bleiben, Hörer kann sich abgewiesen fühlen	*Ich bleibe sachlich und distanziert – mein Inneres geht keinen etwas an*
Mitteilungsfreudig-dramatischer Stil	Sprecher präsentiert sich, möchte Hörer fasziniert an sich binden	*Ich möchte mit meiner Erzählung Aufmerksamkeit erregen und im Mittelpunkt stehen*

Stresspotenzial reduziert (Purps-Pardigol 2015) und unter Umständen sogar verhindert.

Arbeit mit Teams beginnt bereits in der Phase der Teambildung, worauf es dabei ankommt, soll nun verdeutlicht werden.

■ **Teams bilden und Teamarbeit ermöglichen**

Werden Teams zusammengestellt oder entwickelt, ist es wichtig, alle Anforderungen an das Team zu kennen; die Möglichkeiten und Erwartungen der am Arbeitsprozess Beteiligten zu kennen ist ebenfalls unabdingbar. So werden Unzufriedenheiten in Bezug auf divergierende Erwartungen vermieden.

Durch Personalmangel oder -wechsel ist es erforderlich, wesentliche Merkmale von Tätigkeiten regelmäßig zu kommunizieren, Aufgabenstellungen klar sowie transparent zu kommunizieren und die Grundvoraussetzungen Flexibilität und Kompromissbereitschaft in Bezug auf Teamma-

nagement zu besitzen. Dies ist vor allem wichtig, um Rollenkonflikten vorzubeugen. Zudem kann es bedeutsam sein, Synergien mit anderen Teams zu bilden anstatt konkurrierend zu agieren.

Neben der fachlichen Mitarbeiterqualifikation sind bei der Teambildung und Teamförderung folgende personale Aspekte zu beachten:
1. Persönlichkeit,
2. Sozialkompetenz und Rollenverständnis.

Die fachliche Qualifikation ist abhängig von der nationalen und internationalen Herkunft. Denn Bildungswege werden regional unterschiedlich priorisiert und umgesetzt, dabei existieren kulturelle Unterschiede unabhängig von der Länderentfernung. Daher wird der Begriff Sozialkompetenz unterschiedlich ausgedeutet und das Rollenverständnis divergiert in Abhängigkeit der beruflichen Herkunft.

Die Persönlichkeit einer Arbeitskraft sollte hinsichtlich der Teameignung beurteilt werden, vor allem auf unverzichtbare Merkmale wie Zuverlässigkeit, Anpassungsfähigkeit, Engagement und Verantwortungsbewusstsein sollte geachtet werden. Mit Hilfe von Probearbeit, mehreren Gesprächen und speziellen schriftlichen oder mündlichen Fragestellungen entstehen erste Vorstellungen. In größeren Unternehmen gibt es noch komplexere Möglichkeiten, wie z. B. die Durchführung von Persönlichkeits- und Leistungstests oder speziellen Interviews.

Sozial- und Rollenkompetenz muss seitens der Führungskraft kontextabhängig definiert werden, denn erst Sozialkompetenz macht Teamarbeit möglich, wobei ein Rollenverständnis hinsichtlich intra- und interdisziplinärer Verantwortung wichtig ist. Letztere wird Einfluss auf das Prozessverständnis des Mitarbeiters haben, und es sollte überprüft werden, ob berufliches Selbstverständnis in gesundem Maße vorhanden ist und das Ressourcenmanagement stimmt. Schließlich sind heutige Arbeitsbedingungen für Gesundheitsfachberufe herausfordernder denn je, Gründe dafür sind Zeitdruck, Personalmangel und Verantwortung. Ebenso stellen Krankheitserleben und Schicksale von Patienten Belastungen für das Personal dar, weshalb Teambildung multiple Kompetenzen berücksichtigen sollte.

Ein Team zu bilden oder zu entwickeln bedeutet ein „Wir"-Gefühl zu schaffen, gegenseitiges Verantwortungsgefühl muss existieren. Die Akzeptanz und Nutzung verschiedener Arbeitspräferenzen sollte konstruktiv fokussiert werden, und automatisch entstehende Dynamiken von Rollen im Team sollten positiv genutzt und regelmäßig reflektiert werden. Es ist lohnenswert, sich klarzumachen, dass Mitarbeiter auch im Team Bedürfnisse haben, dabei sind zwei **wesentliche Bedürfnisse** zu nennen, über die sich Teamleiter bewusst sein sollten:

- das Bedürfnis nach Zugehörigkeit,
- das Bedürfnis nach Wahrnehmung der eigenen Persönlichkeit durch andere.

Mit diesem Wissen ist es Teamleitern möglich, bewusst Bedürfnisbefriedigung zu ermöglichen. Neben Anforderungen aus dem Team kommen noch Interessen aus höheren Hierarchieebenen hinzu, Teamleiter haben also eine „Sandwich-Position", die insofern eine Herausforderung ist,

als Interessen des Unternehmens genauso gewahrt werden müssen wie Mitarbeiterinteressen. Dazu kommt, dass Mitarbeiter ihre Erwartungen, Überzeugungen und das Rollenverständnis berücksichtigt wissen wollen.

In kleineren Unternehmen (Praxen, Pflegediensten, medizinischen Versorgungszentren) ohne weitere Hierarchieebenen ist ebenfalls eine transparente und soziale Führung notwendig, denn die genannten Aspekte haben auch dort Gültigkeit.

Folgende Punkte verdeutlichen hinderliche und förderliche Verhaltensweisen von Eigenschaften in Bezug auf Führung:

Hinderlich sind folgende **Verhaltensweisen**:
- Die Führungskraft hat kein sozial taugliches Stressmanagement.
- Sie ist psychisch labil.
- Kontaktbereitschaft ist nicht vorhanden.
- Sie überfordert andere mit Ansprüchen, die unangemessen sind.
- Sie ist pedantisch und neigt zu Perfektionismus.
- Sie überträgt die eigene Unausgeglichenheit und Laune auf die Mitarbeiter.

Förderliche Eigenschaften guter Führung sind:
- Die Führungskraft hat Kommunikationswille und verfügt über Gesprächsführungskompetenz.
- Sie kann sich und andere motivieren.
- Sie übernimmt gerne Verantwortung und steht hinter ihren Mitarbeitern.
- Sie verfügt über Humor.

Diese Punkte verdeutlichen in Anlehnung an Möller (2016) zusammenfassend, wie Mitarbeiterfluktuation reduziert bzw. durch Führungspersönlichkeit ein Team stabilisiert wird.

Psychologisch-soziologisch werden verschiedene Entwicklungsphasen eines Teams beschrieben, welche aufzeigen, dass das Zusammenarbeiten in Gruppen einer bestimmten Dynamik folgt. Hierbei muss beachtet werden, dass sich ein Team nicht immer langfristig aufbaut, stabilisiert und abbaut, vielmehr lässt sich beobachten, dass im Gesundheitsberuf immer wieder Personal kommt und geht. Dies wird krankheitsbedingt, persönlich oder bezogen auf den Lebensabschnitt passieren und durch Befristung von Arbeitsverhältnissen oder Aushilfen verstärkt.

Umso wichtiger ist es, dass gemeinsame Aktivitäten angeboten werden, was in Form von Seminaren oder „Offsides" (das gezielte Treffen außerhalb eines Arbeitskontextes zur Förderung von Kennenlernen, Kreativität oder Teambildung) stattfinden kann. Eine gemeinsame Freizeitaktivität ist ebenfalls eine beliebte Idee, wobei sich Mitarbeiter gut in die Planung oder Umsetzung solcher Ideen einbeziehen lassen.

Sebastian Purps-Pardigol (2015) nennt folgende Bedingungskette zu professioneller Führung: Wenn Menschen gemeinschaftlich an einer Aufgabe arbeiten, erhöht sich die Motivation, die Aufgabe erscheint interessanter, subjektive und objektive Erschöpfung verringern sich. Zudem findet sich eine erhöhte Aufmerksamkeit im Arbeitsprozess. Ein Gefühl von Einsamkeit und wiederholtem Verlust an Verbundenheit im Team verringert hingegen kognitive Fähigkeiten – daher ist es sehr wirksam, wenn im Team Verbundenheitsgefühle entwickelt werden.

Eine regelmäßige Möglichkeit dazu bieten Teambesprechungen, um die es im Folgenden geht.

- **Teambesprechungen gestalten**

Insbesondere die Fähigkeit zur Moderation spielt in Führung und Management eine große Rolle. Gruppendynamische Prozesse, aber auch individuelle Bedürfnisse und Ansprüche (▶ Abschn. 5.1) beeinflussen Management- und Führungsprozesse, dabei müssen Einzelinteressen zusammengeführt werden und gleichzeitig die Interessen und Anforderungen des Unternehmens gesichert werden.

Leitende von Pflegebereichen und Therapieabteilungen benötigen daher besondere Fähigkeiten der Gesprächsführung in Kommunikationsprozessen. Sind Beteiligte anderer Berufsgruppen involviert, kommt eine Vielzahl an Interessen und Bedürfnissen hinzu (▶ Kap. 4).

Vorbereitungen, Sitzordnung und Gesprächsregeln, aber auch Zeitplanung beeinflussen Besprechungen, darüber hinaus prägt eine eigene positive oder negative Einstellung die Atmosphäre in Teambesprechungen. Aus diesem Grund sollten Verantwortliche ihre Gedanken bereits vor der Besprechung dahingehend überprüfen (▶ Abschn. 6.1).

Während der Besprechung ist es sinnvoll, zunächst die Sichtweise Beteiligter einzufordern, denn das fördert Offenheit und Verständnis.

Folgende Tipps für die Besprechungsleitung sind hilfreich (in Anlehnung an Neges und Neges 2007):

- pünktlicher Beginn,
- Kontakt herstellen – ggf. Teilnehmer oder interdisziplinäre Kollegen vorstellen sowie begründen, warum sie dieses Mal dabei sind,
- Ziele der Besprechung nennen,
- Ablauf und Zeitplan erläutern, ggf. Tagesplan vorstellen – Pausenmanagement thematisieren,
- Grundregeln der Sitzung und bei der Kommunikation vereinbaren,
- im Falle eines Protokolls Mitschreiber benennen,
- bestehenden Zeitdruck und die daraus resultierenden persönlichen Kommunikationsmuster erklären,
- ggf. Ergänzungen zum letzten Termin/Protokoll,
- sich als Leiter der Besprechung zurücknehmen – es sollten hauptsächlich Teilnehmer zu Wort kommen,
- bei Erfolgserlebnissen kollektiv kommunizieren, also Nennung individueller Personen vermeiden,
- Vermeiden von persönlichen Angriffen, Verteidigungen und Rivalitäten.

Um Missverständnissen und subjektiv divergierenden Bedeutungen vorzubeugen, sollten bestimmte **Steuerungsfragen** genutzt werden, wie z. B.:

- Was meinen Sie konkret?
- Könnten Sie bitte ein Beispiel nennen?
- Wie oft kommt das vor?
- Kommt auch das Gegenteil vor?
- Wie kommen Sie jetzt darauf?
- Was möchten Sie konkret erreichen?
- Welche wichtigen Aspekte wurden noch nicht angesprochen?
- Wie viel Zeit wollen wir für das Thema jetzt noch aufwenden?
- Bringt uns das, was Sie sagen, näher ans Ziel?
- Sind wir uns in diesem Punkt einig?
- Was wären die Nachteile?
- Was muss noch beachtet werden?

Als Besprechungsleitung sollte man ein persönliches Tool aus solchen Fragen parat haben, da so Effizienz und Klarheit geschaffen wird. Eine interessierte Grundhaltung, ein exzellentes Zuhörvermögen sowie eine stimmige nonverbale Kommunikation helfen dabei.

■ Zusammenfassende Aspekte von Kommunikation in Bezug auf Führung

Wie immer in der Kommunikation ist die innere Haltung der wesentliche Punkt für ein soziales Gelingen, und diese ist die Summe aus arbeitsbezogenen Überzeugungen, Rollenverständnis und beruflichen Erfahrungen. Sie wird einerseits durch eigene Kenntnisse aus Psychologie und Soziologie professionalisiert, andererseits durch angemessene Gesprächstechniken umgesetzt.

Zusammengefasst ergeben sich folgende wesentliche **Grundlagen der Kommunikation:**

- Wir wirken immer.
- Denkmuster führen zu Verhaltensmustern.
- Wahrnehmung, Deutung und emotionale Reaktionen sind subjektiv und somit nicht objektiv gültig und bewertbar.
- Rollenverständnis prägt Kommunikationsmuster.
- Verstehen findet in Bezug zur Biographie statt, und diese beginnt bereits mit der primären Sozialisation.
- Professionelle Kommunikation ist nichts, was man hat oder nicht hat, sondern sie kann gelernt werden.

Entscheidende Fähigkeiten zur **Förderung von Verstehen** sind:

- das Wissen um bezugnehmende Gesprächstechniken,
- die Möglichkeit, geschickte, möglichst wertfreie Fragen stellen zu können,
- ein sehr gutes Zuhörverhalten und eine exzellente Aufmerksamkeit zu besitzen.

Um andere **empathisch verstehen** zu wollen und ihre Interessen herauszuhören, eignen sich:

- eine offene, zugewandte Haltung,
- die jederzeit präsente Frage danach, was im Interaktionspartner gerade vorgeht,
- die Suche nach den Bedürfnissen und Interessen hinter dem, was wie gesagt wird.

Das wesentlichste kommunikative Element zur Verwirklichung erfolgreicher Prozesse in Führung und Management ist das **Zuhören**, dazu gehören laut Gloger und Rösner (2017) folgende Umsetzungsmerkmale:

1. Die volle Aufmerksamkeit gilt dem Mitarbeiter.
2. Der Mitarbeiter darf so lange reden, bis er aufhört.
3. Die eigenen Gedanken als Führungskraft dazu sind irrelevant.
4. Keine Erwiderungen geben.
5. Das Gehörte mit eigenen Worten wiedergeben.

Dies deckt sich mit dem, was unter professioneller Gesprächsführung verstanden wird, doch hinzukommt die Zentrierung auf den Interaktionspartner mittels Bezugnahme auf das Gehörte: Sache, Emotion, Appell. Je nach Intention und Gesprächskontext sind dies Fertigkeiten, durch die Führende als zugewandt erlebt werden.

Kommunikativ professionell gestaltete Führung ist besser als jedes Marketing.

Die Themen dieses Kapitels erhalten persönliche Nachhaltigkeit, wenn Selbstreflexion und Übung ermöglicht wird, dazu dienen die folgenden Aufgaben in ▶ Abschn. 5.5.

5.5 Selbstreflexion und Übungsteil

- ▶ Abschn. 5.1 Kompetenzprofil in Führungsprozessen

A. Führungskompetenzen kennen und zuordnen

1) Ordnen Sie die folgenden Fähigkeiten den Führungskompetenzen (s. ◘ Abb. 5.1 zum Kompetenzprofil von Führungskräften) zu:

Konfliktmanagement	____________
Planungsfähigkeit	____________
Personenzentrierte Haltung	____________
Stressmanagement	____________
Sprachkenntnisse	____________
Moderationsfähigkeit	____________
Ganzheitliches Denken	____________

2) Stellen Sie sich vor: Sie wollen einem Schüler oder Praktikanten die unten stehenden Kompetenzen erklären. Wie werden Sie das in kurzen, einfachen Sätzen (maximal 15 Wörter pro Satz und maximal 3 Sätze pro Kompetenz) tun?

- Sozialkompetenz in der Patientenführung

  ____

  ____

  ____

  ____

  ____

  ____

- Methodenkompetenz im Umgang mit Angehörigen

  ____

  ____

  ____

  ____

  ____

- Selbstvertrauen im interdisziplinären Umgang

  ____

  ____

  ____

  ____

  ____

  ____

B. **Führungsaspekte reflektieren**
  1) Führung im Patientenumgang
     Notieren Sie Gedanken zu folgenden Fragen:
     Führung findet auch in der Interaktion mit Patienten statt. Warum ist das so?

     ____

     ____

     ____

     ____

     ____

- Welche Führungskompetenzen sind auch bei der Interaktion mit Patienten wichtig?

  ____

  ____

  ____

  ____

  ____

  ____

- Wie zeigt sich Fachkompetenz am Patienten genau – ohne Fachjargon zu nutzen?

  ____

  ____

  ____

  ____

  ____

  ____

- Personalkompetenz umfasst mehrere Fähigkeiten (s. ◼ Abb. 5.1 zum Kompetenzprofil von Führungskräften). Welche der damit verbundenen Kompetenzen sehen Sie als besonders wichtig im direkten Umgang mit Patienten an? Warum ist das so?

  ____

  ____

  ____

  ____

  ____

  ____

- Welche Fähigkeiten von Führung spielen im Umgang mit Angehörigen bzw. Betreuungspersonen eine große Rolle?

  ____

  ____

  ____

  ____

  ____

2) Führung im interdisziplinären Umgang
   Überlegen Sie: Inwiefern sind folgende,
   die Kompetenz charakterisierenden
   Fähigkeiten im Umgang mit anderen
   medizinischen Fachberufen wichtig?
   - Einsatzbereitschaft

   ____

   ____

   ____

   - Selbstvertrauen

   ____

   ____

   ____

   - Entscheidungswille

   ____

   ____

   ____

   - Loyalität

   ____

   ____

   ____

C. **Misslingen von Führung**

   Produzieren Sie ein Negativbild einer fiktiven
   Führungsperson. Schreiben Sie dazu eine
   Liste von Charaktereigenschaften, Fähigkei-
   ten und Verhaltensweisen, die für miserable
   Führungskompetenzen sprechen. Tauschen
   Sie sich darüber aus oder legen Sie diese Liste
   einer Person vor, die sich mit dem Thema
   Führung auskennt.

   ____

   ____

   ____

   ____

   ____

■ ▶ **Abschn. 5.2 Erfolgreiche Führung**

A. **Führung und das Ich**

   Beantworten Sie folgende Fragen für sich:
   - Was verbinde ich mit dem Begriff
     Führung?
   - Welche habe ich in Bezug auf mich?
     Welche habe ich in Bezug auf andere
     Menschen?
   - Was haben andere davon, wenn ich führe?
   - Was würde mir Freude am Führen
     bereiten? Was würde mich belasten? Wie
     würde ich mit diesen Belastungen
     umgehen?
   - Wie würde ich dazu beitragen, dass sich
     meine Mitarbeiter mit meiner Führung
     identifizieren können?
   - Wie schaffe ich es, Verbundenheit mit
     anderen zu ermöglichen?
   - Wie würde ich dafür Sorge tragen, dass
     meine Mitarbeiter mitgestalten könnten?
   - Woran erkenne ich Ressourcen/Potenziale
     anderer Personen? Welche Möglichkeiten
     habe ich, damit ich Fähigkeiten bei
     anderen immer wieder (neu) erkenne?
   - Wie gelingt es mir, dass andere ihre
     Persönlichkeit entfalten können? Wie
     könnte ich sicherstellen, dass dies
     regelmäßig passiert?

B. **Transformierende Führung verdeutlichen**

   1) Informieren Sie sich zu aktuellen Unter-
      nehmensstrategien im Gesundheitsma-
      nagement. Denken Sie dabei an finanzielle
      Herausforderungen, Patientenversorgung
      bzw. Kundenakquisition, Magnetfaktoren
      und Qualitätsmanagement. Beantworten
      Sie vor diesem Hintergrund folgende
      Fragen:
      - Was sollte Unternehmenskultur
        Mitarbeitern und Patienten bieten,
        damit sie Zukunft hat?
      - Welche Ziele zur Öffentlichkeitsarbeit
        sind sinnvoll?
      Wie lassen sich diese Aspekte von Ihnen
      so kommunizieren, dass sie begeistert und
      echt wirken?

   2) Wie drücken Sie sprachlich aus, wenn Sie
      in einer Person wichtige Potenziale sehen?
      Wie kommunizieren Sie fehlende
      Kompetenzen einer Person, ohne dass
      diese sich persönlich angegriffen fühlt?

3) Wie drücken Sie sprachlich aus, wenn Sie in einer Person wichtige Potenziale sehen? Wie kommunizieren Sie fehlende Kompetenzen einer Person, ohne dass diese sich persönlich angegriffen fühlt?

C. **Stresssituationen wahrnehmen**

Stellen Sie sich vor, Sie haben eine Führungsposition. Sie sind verantwortlich für fünf Mitarbeiter. Ihr Verhältnis zu den Mitarbeitern ist gut, doch die Arbeit an sich ist zeitlich stressig. Zudem gibt es viele Patienten, die Sie in der Endphase des Lebens betreuen. Beantworten Sie folgende Fragen:

1) Wie reagieren Sie körperlich auf Stress? Denken Sie dabei an Atmung und Muskelspannung.

2) Welche Strategien haben Sie, um in einer akuten beruflichen Stresssituation mit Ihrer Stressreaktion umzugehen?

3) Welche Strategien haben Sie, um diesen beruflichen Stress auszugleichen?

▶ **Abschn. 5.3 Führung als sozialer Einflussversuch**

Führung und Einfluss

1) Reflektieren Sie:
   - Was macht Sie überzeugend?

   - Wie gelingt es Ihnen, andere dazu zu bewegen, etwas zu tun?

   - Wann fällt es schwer, andere zu überzeugen?

   - Wann fällt es schwer, sich überzeugen zu lassen?

2) Notieren Sie sich, warum Sie ein (berufliches) Vorbild sind bzw. sein werden.

____

____

____

____

____

3) Beantworten Sie folgende Fragen:
  – Warum kann man zu Ihnen Vertrauen fassen? Denken Sie an nonverbale und verbale Kommunikation.

____

____

____

____

____

  – Wie ermöglichen Sie Kreativität bei anderen? Denken Sie dabei an Ideen, wie Sie bei anderen Perspektivwechsel in verschiedenen Situationen ermöglichen.

____

____

____

____

____

  – Was verhindert Selbstständigkeit bei anderen? Und wie könnten Sie ermöglichen, dass andere zunächst selbstständig versuchen, Probleme zu lösen?

____

____

____

____

____

■ ► **Abschn. 5.4 Professionelle Führung umsetzen**

A. **Im Team erfolgreich**
  1) Sie haben etwas zu Gefahren für eine erfolgreiche Teamtätigkeit gelesen. Erarbeiten Sie daraus ein realistisches Bild von erfolgreicher Teamarbeit.

____

____

____

____

____

  2) Welche Fragen würden Sie einer Teamführung stellen, wenn Sie wissen wollen würden, ob ihr Team erfolgreich tätig ist?

____

____

____

____

____

B. **Bedürfnisse des Teams erfüllen**
  1) Wie würden Sie das Bedürfnis nach Zugehörigkeit für Ihr Team verwirklichen? Denken Sie an berufliche und außerberufliche Möglichkeiten.

____

____

____

____

____

2) Erarbeiten Sie tägliche Routinen, die Mitarbeitern das Gefühl geben, sie werden beachtet und wertgeschätzt. Die Möglichkeiten sollten wenig Zeit in Anspruch nehmen und situationsunabhängig einsetzbar sein.

____

____

____

____

____

C. Teams bilden

1) Sammeln Sie Ideen: Wie würden Sie einen „Probearbeitstag" für Bewerber gestalten, um möglichst viel über deren Arbeitseinstellung zu erfahren?

____

____

____

____

____

2) Erstellen Sie Fragen:
   – Welche Fragen könnten Sie stellen, um etwas über Zuverlässigkeit, Anpassungsfähigkeit, Engagement und Verantwortungsbewusstsein von zukünftigen oder vorhandenen Teammitgliedern zu erfahren? Recherchieren Sie dazu bei Bedarf Quellen aus Persönlichkeitsforschung, Teambildung, Personalmanagement.

____

____

____

____

   – Welche Fragen eignen sich für eine mündliche Erhebung, welche für eine schriftliche Erhebung?

____

____

____

____

____

D. Teambesprechungen erfolgreich gestalten

1) Erstellen Sie eine Informationsbroschüre für Kollegen, die übersichtlich und prägnant Tipps für Besprechungsleiter zur Verfügung stellt. Sie sollte Aufforderungscharakter haben (z. B. „Achten Sie auf …")
2) Welche der Steuerungsfragen passen zu Ihnen? Finden Sie mindestens zwei!

____

____

____

E. Hinderliche und förderliche Verhaltensweisen erkennen

Lesen sie die beiden unten aufgeführten Geschichten von Führungspersonen. Identifizieren Sie hinderliche und förderliche Eigenschaften der Führungspersonen. Vergleichen Sie mit dem Text in
▶ Abschn. 5.4. Beantworten Sie anschließend die Fragen unter dem Text.

1) **Paula** ist seit einem halben Jahr leitende Stationspflegekraft. Sie bewarb sich auf die Stelle, da sie in der vorherigen Arbeit als stellvertretende Leitung keine Aussichten auf die Stationsführung hatte. Sie wurde dort gemobbt, doch wollte davon niemand etwas wissen. Ihr Chef erwiderte dazu nur, dass sie das bitte selbst klären solle. Ihr wäre es lieber gewesen, dass es einfach mal eine deutliche Ansage Ihres Chefs gegeben hätte. Wieso soll sie das mit den anderen klären?

5

Paula hat inzwischen viele Bücher zur Kommunikation in der Pflege gelesen, das meiste davon findet sie zu global und theoretisch. Dennoch findet sie wichtig, dass sie weiß, wie sie ihre Interessen durchsetzen kann und mit Gesprächsführung die Mitarbeiter beeinflussen kann. Schließlich soll alles so laufen, wie Paula das für richtig hält. Sie erwartet perfektes Auftreten und Aussehen. Immerhin vertreten ihre Mitarbeiter einen Arbeitgeber und stehen für eine Profession. Das muss man gleich erkennen können. Pflegepersonal sollte adrett und sehr gepflegt aussehen. Offene Haare, Schmuck und Tattoos sind völlig unangemessen. Das scheint jedoch schwer zu vermitteln zu sein.

Außer bei Teambesprechungen hält Paula in der neuen Position ihre Kollegen auf Distanz. Entweder man ist befreundet oder man arbeitet zusammen. Beides vereinbaren zu wollen, geht keinesfalls gut.

Gestern hat sich Paula über ihre frühere Kollegin und inzwischen Freundin geärgert, das beschäftigt sie schon den ganzen Vormittag. Sie ist heute genervt und fühlt sich unverstanden. Und sie hat überhaupt keine Lust, heute der Bitte ihrer Stellvertretung nachzukommen, die mit ihr über den Umgang mit den beiden Pflegeschülern sprechen will, die zurzeit auf der Station sind. Ihrer Meinung nach haben die Schüler heute sowieso viel zu viel Mitspracherecht. Als sie Pflegeschülerin war, musste sie auch das machen, was man ihr sagte. Auch wenn es ihr nicht passte. Mund halten und arbeiten – nur so lernt man in Ruhe.

Am meisten nervt sie heute ihr Kollege, der immer einen Witz auf den Lippen hat. Er ist sehr beliebt bei den Patienten, doch Paula findet Humor auf einer Krankenhausstation unangemessen. Das ist ein ernsthafter Job, und Patienten sollten spüren, dass man es hier ernst meint mit dem Pflegeauftrag. Jetzt hat sie den lustigen Kollegen schon wieder erwischt, wie er pfeifend die Medikamente richtet. Das geht ja gar nicht! Wie soll er sich so konzentrieren können? Deswegen kontrolliert Paula ihn heute wieder nach. Das nervt sie aber.

Und so hat sie ihren anderen Kollegen gleich abgewimmelt, als er sie etwas wegen des nächsten Wochenenddienstes fragte. Dass der aber auch nie merkt, wann sie in Ruhe gelassen werden will. Besonders sauer ist sie über seine Reaktion. Er ging mit den Worten: Na? Wieder einen schlechten Tag erwischt, Chefin?

2) **Kurt** ist seit drei Wochen leitender Therapeut in der Rehabilitationsklinik. Er ist sehr stolz, dass die Klinik, die er schon von der Ausbildung und dem berufsbegleitenden Studium kennt, ihm diese Stelle angeboten hat. Er ist durch sein Studium kommunikativ sehr gut vorbereitet und weiß, dass man ihn gerne um Rat fragt, wenn es um abteilungsübergreifende Entscheidungen und Veränderungen geht. Gerade letztens wurde er gefragt, ob er nicht das nächste Projekt zum Qualitätsmanagement leiten möchte. Kurt ist hoch motiviert. Vor allem, seit er es geschafft hat, seine junge Kollegin zu überzeugen, dass sie ihm bei dem Projekt assistiert und ihn vertritt. Erst war sie skeptisch. Doch dann sind sie nach der Arbeit etwas trinken gegangen, und Kurt hat mit seiner humorvollen Art alle Bedenken, die seiner Meinung nach sehr angebracht waren, ausräumen können. Heute steht ein zweites Gespräch mit der Schulleiterin einer Berufsfachschule an, die an ihn herantrat und fragte, ob er nicht mit ihrer Schule kooperieren möchte. Im ersten Gespräch stellte sich heraus, dass der Kollege, der die Schüler betreuen würde, der Schulleiterin bekannt ist und von ihr eher kritisch gesehen wird. Denn pädagogisch sei er nicht auf dem aktuellsten Stand. Sie kenne ihn von einem Lehrauftrag. Kurt konnte sich genau vorstellen, was sie meint. Und nachdem er mit seiner kommunikativen Art herausfand, was das Problem ist, zeigte er Verständnis. Doch er hat im Moment keine freien Kapazitäten. Heute nun wird Kurt der Schulleiterin vorschlagen, dass er im Team eine entsprechende Schulung anbieten wird. Interesse ist bereits da, wie er in seinen wöchentlichen Arbeitstreffen mit seinem

Team herausfand. Nach dem letzten Arbeitstreffen kamen noch mehr Kollegen auf ihn zu und boten an, bei der Betreuung im klinischen Unterricht der Auszubildenden unterstützend tätig zu werden. Sie begründeten das mit der Begeisterung, mit der Kurt bei dem Arbeitstreffen von der Schülerbetreuung und der Bedeutung für die Zukunft sprach. So hätten sie das ja noch nie gesehen.

Nun wird Kurt ganz zuversichtlich und froh in die Besprechung gehen.

3) Aufträge zu den Beispielen:
- Inwieweit sind die von Ihnen identifizierten Verhaltensweisen und Einstellungen hinderlich bzw. förderlich? Für ihre Antworten gehen Sie alle Aspekte aus den Geschichten nacheinander durch. Begründen Sie Ihre Feststellungen mit Ihrem Wissen aus den Inhalten des Buches.
- Vielleicht fiel es Ihnen leicht, förderliche und hinderliche Aspekte bei den fiktiven Personen zu identifizieren. Fragen Sie sich nun, wo Sie sich selbst und Ihre Verhaltensweisen bzw. Einstellungen in Bezug auf Führungsfaktoren sehen. Können Sie hinderliche Eigenschaften und Verhaltensweisen nachvollziehen? Finden Sie förderliche Faktoren vielleicht sogar nachteilig?
- Skizzieren Sie mit Ihren Worten ein Führungsbild im Medizinalfach, das trotz als hinderlich bezeichneter Faktoren positiv wirksam sein könnte.
- Welche wesentlichen Grundlagen der Kommunikation würden Sie Paula vermitteln und wie würden Sie das begründen? Welche Fragen würden Sie ihr stellen – anlehnend an die Punkte im Buchtext, um ihre Reflexionsfähigkeit anzuregen?

Das ist mir aus ▶ Kap. 5 besonders im Gedächtnis geblieben:

5

Das will ich aus ▶ Kap. 5 noch vertiefen:

Literatur

Alter U (2016) Teamidentität, Teamentwicklung und Führung. Springer Fachmedien, Wiesbaden

Becker JH, Ebert H, Pastoors S (2018) Praxishandbuch berufliche Schlüsselkompetenzen. Springer, Berlin/Heidelberg

Eck CD et al (2014) Führungskräfteentwicklung. Springer Medizin. Springer, Berlin/Heidelberg

Gaspar C, Hollmann D (2015) Bedeutung der Arbeit. Ein Kooperationsprojekt von GfK Verein und Bertelsmann Stiftung. https://www.bertelsmann-stiftung.de/fileadmin/files/user_upload/Bedeutung_der_Arbeit_final_151002_korr.pdf. (PDF-Dokument). Zugegriffen im März 2018

Gloger B, Rösner D (2017) Selbstorganisation braucht Führung – Die einfachen Geheimnisse agilen Managements, 2. Aufl. Carl Hanser, München

Grote G, Staffelbach B (Hrsg) (2014) Arbeitserleben und Job Crafting. Schweizer HR-Barometer. Universität Zürich und ETH. https://www.zora.uzh.ch/id/eprint/104343/1/Bericht_HB14.pdf. (PDF-Dokument). Zugegriffen im Januar 2018

Haarhaus, B (2019): Skalen und Fragebögen zur Arbeitszufriedenheit. Internet unter: http://arbeitszufriedenheit.net/skalen/deutschsprachige-skalen/ (Januar 2019)

Heyse V, Erpenbeck J (2009) Kompetenztraining, 2. Aufl. Schäffer-Poeschel, Stuttgart

Hoos-Leistner H, Balk M (2008) Gesprächsführung für Physiotherapeuten. Thieme, Stuttgart

Hüther, G (2019): Nur wer will, kann sich ändern. Beitrag im Internet unter https://www.xing.com/news/klartext/nur-wer-will-kann-sich-verandern-3043 Januar 2019

Janssen B (2016) Die stille Revolution – Führen mit Sinn und Menschlichkeit, 2. Aufl. Ariston Verlag in der Verlagsgruppe Random House GmbH, München

Möller S (2016) Einfach ein gutes Team – Teambildung und -führung in Gesundheitsfachberufen, 2. Aufl. Springer, Berlin/Heidelberg

Neges G, Neges R (2007) Führungskraft und Team. Linde, Wien

Purps-Pardigol S (2015) Führen mit Hirn. Campus, Frankfurt

Schirmer U, Woydt S (2012) Mitarbeiterführung, 2. Aufl. Springer Gabler/Springer, Berlin/Heidelberg

Weiterführende Literatur

Behling S (2017) Was es für die Spitze braucht …? Z Heilberufe/Pflegemag 2017 60(1). www.springerlink.de. (Springer Medizin, PDF-Dokument). Zugegriffen im Mai 2018

Düllings C (2017) Empathische Führung – für mehr Harmonie und bessere Leistungen. Z PT-Erfolg:10–11. Richard Pflaum Verlag GmbH & Co. KG, München

Frey S (2012) Neue Pflegekonzepte trotz zunehmenden Fachkräftemangels: eine pflegewissenschaftliche Studie auf Basis kommunikativer Pflege. AVM – Akademische Verlagsgemeinschaft, München (Thomas Martin Verlagsgesellschaft)

Golombek J, Steffen F (2011) Einflussfaktoren auf die Verweildauer im Beruf und die Standortwahl des Arbeitsplatzes bei Gesundheits- und Krankenpflegern. Heilberufe Sci, 2(1): 3–10. https://doi.org/10.1007/s16024-011-0104-x. (PDF-Dokument, Springerlink). www.springer.de. Zugegriffen im Mai 2018

Kutscher PP, Seßler H (2017) Kommunikation – Erfolgsfaktor in der Medizin. Springer, Berlin/Heidelberg

Ruth G, Michael S (2007) KommunikaTUM – Professionelle Kommunikation in der Pflege und im Gesundheitswesen. Teilnehmerunterlagen WS 2007/08. http://www.praeventive-paediatrie.sg.tum.de/fileadmin/tuspl02/www/Downloads/Studium_GP/Fachpruefungsordnung_2006/KommunikaTUM_Kap1u2_WS07_08.pdf. Zugegriffen im März 2018

Kommunikation als Selbstwirksamkeit und Selbstfürsorge

© Springer-Verlag GmbH Deutschland, ein Teil von Springer Nature 2019
H. Hoos-Leistner, *Kommunikation im Gesundheitswesen*, Studium Pflege, Therapie, Gesundheit,
https://doi.org/10.1007/978-3-662-59220-5_6

6

Kommunikation findet immer statt, sie ist Ausdruck der eigenen Persönlichkeit, und sie beeinflusst die eigene Persönlichkeit. Die Art und Weise, wie Kommunikation mit sich selbst geführt wird, prägt kognitive Vorgänge, und innere Kommentare über eigenes Handeln wirken sich auf das private sowie berufliche Selbstwertgefühl aus. Die Grundeinstellung der eigenen Persönlichkeit beeinflusst das berufliche Selbstverständnis.

In Gesundheitsfachberufen Tätige benötigen Anpassungsfähigkeit und flexible Handlungsmuster, Selbstfürsorge ist hierfür ein wesentlicher Schutzfaktor und kann völlig unabhängig von Interaktionen angewendet werden.

Kommunikation, vor allem die innere Kommunikation lässt sich für Selbstwirksamkeit und zur Selbstfürsorge nutzen.

Anhand eines Beispiels zweier medizinischer Fachkräfte lassen sich unterschiedliche Wirkungen von eigener Kommunikation verdeutlichen.

P.A. Hanna ist gewissenhaft und genau, *alles muss perfekt laufen.* Schon im Studium waren ihr sehr gute Noten wichtig, und hatte sie keine sehr gute Zensur, war sie unzufrieden. *Das muss doch besser gehen!* Also lernte sie noch länger und intensiver. Nun hat sie ihre Berufstätigkeit begonnen, doch all das, was sie sich vorgenommen hat, geht nicht: *sich Zeit nehmen geht nicht, perfekt vorbereitet zu sein geht nicht, immer geduldig und freundlich zu sein funktioniert nicht. Ihr ist wichtig zu sagen, dass es kein Problem ist, noch dieses und jenes zu machen. Vor dem Feierabend würde sie gerne noch schnell eine Patientenverlegung klären, und sie müsste noch in die Notfallambulanz. Ihr delegierender Arzt fände das bestimmt gut, sie hätte gerne noch die neue Patientin auf Station untersucht, damit sie bei Visite perfekt vorbereitet ist.* Kollegen empfinden Hanna oft als hektisch, ungeduldig und gestresst.

P.A. Lu hat die gleichen Aufgaben wie Hanna, sie weiß, dass jeder im Beruf seine Erwartungen anzupassen hat, *niemand ist perfekt.* An Zeit, Möglichkeiten und Grenzen, deswegen fokussiert sie sich Schritt für Schritt auf ihre Tätigkeiten. *Erst macht sie das eine und dann das andere. Danach wird sie sich der nächsten Aufgabe widmen.* Sie gönnt sich gelegentlich einige Atemzüge Beachtung ihrer stressmeldenden Körperregionen. Lu ist der Überzeugung, dass sie nichts *muss,* sondern vieles *wird* und einiges *will.* Sie lehnt eine Bitte auch mal ab. Wörter wie „nicht", „Problem", „schnell" und „müssen" verwendet sie nicht.

Es ist leicht vorstellbar, wie Hanna durch den Tag eilt und wie Lu Ruhe ausstrahlt, im Einklang mit sich wirkt. Fördern die Worte von Hanna ihre Selbstwirksamkeit? Wie sorgt sie für sich? Wie spricht sie, wenn sie so denkt?

Einstellungen und Gedankenmuster motivieren eigenes Handeln, und die sprachliche Nutzung der Wörter entscheidet über Achtsamkeit und Stresserleben – bereits in Gedanken.

Medizinisch Berufstätige sollten ein stimmiges Maß zwischen Eigen- und Fremdinteressen finden, denn überwiegt eine der beiden Interessen, wirkt sich das auf die eigene Person und auf Interaktionspartner aus, die Konsequenzen daraus führen zu Stresserleben.

■ Was erwartet Sie in diesem Kapitel?

Dieses Kapitel thematisiert drei Aspekte:

Zunächst geht es um **Überzeugungen und Glaubenssätze.** Wie beeinflussen diese die eigene Sicht zu Dingen, Personen und Situationen? Inwieweit prägen sie Urteile, Vorgehensweisen und Entscheidungen?

Sodann werden **Achtsamkeit und Selbstcoaching** thematisiert. Warum fördert das Bewusstwerden über innere Zustände persönliche Klarheit? Wie sind in medizinischen Fachberufe Tätige in der Lage, gut für sich selbst zu sorgen? Aus welchem Grund ist intrapersonelle Kommunikation sehr gut geeignet, um eigenes Potenzial zu nutzen? Und sich so selbst zu professionalisieren? Wie kann Selbstwirksamkeit methodisch konkret für sich genutzt werden?

Der letzte Teil des Kapitels behandelt das Thema **Stressorenmanagement.** Dies fängt bei der eigenen Sprache an. Warum auch hier Kommunikation Einfluss hat, wird erläutert.

Die in diesem Kapitel vorgestellten Aspekte werden durch Reflexion und Übungen anwendbar. ▶ Abschn. 6.4 bietet dazu entsprechende Möglichkeiten.

Lernziele

- Nachdem Sie dieses Kapitel gelesen haben, sind Sie in der Lage, Kommunikation für die eigene Wirksamkeit und Fürsorge zu nutzen.
- Sie kennen den Einfluss von Überzeugungen und Glaubenssätzen sowie deren Einfluss,

Ihnen ist bekannt, dass die eigene Kommunikation das Handeln prägt.
- Sie können das Konzept der Achtsamkeit beschreiben und sein Potenzial einsetzen, dabei wissen Sie um die Förderung persönlicher Ressourcen durch Ansätze aus dem Coaching.
- Ihnen sind Einfluss von Stress und Ansätze seiner Bewältigung bekannt, darüber hinaus kennen Sie Merkmale des Burn-out-Syndroms.
- Ihnen sind kommunikative Möglichkeiten von Stressorenmanagement und hilfreiche innere Kommunikationsmuster geläufig.
- Sie sind in der Lage, Ansätze aus Achtsamkeit und Coaching zu nutzen, um positiv Einfluss auf sich zu nehmen.

6.1 Überzeugungen und Glaubenssätze

Die eigenen Überzeugungen und Glaubenssätze werden biographisch gebildet, dabei haben die primäre Sozialisation und begleitende Personen im eigenen Leben Einfluss. Berufliche Überzeugungen und Glaubenssätze sind geprägt von Ausbildung bzw. Studium und Arbeitskontexte. Die Bildungsbiographie beeinflusst Arbeitsmoral, Lernen, Fleiß, Faulheit und Erfolg.

❯ **Überzeugungen entspringen Erfahrungen – Glaubenssätze werden übernommen.**

Glaubenssätze haben das Potenzial, zu Lebensmustern zu werden, welche die Selbstwirksamkeit hemmen oder fördern, denn sie sind handlungsleitend, motivierend oder begrenzend in Bezug auf das eigene Leben.

Durch Reflexion und neugieriges Ergründen der inneren Kommunikation werden Überzeugungen und Glaubenssätze deutlich.

■ **Überzeugungen und Glaubenssätze beeinflussen Interaktionen**

Überzeugungen wirken sich auf das Verhalten aus. Werden Patienten beispielsweise von Gesundheitsfachkräften als „fordernd" eingeschätzt, beeinflusst dies berufliche Handlungen von medizinisch Tätigen, hierbei sind Zuschreibungen zu dem Begriff „fordernd" entscheidend. So werden identifizierende Merkmale entdeckt und interpretiert, sie beeinflussen sodann das Verhalten. Dies

kann zu schwierigen Situationen führen, denn Patienten haben eventuell andere Intentionen, als „fordernd" zu sein. Problematisch wird es auch, wenn interprofessionell bereits negativ besetzte Wertungen weitergegeben werden.

Glaubenssätze sind Verhaltens- und Kommunikationsprägend und bilden sich laut Bergner (2005) etwa im Alter zwischen 7 und 28 Jahren. Sie interdependieren mit Emotionen, und genau das wirkt sich auf persönliche Lebenssituationen hinderlich oder förderlich aus.

Ein Glaubenssatz wie: „Ich muss für unsere Patienten alles geben" oder: „Die Chefetage hat doch eh nur die Zahlen im Kopf" hat für Gesundheitsfachkräfte Innen- und Außenwirkung. So wird die eigene Haltung und die Interaktion mit anderen geprägt, denn die mentale Einstellung beeinflusst eigenes Verhalten und Wahrnehmung durch andere. Einstellungen zeigen sich auch nonverbal, beispielsweise in der Mimik oder Körperhaltung, was für andere wahrnehmbar ist und bewertet wird.

Ist die Gesundheitsfachkraft der Meinung, sie weiß weniger als andere, wird sie eher distanziert und unsicher sein, ist sie hingegen davon überzeugt, dass sie mit ihrem Wissen Wichtiges beizutragen hat, traut sie sich mehr zu. Also beeinflussen Überzeugungen und Glaubenssätze die Selbstwirksamkeit – die Überzeugung, den beruflichen Herausforderungen gewachsen zu sein, führt beispielsweise zu mehr Gelassenheit.

Wissen um den Sinn eigener Arbeit und ein klares berufliches Ziel sind ebenfalls hilfreich, denn es fördert das Bewältigen beruflich bedingter Belastungen. Glaubenssätze und Überzeugungen sollten positiv sein, dann entfalten sie Potenziale.

■ **Kommunikationsmuster decken Überzeugungen und Glaubenssätze auf**

Überzeugungen werden durch Kommunikationsmuster oder die Wortwahl erkennbar. Glaubenssätze zeigen sich kommunikativ durch Floskeln, Sprüche oder Reime, sie können negative oder positive Auswirkungen haben. Es sind oft unterbewusste Lebensregeln, die das eigene Handeln leiten.

Das, was Angehörige von Gesundheitsfachberufen glauben, beeinflusst nicht nur ihr Tun, sondern auch das, was sie als Resonanz bekommen.

Hier lohnt ein kritischer Blick auf Füllwörter, die im Alltag genutzt werden, z. B.:

- Wörter wie „eigentlich" und „aber" – diese wirken einschränkend.
- Bei Zeit implementierenden Worte wie „grade mal" und „eben" handelt es sich um diffuse Aussagen.
- Auch das Wort „man" wird häufig genutzt, doch wird so eine Verallgemeinerung der persönlichen Verantwortung vorgezogen, was Anonymität und Unklarheit fördert, wer in Bezug worauf gemeint ist.

Die Verwendung solcher Wörter stellt die Wertigkeit von Handlungen in Frage. Was vermittelt ein „Ich muss gerade mal telefonieren" oder „Lass mal eben die Betten machen"? Sowohl sich selbst als auch anderen gegenüber?

Negative Glaubenssätze können positiv umformuliert werden, so verlieren sie ihren Anspruch auf dauerhafte Verallgemeinerung, Frustration und Abwertung. Aus einem Glaubenssatz wie: „Meine Überlastung versteht eh niemand" kann eine positive Affirmation wie: „Ich kommuniziere meine Grenze" werden. Als Affirmation wird eine wiederholbare Generalisierung bezeichnet, welche als persönliche Motivation wirkt.

- **Glaubenssätze und Überzeugungen erkennen und nutzen**

Um Glaubenssätze und Überzeugungen zu erkennen, braucht es ein inneres Ohr und Reflexionsfähigkeit oder jemanden, der von außen wertschätzend und ressourcenorientiert auf Sprachmuster schaut. Gesundheitsfachkräfte entwickeln innere Bilder und Texte zu den täglichen Aufgaben, die kontextgeprägt sind und die Interaktionen mit Kollegen, Vorgesetzten und Mitarbeitern thematisieren. Patientenerfahrungen verursachen ebenfalls Überzeugungen und beeinflussen die innere Haltung bei Interaktionen.

Die Gesundheitsfachkraft Gabi hat heute Wochenenddienst in der nahe gelegenen Pflegeeinrichtung, schon nach dem Aufstehen denkt sie an die für sie anstrengende Interaktion mit den demenziell Erkrankten. Immer vergessen sie ihren Namen und halten sie für die Schwester der Station, und sicher sind wieder die üblichen zwei Bewohner aggressiv, wenn Gabi die Untersuchung an ihnen durchführt. Das Engagement der Pflegerinnen ist bestimmt auch wieder fraglich, permanent sind da welche krank, und den Arbeitenden fehlt wie immer die Geduld. Da kann sie als Gesundheitsfachkraft wohl mal wieder keine Unterstützung erwarten.

Schon hört sie sich laut seufzen – und das vor dem ersten Kaffee!

Aus diesem Beispiel wird ersichtlich, wie Gedanken, Vorstellungen und innere Gespräche die eigene Haltung beeinflussen können. Die Gesundheitsfachkraft programmiert so durch kognitive Aktivierung ihr Verhalten, besonders ungünstig sind dabei die von ihr gedachten Worte wie: „immer", „sicher", „bestimmt", „permanent" und „mal wieder". So beeinflusst Gabi bereits ihre Wahrnehmung und konstruiert eine Realität, die noch gar nicht stattfindet, was ihre Offenheit, Flexibilität und Motivation begrenzt.

Werden Überzeugungen als subjektive, unbestätigte Vorstellungen erkannt, ist ein erster Schritt zur Umdeutung getan, und die Vorstellungen können nun genutzt werden, um Selbstwirksamkeit zu optimieren. Negative Einstellungen können bewusst gestoppt und umgedeutet werden.

Insbesondere negative, verallgemeinernde Überzeugungen sollten überprüft werden, da sie Stressreaktionen auslösen und so wirksames Handeln verhindern.

Die Gesundheitsfachkraft Gabi denkt erneut an ihren Wochenenddienst, und sie erinnert sich, dass bisher am Wochenende häufig Personalmangel herrschte. Sie plant, wie sie unabhängig vom Zeitplan der Pflegerinnen ihre Untersuchung durchführen kann. Vor allem für die Patienten, welche die letzten beiden Male aggressiv auf Körperkontakt reagierten, wird sie sich Zeit nehmen. Sie erinnert sich, dass es wichtig ist, sich demenziell Erkrankten immer wieder vorzustellen und sich ihnen im Blickfeld zu nähern, dafür plant sie heute mehr Zeit ein. Die anderen Patienten wird sie danach besuchen. Sie wird bei Fragen zum Personalmangel in Ruhe erklären, warum es zu ungeduldigem Verhalten kommt und ihr Bedauern ausdrücken, wer weiß – vielleicht sind auch einige Angehörige vor Ort, mit denen sie sich kurz austauschen kann. Sie merkt, wie sie durchatmet – das wird sie schon schaffen!

Diese lösungsorientierte, zielfokussierte Denkweise wird die Haltung und die Kommunikation von Gabi beeinflussen, was sich begünstigend auf die Zusammenarbeit mit Kollegen und Patienten auswirkt.

Überzeugungen und Glaubenssätze zu Kontexten, Personal und Verhalten anderer sollten regelmäßig reflektiert werden, dabei überprüfen folgende Reflexionen die Stimmigkeit solcher Denkmuster:

- Woher kommt diese Überzeugung/dieser Glaubenssatz?
- In welchen Situationen bestätigt sich dies?
- Was macht das mit der eigenen Person?
- Gab es Situationen, in denen die Überzeugung/der Glaubenssatz unerfüllt blieb?
- Woran lag das?
- Ist die Überzeugung/der Glaubenssatz somit noch aktuell?

Professionalisierung als Angehöriger des Gesundheitswesens findet also zunächst einmal in der eigenen Wahrnehmung und im eigenen Denken statt. Wesentlich ist, dass der Beginn der Berufstätigkeit nicht zu früh verallgemeinernde Zuschreibungen in Bezug auf Situationen oder Personen erhalten sollte, denn dies prägt bereits das zukünftige Verhalten.

Der Angehörige der Gesundheitsfachberufe Anton arbeitet in einer Pflegeeinrichtung und ist überzeugt: Alle Bewohner hören schlecht, sie tragen ihr Hörgerät eh nie. Er redet also mit allen ganz laut – schließlich sollen sie ihn verstehen! Anton weiß zudem: Ich habe nie genug Zeit für Unterhaltungen mit den älteren Herrschaften, also lass ich unnötige Erklärungen sein. Na ja, schließlich sind die Bewohner ja auch nicht bei „Wünsch Dir was", sondern bei „So ist es eben".

Dieses Beispiel zeigt, dass die Glaubenssätze Antons sehr viel Potenzial für unangemessenes Verhalten haben und die Selbstwirksamkeit beeinträchtigt wird. Den Interaktionspartnern von Anton wird es schwerfallen, sein Potenzial zu erkennen und zu würdigen, so kommt es zu einem Mangel an Anerkennung und verschiedenen Schwierigkeiten in der Zusammenarbeit. Die Anerkennung der eigenen beruflichen Rolle wird in der Folge ebenfalls schwer, und das erfordert viel mehr Selbstfürsorge, was Energie kostet, die sinnvoller genutzt werden sollte.

◘ Abb. 6.1 verdeutlicht den selbsterhaltenden Kreislauf von Überzeugungen bzw. Glaubenssätzen, der zu situativ eingeschränkter Wahrnehmung und Handlung führt, die eingeschränkt stimmiges Erleben fördert. So wird das Finden passender Bestätigungsaspekte begünstigt, und ein Glaubenssatz oder die Überzeugung werden erhalten.

Mit folgenden drei Bedingungen kommt es zur Neubewertung oder Änderung von bestehenden Glaubenssätzen oder Überzeugungen:

- situative Offenheit und dadurch eine Erweiterung der Wahrnehmung,

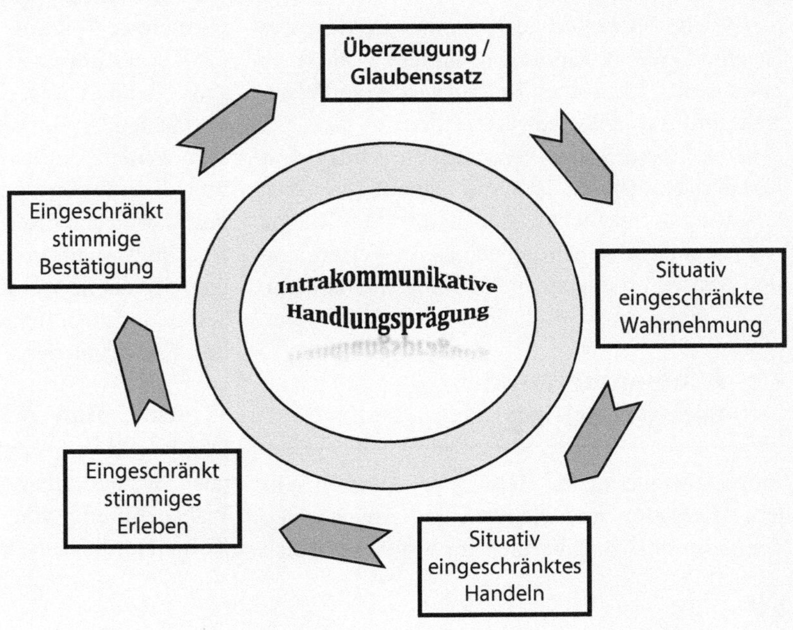

◘ Abb. 6.1 Intrakommunikative Handlungsprägung

- Nutzung von Handlungsalternativen,
- unvorhergesehenes Erleben und somit das Ausbleiben der stimmigen Bestätigung.

Entscheidend ist die Identifikation von negativ wirkenden Glaubenssätzen und Überzeugungen. Führen diese zu Unzufriedenheit beruflichen Handelns, sollte ihnen das belastende Potenzial genommen werden.

Es gibt eine weitere interessante Möglichkeit, negatives Denken umzuwandeln, mit dem psychologischen Konzept „kognitive Defusion" (Britt 2017, S. 87). Michael A. Britt beschreibt dazu ein psychologisches Experiment aus dem Jahre 2015. Die Forscher Andreas Larsen, Nic Hopper, Lisa A. Osborne, Paul Bennett und Louise McHugh wandten bei Versuchspersonen zwei Methoden zum Umgang mit negativen Gedanken an. Einmal die kognitive Umstrukturierung, in der es um die rationale Betrachtung von Übergeneralisierungen, Schwarz-weiß-Denken und Etikettierung geht. Hierbei werden negative Aussagen analysiert und auf Realität geprüft, was dem oben beschriebenen Ansatz entspricht.

Eine weitere Strategie hat sich jedoch ebenfalls als wirksam erwiesen: Sind negative Überzeugungen gefunden, werden diese entweder gesungen oder mit einer lustigen Stimmverzerrungsapp einige Minuten abgespielt. Diese Strategie der sogenannten kognitiven Defusion sorgt für Abstand bzw. Belustigung; das Einflusspotenzial negativen Denkens vermindert sich.

Welche Strategien auch genutzt werden – es ist entscheidend, hinderliche innere Dialoge zu erkennen. Diese sollten immer wieder auf Wortwahl und Aktualität geprüft werden.

Die Überprüfung von eigenen Denk- und Handlungsmustern ist aus einem weiteren Grunde interessant: Sie stehen mit dem Thema Achtsamkeit und Selbstcoaching in Verbindung und werden im folgenden Abschnitt thematisiert.

6.2 Achtsamkeit und Selbstcoaching

Innere Einstellung und Haltung beeinflussen Willen, Motivation und Handeln von Angehörigen der Gesundheitsfachberufe. Um sorgsam mit sich umzugehen, hilft bei dauerhaften beruflichen Ansprüchen Achtsamkeit und Selbstcoaching, denn beides fördert die Anpassungsfähigkeit. Gesundheitsfachkräfte stellen sich in den Dienst an anderen Menschen, Menschen, die nicht nur gesundheitlich, sondern auch psychisch belastet sind. Zum Erhalt der emotionalen und somatischen Stabilität sind also nutzbare Ressourcen notwendig. Sowohl das Konzept der Achtsamkeit als auch die Möglichkeiten des Selbstcoaching sind dabei hilfreich – so werden der eigenen Persönlichkeit, den eigenen Entscheidungen und Zielen trotz Belastungen günstige Wege bereitet.

Zunächst sollte professionell arbeitendes und engagiert tätiges medizinisches Personal eigenes Handeln grundsätzlich würdigen, vor allem, wenn es diesen Personen subjektiv an Anerkennung fehlt. Mit folgenden Reflexionen zu Arbeit kann ein positiver Status quo ermittelt werden:

- Für diese gesellschaftlich unverzichtbaren Dinge stehe ich als Angehörige des Gesundheitsfachberufes (...)
- Das motiviert mich (...)
- Für diese hilfreichen Grundsätze stehe ich im Prozess der Arbeit (...)
- Aus diesen Gründen stimmen meine innere Haltung und mein äußeres Handeln überein (...)

Hierzu positive Antworten zu finden, ist bereits die Basis für Achtsamkeit und Weiterentwicklung, diese begünstigen dabei eine professionelle kommunikative Haltung. Ist man trotz Belastungen positiv gestimmt, wirkt sich dies auf die eigene Zufriedenheit aus. Berufliche Unzufriedenheit und fehlender Sinn im täglichen Handeln wirken sich ebenfalls auf die eigene Kommunikation aus, was Interaktionspartner anhand paraverbaler und nonverbaler Kommunikation wahrnehmen.

Mittels Achtsamkeit werden eigene intra- und interpersonelle Wahrnehmungen bewusst. Durch Selbstcoaching erfolgen Klärungen, Anpassungen und Entwicklungen.

■ Achtsamkeit – was heißt das?
Der Begriff Achtsamkeit beschreibt einen mentalen Zustand, der die bewusste, bewertungsfreie Wahrnehmung von Gedanken, Gefühlen und Körperempfindungen ermöglicht.

Achtsamkeit heißt, die gesamte Aufmerksamkeit auf eine momentane Situation zu lenken. So wird im Jetzt verweilt, momentan vorhandenen Gefühlen wird ohne Bewertungen Raum gegeben. Achtsamkeit ist kein spiritueller Zustand, kein Zwang zu entspannen und kein Auftrag, das Denken aufzuhören.

Das Konzept der Achtsamkeit entwickelte sich aus einer buddhistischen Art der Meditation, es wurde dann unter anderem in einen medizinischen Kontext gesetzt. Der Pionier der heutigen Umsetzung von Achtsamkeit ist der Medizinprofessor Jon Kabat-Zinn, er entwickelte die MBSR (Mindfulness-based Stress Reduction). Hierbei lernen Nutzer, wie mittels Atmung und Erwartungslosigkeit Zustände positiv und ressourcenfördernd genutzt werden.

Forschungsergebnisse zeigen den positiven Effekt von Achtsamkeit auf Stresserleben und Leistungsfähigkeit, und wissenschaftliche Erkenntnisse zeigen, dass Achtsamkeit:

- zur Stressreduktion beiträgt,
- die Atmung optimiert,
- Muskeltonus, Herz-Kreislauf-System, Hormone und Neurotransmitter positiv beeinflusst,
- positive Effekte auf Wahrnehmungsprozesse, Gedächtnis, Konzentration, Kreativität und Empathie hat (Kohtes und Rosmann 2014).

Dies alles ist hilfreich und wichtig im medizinischen Beruf.

- **Achtsamkeit reguliert körperliche und emotionale Prozesse positiv**

Achtsamkeit lindert Stress und Schmerzen und scheint sich positiv auf den Schlaf sowie die Überwindung von Depressionen auszuwirken. Die Reduktion von Angst und die Entwicklung von positiven Regulierungsprozessen werden einem Achtsamkeitstraining bereits nach wenigen Wochen zugeschrieben.

Studien zu Achtsamkeitstraining zeigen:

- Die geistige Funktion und die Wahrnehmung der eigenen Gefühle werden gefördert.
- Das Erkennen der Gefühle anderer wird gefördert.
- Die im medizinischen Beruf so wichtige Empathiefähigkeit (▶ Abschn. 2.1) wird gefördert.

- Es werden Bereiche des Gehirns aktiviert, die mit dem subjektiven Glücksgefühl korrelieren.

Berufliche Effekte wurden zudem hinsichtlich positiverer Interaktionen, erhöhter eigener Effizienz und Stressbewältigung angegeben.

In Gesundheitsfachberufen Tätige werden als einfühlsam und verständnisvoll wahrgenommen, wenn sie wertungsfrei und mit situativer Aufmerksamkeit interagieren, doch achtsames Selbstmanagement führt auch zu eigener Klarheit. Agieren Personen sich selbst gegenüber bewusst und wertungsfrei, werden innerpersonale Prozesse besser gesteuert und verarbeitet, eigene Handlungen und Veränderungen laufen stimmiger ab.

In einem achtsamen Zustand beobachten Menschen ihre auftretenden Gefühle und Gedanken ganz ohne Bewertung und Vertiefung. Der Bewusstseinszustand bewegt sich weg von Aktionen hin zum Sein, was positive Auswirkungen auf die Psyche hat, wenn darin Übung besteht. Hilfreiche Ansätze zur Förderung werden anhand eines Beispiels vorgestellt:

Stellen Sie sich vor: Sie ziehen sich gerade für Ihre Tätigkeit auf Station um. Sie führen jedes Tun **ganz bewusst** durch. Sie spüren in sich hinein, **wie es Ihnen gerade geht. Gedanken und Gefühle**, die Ihnen jetzt in Bezug auf die Arbeit in den Kopf kommen, **lassen Sie zu.** Sie lassen sie dann **vorbeiziehen.** Sie **akzeptieren** Dinge, die Sie assoziieren, und **unterlassen** einen kritischen Selbstdialog. „Ich hätte" oder „Ich sollte" bekommen im Moment keinen Raum. Werden Sie abgelenkt durch Personen oder Geräusche, ist es okay. Doch **finden** Sie wieder einen **Raum für sich selbst.**

Achtsamkeit zu praktizieren ist leicht umsetzbar, wenn einige Tipps befolgt werden (Schrör 2016, S. 30–34):

- **Die eigene Atmung ist der Schlüssel:** Der Atem rückt in den Fokus der Achtsamkeit, er wird bewusst gespürt und beobachtend begleitet. So kommt es zur Achtsamkeit sich selbst gegenüber.
- **Gedanken, Gefühle und Empfindungen wahrnehmen:** Diese inneren Empfindungen begleiten eine Person ständig, mehr oder

weniger bewusst. Im Moment der Achtsamkeit wird diesem inneren Erleben Raum gegeben, Achtsamkeit wird bemerkt, bewusst erlebt und angenommen. Verschiedene innere Erlebensprozesse fließen ins Bewusstsein und werden dann wieder ziehen gelassen.

- **Wertungsfrei bleiben**: Alles, was im Moment der eigenen Achtsamkeit an Gedanken und Gefühlen kommt, wird bewertungsfrei angenommen, denn es gehört zur eigenen Person. Es kann helfen, aufkommenden Gedankengängen Überbegriffe oder Namen zu geben, doch diese sollten ohne negative emotionale Wirkung bleiben - also wertungsfrei.
- **Loslassen und den Atem fokussieren**: In den Empfindungen während der Achtsamkeit sollte nur kurz verweilt werden. Halten sich diese hartnäckig, hilft das bewusste Achten auf den Atem, und hilfreich ist es, wenn beim Einatmen an „Zulassen" und beim Ausatmen an „Loslassen" gedacht wird. Die Atempause kann mit einem inneren „Sein" gedacht werden.

Achtsamkeit reguliert aktuelle innere Zustände, zudem kann Achtsamkeit in die berufliche Kommunikation einfließen.

- **Achtsamkeit in der Kommunikation**

Achtsamkeit in der Kommunikation gelingt mit gedanklicher und sprachlicher Zuwendung zu sich selbst und zum Interaktionspartner. So wird eine empathische Haltung (▶ Abschn. 1.3 und 2.1) der eigenen Person und anderen gegenüber verwirklicht, dabei ist der innere Dialog die Basis für achtsame Interaktion. Ihn gilt es zu reflektieren, wenn Annahme und Achtsamkeit sich selbst gegenüber gefördert werden soll.

Wie gelingt nun achtsame Kommunikation in Interaktionen? Neben Aspekten aus ▶ Abschn. 1.4 wird achtsam kommuniziert, wenn Ruhe und Entspannung möglich sind, wenn klares Denken und Wachheit herrschen. So kann fokussiert und ohne Unterbrechung zugehört werden (▶ Abschn. 2.3).

Zugewandt und achtsam wird Kommunikation, wenn vor einer Antwort das vom Gesprächspartner Gesagte zusammengefasst wird. Interessiertes Nachfragen – mit einer Haltung des Verstehen-Wollens – zeigt ebenfalls Achtsamkeit dem anderen gegenüber.

Beispiele für diese Zugewandtheit in der Sprache sind:

- „Wie war das genau?"
- „Wie war es für Dich dabei?"
- „Du wünschst Dir …"
- „Was hat das mit Dir gemacht?"
- „Warum ist Dir das wichtig?"

Diese bezugnehmenden Gesprächstechniken (▶ Abschn. 1.4 und 2.1) fördern Verstehen und stellen den Kommunikationspartner in den Fokus, dieses bewusste Interagieren spürt der andere somit und kann ebenfalls zugewandt sein. Eine bedachte Wortwahl sorgt zudem für Stimmigkeit der inneren Haltung in der Kommunikation mit anderen (Mergel 2017, S. 119).

Achtsam zu kommunizieren heißt: klar und wertschätzend zu sprechen, mit der bedachten Wahl von Worten und ohne Floskeln. Wörter, welche Hetze implizieren und Druck ausüben, werden vermieden, wobei eine angenehme Arbeitsatmosphäre auch durch die sprachliche Verwendung von Bogensätzen gefördert wird (Lackner 2017, S. 88 – s. auch ▶ Kap. 3).

Springer (2017, S. 78) empfiehlt, dass eine Liste an „Wohlfühlwörtern" für sich und der Interaktion mit anderen erstellt wird, beispielsweise mit folgenden Begriffen: *sicher, frisch, geduldig, köstlich, wunderbar, wundervoll, belebend, hilfreich, fröhlich, farbenfroh, strahlend* u. v. m. So werden innere Dialoge, aber auch Handlungsanweisungen, Informationen und Angebote mit positiven Wörtern kommuniziert.

Beim Austeilen des Essens an Patienten in der Klinik kündigt die Gesundheits- und Krankenpflegerin an: „So, liebe Frau Mahl, hier das köstlich duftende Essen mit einer erfrischenden Nachspeise."

Die Physiotherapeutin Klara könnte zu den Hausaufgaben, die sie während des Hausbesuchs gibt, sagen: „Das, Herr Über, ist eine Übung, die ihr Bein belebt und hilfreich unterstützt, wenn Sie nach draußen in Ihren Garten gehen möchten."

Auch ein innerer Dialog kann mit positiven Worten geführt werden.

Der Therapeut muss am Wochenende auf der Station eines Krankenhauses arbeiten. Zur Vorbereitung könnte er sich sagen: „Nun werde ich mit frohem Mut meine Arbeit tun – und mit geduldiger Art das Beste aus dem Tag mit den Patienten machen. Ich werde hilfreich sein, auch wenn es viel zu tun gibt."

Mit intra- und interpersonaler Kommunikation kann Achtsamkeit verwirklicht werden, was förderlich für Selbstwirksamkeit und Selbstfürsorge ist. Selbstcoaching hat dieses Potenzial ebenso.

■ **Selbstcoaching – wie gelingt das?**
Coaching ist eine Möglichkeit, die persönliche Zielfindung, aber auch eine Klärung von Prozessen zu unterstützen.

Im Coaching wird davon ausgegangen, dass der Coachee alle Ressourcen zur Bewältigung von Herausforderungen in sich trägt und der Coach diese anregt.

▶ Abschn. 3.4 zeigte bereits, wie darüber hinaus intra- und interprofessionelle Kommunikation mit verschiedenen Formaten unterstützt werden kann.

Selbstcoaching ist Selbstfürsorge, es regt Perspektivwechsel und Analyse emotionaler Zustände an, so erfolgt Klärung und Aktualisierung. Um sich selbst coachen zu können, sind folgende Punkte wichtig:

- Die Bereitschaft, sich selbst zu beobachten.
- Der Mut, die eigene Kommunikation auf negative und positive Aussagen oder Bilder hin zu überprüfen.
- Eine Zielformulierung finden: positiv formuliert, mit einer zeitlichen Vorstellung und konkreten Aussagen, denn Zieldenken ohne Negation („nicht …") fördert Lösungssuche und Motivation.

Um Unstimmigkeiten und Anpassungsbedarf für sich zu klären, hilft das Innehalten, welches laut Härter (2017, S. 63) in fünf Schritten erfolgt. Diese werden im Folgenden genannt und erläutert.

1. **Was passiert gerade und wie fühle ich mich dabei?** Achtsamkeit auf die momentane Situation und deren auslösende Gefühle legen, Signale für Stresserleben erkennen.
2. **Was brauche ich im Moment?** Eigene Bedürfnisse werden wahrgenommen und artikuliert.
3. **Was brauche ich längerfristig?** Grundsätzliche Werte und Verhalten bewusst machen und auf Realisierung analysieren.
4. **Wie bekomme ich, was ich jetzt brauche?** Die eigene Verantwortung und Kompetenz zur Lösungsfindung klar machen.
5. **Was ist zu tun? Welche Möglichkeiten gibt es? Und welche Alternativen habe ich?** Das Bewusstsein für Entscheidungen bekommen, diese miteinander abwägen und gegebenenfalls neues Verhalten erproben.

Selbstcoaching integriert Emotionen, die analysiert und angenommen werden, Erfolge werden reflektiert und auf zukünftige Situationen antizipiert. Die eigenen Fähigkeiten und innere sowie äußere Ressourcen werden gesucht.

■ **Selbstcoaching von Emotionen – Benennung und Akzeptanz innerer Zustände**
Emotionen beeinflussen Denken und Handeln, sie sind außerdem physiologisch wirksam und können Stressreaktionen verursachen. Doch Stressreaktionen sind beeinflussbar, wenn die ihnen zugrundeliegenden stressauslösenden Emotionen bewusst verarbeitet werden. Ein entsprechendes Selbstcoaching eignet sich dazu. Sollen Emotionen bearbeitet werden, sind dabei folgende Schritte hilfreich:

- Zunächst wird die Emotion erkannt und benannt.
- Nun wird sich die Erlaubnis gegeben, diese Emotion zu haben, ohne sie zu bewerten.
- Anschließend werden die körperlichen Reaktionen wahrgenommen. Es wird sich klar gemacht, dass diese im Moment da sind und dennoch die eigene Person mehr ist als diese Reaktionen.
- So wird das Vorhandensein der Emotion akzeptiert, jedoch nur als ein Teil des eigenen Seins.

Gesundheitsfachkraft Walter spürt nach dem Mitarbeitergespräch mit seinem Vorgesetzten eine starke Unzufriedenheit und will dies für sich klären. Walter findet die emotionalen Zustände, welche diese Unzufriedenheit auslösen: Ärger und Wut. Er erlaubt sich diese, indem er sich sagt: „Ich bin gerade verärgert und wütend. Mir fehlte gerade die Wertschätzung für mein Engagement im letzten Jahr." Walter spürt, dass er die Stirn gerunzelt hat und er bemerkt eine erhöhte Körperspannung, seine Atmung ist flach. Er akzeptiert, dass diese Zustände für seine Wut stehen. Walter macht sich bewusst, dass er diesen Zustand kontrollieren und verändern kann. Er weiß, dass ihn sein Ärger und seine Wut in gewisser Weise antreiben werden, es ist also okay, dass er beides hat. Und Walter ist mehr als sein antreibender Ärger. Er überlegt, was er nun braucht, um andere Emotionen zu aktivieren, und kümmert sich darum.

Die Selbstwirksamkeit lässt sich so wiederherstellen, die Arbeitsfähigkeit bleibt erhalten, die Emotion wird bewusst und kann verarbeitet werden.

■ Selbstcoaching zur Entscheidungsfindung – die Nutzung innerer Gefühlskommunikation

Benötigen Angehörige von Gesundheitsfachberufen Klarheit in Entscheidungsfindungen, bietet Selbstcoaching Möglichkeiten, diese zu fördern. Oftmals besteht ein deutliches Gefühl bei der Bewertung von Dingen – aber diesem Gefühl muss auch Raum gegeben werden.

Das Wahrnehmen eigener körperlicher Signale hilft dabei ebenso wie bewusstes Spüren von Haltung und Mimik. Mittels Selbstcoaching gelingt die Nutzung dieser wertvollen Ressource, denn emotionale und körperliche Vorgänge sind neuronal eng verknüpft. So wird ein Zusammenhang von Situation, Körper, Fühlen und Denken nutzbar, da das Körpergedächtnis auch zurückliegende Erfahrungen speichert, die durch ein Hintergrundgefühl spürbar sind. Dennoch sind sie über logisch-abstrakte Zugänge wie Sprache und Nachdenken vielleicht nicht abrufbar (Hoos-Leistner und Balk 2008).

Der Kontakt zum Körper ermöglicht im Selbstcoaching einen Zugang über interozeptive Prozesse.

Zu Beginn des Entscheidungsprozesses wird die Frage gestellt, um welche Entscheidung es geht. Welche Optionen gibt es dazu? Es ist förderlich, einen Raum aufzusuchen, welcher der eigenen Person angenehm ist. Dann wird in dem Raum mit mehreren Markierungen am Boden gearbeitet, jede Markierung steht dabei für eine Option in der Entscheidungsfindung. Es ist unwesentlich, mit welcher Option angefangen wird. Nun wird sich auf die erste Markierung gestellt, die Augen sollten geschlossen sein. Folgenden Fragen wird nun nachgegangen:

Wenn ich mir diese Option vorstelle …
- Was sehe ich, wenn ich mir diese Option vorstelle?

- Was spüre ich an Körperspannung? Wo ist diese?
- Was fühle ich an Spannung in Gesicht und Halsregion?
- Wie ist meine Atmung?

Nun wird dort verweilt. Wichtig ist, dass sich Zeit genommen wird, denn häufig braucht der Organismus Zeit, die Antizipation zu leisten. Hilfreich kann sein, eine Stoppuhr mit mindestens 2–3 Minuten einzustellen.

Sind alle momentanen Zustände erfasst, wird überlegt:
- Fühlt es sich hier eher gut an? Fühlt es sich hier eher unangenehm an?
- Die Augen werden geöffnet, und es geht weiter zu einer anderen Option der Entscheidung. Auch dort wird verweilt und antizipiert, was gespürt wird. Die Fragen sind die gleichen wie auf der ersten Option.
- Gibt es mehr als zwei Möglichkeiten, können auch diese in der beschriebenen Form antizipiert werden.

Sind alle Optionen analysiert, wird eine gewisse Entfernung eingenommen. Daraufhin wird mit Blick auf die gesamten Stationen nun überlegt:
- Wenn das alles keine Optionen sind – was wäre dann?
- Die inneren Zustände, die vorher eingenommen wurden, liegen nun „vor" der eigenen Person, sie können nochmal überblickt werden. Der Blick auf das Ganze aus einer anderen Perspektive eröffnet so eventuelle weitere Optionen.

Als letzter Schritt wird sich diese Frage gestellt:
- Was würde mir eine Person oder Fantasiefigur, die ich besonders schätze, hier raten?

Zur Verdeutlichung dieser Selbstcoachingmethode dient dieses Beispiel:

Gesundheitsfachkraft Anne hat Schwierigkeiten, sich zu entscheiden. Soll sie das Angebot einer Führungsposition annehmen oder ablehnen? Sie will diese Entscheidung klären. Sie beschriftet mehrere Zettel. Der erste Zettel heißt: „Führungsposition". Sie legt ihn auf den Boden und stellt sich darauf. Mit geschlossenen Augen antizipiert sie die Leitungsfunktion. Sie lässt Bilder aufkommen und in sich wirken und fragt sich: Wie fühlt sich meine Körperspannung hier an? Die Atmung? Welche Reaktionen spüre ich noch? Sie bewertet diesen Zustand und öffnet die Augen. Die nächste Zettelstation liegt gegenüber und heißt: *Es bleibt wie es ist.* Sie stellt sich darauf und spürt auch hier, was ihr in den Sinn kommt. Nachdem sie auch diese Vorstellung emotional bewertet hat, erstellt sie noch eine weitere Station. Diese liegt seitlich mit Blick auf die anderen beiden Zettel und heißt: *Etwas ganz anderes.* Das Gefühl hier ist seltsam, dennoch ergründet sie ihre Wahrnehmungen darauf. Ihr kommen hier ganz andere Ideen und Möglichkeiten. Doch sie fühlt sich hier fremd, da finanziell keine Alternative möglich wäre. Nun nimmt Anne eine etwas distanziertere Position auf ihrem letzten Zettel ein. Darauf steht: *Aus der Entfernung betrachtet.* Sie stellt sich darauf, blickt auf alle bisherigen Zettel und überlegt: Was würde mein Großvater raten? Er war ihr immer ein guter Ratgeber. Ihr wird klar, dass im jetzigen Lebensabschnitt die Führungsposition eine sehr gute Entscheidung ist.

Die Möglichkeit, über Vorstellungen zu einer gefühlsbasierten Entscheidung zu gelangen, ist sehr hilfreich. Zeit und Raum sollten die Möglichkeit geben, sich voll auf die Wahrnehmungen einlassen zu können.

Zudem ist eine Verbindung zu eigenen Gefühlen für Gesundheitsfachberufe wichtig, da Empathie für andere nur gelingt, wenn Empathie auch sich selbst gegenüber zugestanden und genutzt wird.

- **Selbstcoaching zur Zielfindung - Ressourcen analysieren**

Ziele leiten uns, sie ermöglichen Entwicklung und Anpassung. Die regelmäßige „Inventur" eigener beruflicher Ziele ermöglicht Klarheit in Bezug auf Entwicklungsbedürfnisse, und Selbstcoaching eignet sich zur Förderung von Zielen.

Zu Beginn werden Ziele gesammelt. Vielleicht sind es Ziele, die sich auf Fachkompetenz beziehen, vielleicht aber auch Ziele in Bezug auf Sozialkompetenz oder Methodenkompetenz. Möglicherweise geht es um eine Erweiterung eigener fachlicher Qualifikationen oder um die Optimierung von Interaktionsprozessen bzw. technisch-wissenschaftlicher Erkenntnisse.

Das Ziel, das zuerst ansprechend wirkt, wird ausgewählt, und es ist sinnvoll, nur ein Ziel pro Selbstcoaching zu bearbeiten. Es sollte ein Raum gewählt werden, der ausreichend Platz bietet, die Bodenfläche sollte für einige Meter frei sein, damit diese für die Auslage einer Schnur und mehreren Zetteln genutzt werden kann.

Die zeitliche Ressource sollte mindestens 30 Minuten betragen, und um den inneren Dialogen und Ideen zu lauschen, sollte eine ruhige Atmosphäre möglich sein. Folgendes Vorgehen ist ratsam:

1. Das Ziel wird auf einem Zettel im Raum ausgelegt. Es sollte genug Platz sein, damit ein Weg gelegt werden kann, hierfür eignet sich beispielsweise ein Seil oder eine Schnur. Wichtig ist bei der Zielformulierung, dass sie folgende Anforderungen erfüllt:
   - konkret,
   - zeitlich terminiert,
   - positiv formuliert ohne Negationen.
2. Auf der einen Seite der Schnur wird ein „+" gelegt und auf der anderen ein „−".
3. Nun werden Zettel mit Stichworten notiert, immer mit folgenden Leitfragen:
   - Was besitze ich für Möglichkeiten/ Kontakte/Ideen, um dem Ziel näherzukommen?
   - Welche Überzeugungen, Dinge oder Personen hindern mich daran, dem Ziel näher zu kommen?
4. Diese Zettel werden auf die jeweilige Seite des „Plus" und des „Minus" gelegt.
5. Nun wird sich auf das Ziel gestellt. Mit dem Blick auf alle Aspekte lässt man diese Dinge auf sich wirken. Es kann hilfreich sein, sich in die Minus- oder Plusseite zu stellen.
6. Nun wird sich gefragt: Was braucht es, um die Zettel der Minusseite nutzbar zu machen – sodass sie hilfreich werden können?
7. Abschließend kommt es zur Prozesskontrolle. Welche Ressourcen werden wann und wie genutzt, um dem Ziel näher zu kommen? Diese Erkenntnisse sollten festgehalten werden.

Ida ist Therapeutin in einer Klinik. Sie hat zum Ziel, in einer ambulanten Einrichtung zu arbeiten. Dafür benötigt sie fachliche Vertiefung. Bisher arbeitet sie eher mit chirurgischen Patienten, sie muss sich also weiterbilden. Das Selbstcoaching beginnt sie mit dem Zielzettel. Darauf schreibt sie: *In einem halben Jahr* (= zeitlich terminiert) *werde ich in einer Privatpraxis mit Patienten jeder therapeutischen Diagnose fachlich sicher arbeiten* (konkret, ohne Negation). Nun stellt sie Stichwortzettel mit „Plus" und „Minus" her, diese legt sie aus. Für die „+"-Seite: *Meine Eltern um einen zinsfreien Kredit bitten, nach Ostern Brückentage für Weiterbildungen nutzen, zunächst mit der neurologischen Fachrichtung beginnen.* Für die „–"-Seite: *Meine Eltern benötigen mehrere Monate, um mir das Geld zur Verfügung zu stellen, die Urlaubspläne mit meinem Freund an Ostern, die neurologischen Fortbildungen dauern mehrere Wochen bis Monate.* Ida stellt sich nun auf den Zielzettel und schaut von dort aus auf die Stichwortzettel. Die Minusseite ist eine Herausforderung. Nun stellt sie sich auf die „–"-Seite und schaut auf ihre „+"-Zettel. Ihr kommt eine Idee zu *Urlaubsplänen* und *zinsfreier Kredit.* Am Ende stellt sie fest: *Sie wird zunächst ihre Eltern fragen – sie sieht sie am Wochenende. Mit ihrem Freund wird sie sprechen, wenn sie die Daten für Weiterbildungen herausgesucht hat. Das wird sie gleich am Freitag machen.*

Diese Art von Selbstcoaching zur Zielfindung erscheint einfacher, als sie ist, dennoch gelingt es, mit einem richtig formulierten Ziel und ausreichend Vorstellungskraft, Ideen zu generieren. Das Gehirn ist zur Problemlösung optimiert. Mit Ruhe, ohne Stress und dem Fokus auf konkrete Zielsetzungen wird es Ideen finden.

- **Bedeutung von Achtsamkeit und Selbstcoaching für die Kommunikation**

Sind medizinische Fachberufe mit sich und ihrer Kommunikation achtsam, entwickeln sie Empathie sich selbst und anderen gegenüber. Umgekehrt wird sich eine achtsame Haltung positiv auf Empathie und Kommunikation auswirken. Sehen Angehörige medizinischer Berufe eigene Potenziale und Ressourcen, sind sie effizienter und kreativer. Eigene Ressourcen und Potenziale anzuzapfen, gibt Selbstvertrauen und Vertrauen in sich und seine Fähigkeiten, „ent-stresst" Kommunikation mit anderen. Erwartungen, Ängste und Bedenken sich selbst und dem Gesprächspartner gegenüber reduzieren sich. In Zeiten von Personalknappheit und Überlastung von Fachberufen im Gesundheitswesen ist dies nötig und arbeitskrafterhaltend.

Neben dem Management der Verwirklichung von Achtsamkeit und Ressourcen ist Stressorenmanagement essenziell. Darum geht es im folgenden Abschnitt.

6.3 Stressorenmanagement

Stress ist auch für Gesundheitsfachberufe ein Begleiter in täglichen Arbeitsprozessen. Verursacht werden Stressoren durch einen zeitlichen und personellen Ressourcenmangel. Persönliche Arbeitsstrategien, Haltungen oder Überzeugungen in Bezug auf die berufliche Rolle haben ebenfalls Einfluss. Da Stress so ein verbreitetes Phänomen ist und Krankheiten verursacht, gibt es inzwischen ein eigenes medizinisches Feld: die Stressmedizin. Das daraus resultierende Wissen ist hilfreich, um Stress und Stressmanagement zu verstehen.

- **Bedeutung von Stress**

Stress kommt vom lateinischen *stringere* und kann mit *anspannen* übersetzt werden und führt – zunächst im Zusammenhang mit einer Situation auftretend und subjektiv bewertet – zur Ausschüttung von Stresshormonen, die physisch und psychisch auf den Organismus einwirken.

Was Menschen unter Stress setzt, ist individuell und abhängig von Erfahrungen, Erziehungseinflüssen und Persönlichkeitsstruktur. Faktoren, die Menschen unter Stress setzen, werden Stressoren genannt und subjektiv bewertet. Das Erleben von Stress löst körperlich-vegetative Reaktionen aus, beispielsweise Blutdruck- und Atemveränderungen, doch Schweißbildung und Beeinflussung von Verdauung und Immunsystem sind ebenfalls möglich.

> Stress und Stresserleben sind subjektiv und entstehen aufgrund Anforderungen, die subjektiv bewertet werden. Stress führt zu unspezifischen Reaktionen im Körper, der Stressoren zugrunde liegt.

In der frühen menschlichen Entwicklung waren Stressoren weniger häufig, aber lebensbedrohlich. Das Problem der Gegenwart ist, dass es viele, kontinuierlich einwirkende Stressoren gibt, die sich durch gesellschaftlich und medial geprägte Einflüsse häufen. Das gilt gleichermaßen für in Gesundheitsberufen Tätige wie für Patienten und deren Angehörige.

Aus Stresssituationen ergeben sich gesundheitliche Probleme, beispielsweise Schlafstörungen, Stimmungsabfall und innere Unruhe. Die übermäßige Produktion des Stresshormons Cortisol wirkt sich negativ auf das Gehirn aus, Hirnanteile, die für Gedächtnis, Stimmung, Gefühle und Angst zuständig sind, werden so beeinflusst.

Eine Dauerhaft erlebte negative Stressoren beeinträchtigen letztlich Entscheidungsfindung und logisches Denken (Weintraub 2018, S. 72).

Gerade medizinisches Personal unterliegt einem hohen Stress- und Belastungspegel, dabei werden insbesondere folgende Faktoren zu Stressoren:

- Personalmangel und die daraus resultierende höhere Arbeitsbelastung,
- schwierige Situationen mit Patienten,
- Konflikte und Krankheiten am Arbeitsplatz,
- mangelnde Kommunikationskompetenz von Führungspersonal und im Team, aber auch zwischen Teams.

Neben täglichen routinemäßigen Aufgaben, Herausforderungen und Problembewältigungen sind zudem auch unvorhersehbare Ereignisse situativ zu bewältigen. Diese werden bei fehlender Priorisierung, mangelndem Selbstbewusstsein oder reduzierter emotionaler Stärke zu immensen Stressoren.

Das Erleben von Stress wirkt sich auf das Interaktions- und Kommunikationsverhalten aus, Tonfall, Wortmenge und die nonverbale Kommunikation verändern sich dann und beeinflussen die Interaktion. Das Sprachverhalten im Stress stellt für andere wiederum ein Stressor dar, so kommt es zu Verhalten und Situationen, die als schwierig wahrgenommen werden.

■ Stressverlauf

Der typische Stressverlauf ist gut erforscht (Spreiter 2014, S. 57–58) und umfasst 6 Punkte:

1. Ein Reiz erhöht die Wahrnehmungsfähigkeit des Organismus.
2. Es kommt zur Aktivierung des Organismus und Intensivierung von Wahrnehmungs- sowie Entscheidungsprozessen.
3. Wird die Situation als bedrohlich wahrgenommen, bleibt die Alarmbereitschaft bestehen.
4. Ist der Stressor nicht mehr vorhanden, entspannt sich der Körper.
5. Gelingt die Entspannung durch anhaltende Stressoren nicht, gerät der Organismus in einen Dauerzustand erhöhter Alarmbereitschaft. Dies führt zur Erschöpfung.
6. Werden die Erschöpfungszeichen dauerhaft übergangen, kann der Rhythmus von An- und Entspannung nicht mehr gesteuert werden.

Eine erhöhte Wahrnehmungsfähigkeit ist an der Körperspannung zu bemerken, und die paraverbale Kommunikation verändert sich, indem kürzere Pausen zwischen den Sätzen gemacht werden und gegebenenfalls eine Erregung hörbar ist. Die Atmung wird flach und ungleichmäßig, Seufzen oder Stöhnen stellen dann Versuche dar, dies auszugleichen. Verliert eine Situation ihr Stressorenpotenzial, können sich Körpersprache und Atmung beruhigen, was allerdings Zeit und Strategien zur Stressbewältigung braucht. Ist das nicht möglich, kommt es zu stressbedingten Körperreaktionen, die Krankheitswert entwickeln können.

■ Angst als Stressor

Einer der stärksten Stressoren ist Angst (▶ Abschn. 3.1). Grundlage dieser Emotion ist ein Sicherheitsbedürfnis. Es ist wichtig, dass Angst kognitiv analysiert wird, denn sie ist hinderlich in Bezug auf das Erkennen von Alternativen, dabei gibt gerade das Wissen um Alternativen ein Gefühl der Kontrolle und Sicherheit. Häufige Ängste, die sich in Stresserleben ausdrücken, sind (Spreiter 2014, S. 88):

- Angst vor Verlust – beispielsweise Macht, Verlust einer erreichten Position oder Ansehen, Einfluss, bzw. Kontrolle über Situationen und Reaktionen,
- Ängste aufgrund starker Komplexität oder dynamischer Prozesse und somit die empfundene Gefahr, diese nicht mehr unter Kontrolle zu haben,
- Ängste aufgrund Enttäuschung und Verlust von Freunden, Familie oder Lebenskontexten.

Egal, welche Aspekte im Stressverlauf zutreffen und welche Stressoren oder Belastungen überwiegen: Im schlechtesten Fall kann es zu dem heute sehr bekannten Burn-out-Phänomen kommen.

■ Burn-out-Syndrom

Das Burn-out-Syndrom betrifft ca. 5 % der Erwachsenen, die vorwiegend betroffenen Altersgruppen sind die 40- bis 50-Jährigen (Spreiter 2014, S. 13). Burn-out ist ein Zustand der völligen Erschöpfung, umfasst die psychische Dimension der Emotion, sorgt für Depersonalisierung und beeinträchtigt persönliche Leistungsfähigkeit (Günthner und Batra 2012).

Burn-out entwickelt sich erst über einen gewissen Zeitraum, daher ist es wichtig, Zeichen zu beobachten und zu identifizieren. Nonverbale

Kommunikation kann hier zu einem wichtigen Erkenntnisfaktor werden, und werden belastende Veränderungen und Stimmungen wahrgenommen, so sollte Hilfe gesucht werden. Hilfsbedarf zu erkennen und Hilfe annehmen zu können ist eine charakterliche Stärke, denn dies zeigt Courage, Stärke und Mitgefühl.

Die Entwicklung eines Burn-out-Syndroms geschieht in Phasen und ist individuell, dabei werden drei Hauptfaktoren beschrieben: ungünstige Arbeitsbedingungen wie Personal- und Zeitmangel, fehlende Unterstützung durch Kollegen oder Führungskräfte und mangelnde positive Rückmeldung. Eine fehlgesteuerte Beziehung zu anderen ist ebenfalls auslösend, und eine Burn-out-Gefahr nimmt zu, wenn Arbeitsbedingungen keine Mitgestaltung zulassen. Bleiben Bedürfnisse nach Sicherheit, Entwicklung, Sinn und Autonomie unberücksichtigt, begünstigt dies ebenfalls ein Burn-out-Syndrom. Zudem fördern persönliche Faktoren wie Ängstlichkeit oder Selbstzweifel Belastungssituationen und sind wie fehlende Anerkennung als beitragende Faktoren zur Entwicklung eines Burn-out-Syndroms anzusehen.

Es werden 12 Phasen beschrieben, die in etwa folgende Charakteristika zeigen (vgl. Spreiter 2014, S. 41):

1. Ein starkes Bedürfnis, sich selbst und anderen etwas beweisen zu wollen.
2. Ausgeprägtes Leistungsbestreben, um hohe Erwartungen erfüllen zu können.
3. Überlastung und Vernachlässigung eigener Bedürfnisse und sozialer Kontakte.
4. Innere Konflikte und Probleme werden negiert oder überspielt.
5. Eigene Werte und bisher wichtige Dinge (Hobbys, Freunde) werden angezweifelt.
6. Absinken der Toleranz, Geringschätzung anderer, Verleugnung von Problemen.
7. Meidung sozialer Kontakte.
8. Verhaltensänderung, Gefühle der Wertlosigkeit, zunehmende Ängstlichkeit.
9. Funktionales und mechanistisches Verhalten sowie Kontaktverlust zu sich selbst.
10. Innere Leere und Kompensation dieser mit Essgewohnheiten, Alkohol, Sexualität oder Drogen.
11. Depression und Gleichgültigkeit, Hoffnungslosigkeit, Erschöpfung und mangelnde Perspektive.
12. Erste Suizidgedanken, akute Gefahr eines nervalen Zusammenbruchs.

Beachtung ist auch folgenden somatischen Problemen zu schenken: wenn an sich oder anderen plötzlich Probleme wie Verstopfung, Reizdarm, Magenschmerzen und Appetitlosigkeit festgestellt werden, wenn zunehmend aggressives Verhalten, sozialer Rückzug, vermehrte Ängste, depressive Stimmungen oder Schlafstörungen beobachten werden und wenn es zu Schwierigkeiten der Konzentration kommt.

Es gibt zudem persönliche Risikofaktoren, welche die Entwicklung von dauerhafter Erschöpfung und Burn-out-Syndrom begünstigen: ein perfektionistisches oder einzelkämpferisches Verhalten, oder wenn alles alleine gemacht und kontrolliert werden muss, wenn sich für alles verantwortlich und unverzichtbar gefühlt wird oder die Ablehnung von Bitten und Gefallen schwerfällt. Menschen, die eine starkes Harmoniebedürfnis haben, sind unter Umständen auch Burn-out-gefährdet. Wird sich hilflos oder abhängig von anderen gefühlt, verstärkt dies Erschöpfungszustände. Hohe Erwartungen an sich selbst und eine stark ausgeprägte Empathiefähigkeit für andere haben ebenfalls Einfluss. Außerdem wirken Doppelbelastungen ohne Regenerationsmöglichkeiten begünstigend auf ein Burn-out-Syndrom.

Die regelmäßige Reflexion zu persönlich als gewinnbringenden oder überfordernden Aufgaben ist somit als eine Art „innere Inventur" lohnenswert. Der Dialog mit sich selbst und die Analyse innerer körperlicher Wahrnehmungen sind dabei Nutzinstrumente (▶ Abschn. 6.2).

Intrapersonelle Faktoren, die vor einem Burn-out-Syndrom schützen, finden sich in den Bereichen Kognition, Emotion, Somatik und Organisation (Spreiter 2014, S. 100). Hierzu zählen Fokussierung auf Positives, Bewusstwerdung von Kompetenzen und Selbstwirksamkeit sowie Dankbarkeit. Das Erleben von Zugehörigkeit, loslassen können, Balancierung und Prioritätenklärung gehören ebenso dazu. Körperliche Bewegung und das von äußeren Faktoren unabhängige Aktivieren von Glücksgefühlen wirken ebenfalls unterstützend.

▪ Stressorenmanagement

Stressorenmanagement bedeutet, mit individuell erlebten Stresssituationen angemessen und erfolgreich umzugehen, wobei sich der hier verwendete Begriff des Stressorenmanagements auf das Management von Faktoren individuellen Stressempfindens bezieht.

Management von Stress kann umgebungsbezogen oder personenbezogen sein. Umgebungsbezogene Stressoren sind bedingt durch berufliche Stressoren und körperlichen oder psychischen Ursprungs, dabei sind zu nennen: die Überzeugung, ein zu geringes Einkommen zu haben, und das Erleben geringer Wertschätzung, was beides den angemessenen Umgang mit situationsbezogenen Anforderungen verhindert (Günthner und Batra 2012).

Personenbezogene Stressfaktoren ergeben sich aus Bedingungen der persönlichen Kompetenz, aus Krankheit und Ärger. Alles, was die Persönlichkeit betreffende Merkmale zu erhöhter Stresswahrscheinlichkeit birgt, wird dabei umfasst und von der Arbeitspsychologie als folgende personenbezogene Ressourcen definiert (Bamberg et al. 2006):

- soziale Kompetenzen,
- Bewältigungsstrategien.

Bedingungsbezogene Ressourcen sind hingegen im Bereich der Arbeitsaufgabe und Organisation gegeben:

- Kontrolle,
- Handlungsspielraum/Autonomie,
- soziale Unterstützung (Bamberg et al. 2006. S. 14).

Jede Person, die ein Ungleichgewicht von Anforderungen und Anpassungsmöglichkeiten erlebt, aktiviert subjektive Strategien, es gibt dabei ganz verschiedene Bewältigungsformen von Stress. Sie alle haben zum Ziel, die Interaktion der Person zur Umwelt anzupassen (problemorientierte Bewältigung) oder auf der körperlichen Ebene anzusetzen (reaktionsorientierte Bewältigung).

Problemorientierte Bewältigungsformen sind beispielsweise: Delegieren von Aufgaben, Anpassung des Zeitmanagements, Kontrolle der Perfektionsansprüche, Suchen von Unterstützung, Klärung von Prioritäten.

Reaktionsorientierte Bewältigung umfasst beispielsweise: das Durchführen von Entspannungsübungen, Ablenkung, körperliche Aktivität; affektive Katalyse (Gefühle ausdrücken) und das Pflegen von Freundschaft sowie Hobby sind ebenfalls zu nennen (Wippert und Beckmann 2009, S. 157).

Stressoren und Gefühle hängen eng zusammen, aus diesem Grunde ist die Analyse der hinter den Gefühlen liegenden unbefriedigten Bedürfnisse wichtig (▶ Kap. 3). Die Wahrnehmung eigener und von anderen erlebter Gefühle und Bedürfnisse unterstützt intra- und interpersonelles Verständnis.

Gelungene Kommunikationsfähigkeit thematisiert Stresszustände in der Senderperspektive angemessen mit „Ich"-Botschaften. Sie erkennt momentane Gefühlszustände und kommuniziert diese stimmig und angemessen. Aus Empfängersicht sind Gefühle, unbefriedigte Bedürfnisse und somit Wünsche aus der Appellfunktion von Sprache ersichtlich (▶ Abschn. 1.1), welche bei richtiger Interpretation hilft, Äußerungen anderer stimmig einzuordnen und Verständnis zu fördern.

Professionelles Management wahrgenommener Stressreaktionen gelingt sprachlich angemessen mit bezugnehmenden Gesprächstechniken (▶ Abschn. 2.1) gemeinsam mit einer richtig eingesetzten nonverbalen Kommunikation (▶ Abschn. 2.5) und ohne aggressiv-verbale Anteile.

Folgende Analyseschritte fördern das Stressorenmanagement:

1. Bewusstmachen des Ist-Zustandes
2. Gefühls-Check
3. Hinterfragen des Bedürfnisses
4. Diskrepanz zwischen Ist-Zustand, Gefühl und Bedürfnissen klären
5. Strategiefindung und erster Schritt

Beruflich protektiv wirken sich als positiv und wirksam erlebte Interaktionen aus. Außerberuflich positiv wirkende Einflüsse auf Stressorenmanagement sind ein erfülltes Familienleben oder eine gelingende Partnerschaft. Stressorenmanagement braucht also Gegengewichte im Leben. Folgende Arten von Stressorenmanagement sind möglich:

- Umgang mit Zeit, Störungen, Aufgabenpriorisierung, Strukturierung,
- Veränderung innerer Gedanken, Haltungen und stressauslösender Emotionen durch Neubewertung,
- Kenntnis eigener Methoden und Ausgleichsaktivitäten, um Stresserleben zu reduzieren oder auszugleichen.

Beispiele für Anti-Stress-Strategien sind zudem:
- gute Sozialkontakte zu pflegen,

- Hobbys und Sport nachzugehen,
- digitale Auszeit zu nehmen,
- liebevoller Körperkontakt,
- Sicherung des Schlafbedürfnisses,
- Zielklärung,
- Zeitmanagement zu aktualisieren oder optimieren.

Eine ebenfalls hilfreiche Strategie zur Stressreduktion beschreibt Klappenbach (2015, S. 36) mit der ABC-Übung. A, B und C stehen dabei für 3 wesentliche gedankliche Analysen:

A = sich über **Auslöser** des Stresses bewusst werden,

B = die eigene **Bewertung** dazu identifizieren,

C = ein Gefühl als **Konsequenz** daraus ermitteln.

Durch die Selbstklärung kann das Stress-Reaktionsmuster bewusst gemacht werden, was entlastet und die Möglichkeit bietet, Gefühle anzunehmen und ausgleichend zu beeinflussen.

Spreiter (2014, S. 71) schlägt die folgenden 4 Schritte vor, um die eigene Lebensbalance zu verbessern:

1. Reflexion eigener Bedürfnisse,
2. Überprüfung, ob die aktuelle Lebenssituation dem Bedürfnis gerecht werden kann,
3. planen, was getan werden kann, um der Bedürfnislage wieder gerecht zu werden,
4. Handlung umsetzen.

Eine gute Möglichkeit, Energie-Income und Energie-Outcome zu analysieren, besteht in einer Bilanzierung verschiedener Lebensbereiche (► Abschn. 6.4, Selbstreflexion). Der Überblick kann helfen, sich der Energieräuber bewusst zu werden.

■ Bewältigungsstrategien beruflicher Stresssituationen

Es gibt verschiedene Ebenen, auf denen Ansätze zur Bewältigung beruflicher Stresssituationen fokussiert werden. Diese sind das individuelle Erleben, die Arbeitsplatzgestaltung und der Arbeitsplatzkontext.

Die Beantwortung einiger genereller Leitfragen bietet einen ersten Überblick (Wippert und Beckmann 2009):

- Was kann ich selbst tun, um den eigenen Zustand zu beeinflussen (Entspannung fördern, Selbstbelohnung, Fokus auf andere Lebensbereiche)?
- Was kann ich im Rahmen der Möglichkeiten am Arbeitsplatz tun (Weiterbildung, teambezogene Supervision, andere Tätigkeiten)?
- Welche institutionellen Möglichkeiten bestehen (Supervision und regelmäßige Reflexionen in der Gruppe, Arbeitszeitgestaltung, Arbeitseffektivität verbessern)?

Vor allem auf der persönlichen Ebene gibt es beachtenswerte Aspekte. Hierzu zählen beispielsweise das Identifizieren und Managen eigener Grundbedürfnisse, die Klärung von Werteverständnis, Rollenverständnis, Sinnstiftung und die Analyse innerer Antreiber.

Da berufliche Belastungen nicht vermieden werden können, ist es wichtig, persönliche Bewältigungsqualifikationen (Quernheim 2018) zu entwickeln. Eine Resilienz (Widerstandsfähigkeit) in Bezug auf die innere Stabilität gegenüber beruflichen Belastungen wirkt dabei hilfreich, und diese beginnt bereits bei der inneren Einstellung zu Belastungen.

Wird z. B. das Wort „Problem" durch „Herausforderung" ersetzt, impliziert das die Möglichkeit einer Bewältigung, ein Lähmungsgefühl wird verhindert. Das Wissen um ein Weitergehen trotz widriger Begebenheiten stärkt die Selbstwirksamkeit, wozu allerdings Respekt und Anerkennung sich selbst gegenüber die Voraussetzung ist.

Gesundheitsfachkräfte sollten sich klar machen, wie wichtig ihre Tätigkeit für Patienten, Angehörige, Arbeitgeber und Gesellschaft ist. Sinn in dem sehen zu können, was getan wird, erhält trotz Stressbelastungen die Zufriedenheit, die ebenfalls gefördert wird, wenn Zusammenhänge ergründet werden und versucht wird, im Rahmen der eigenen Tätigkeit ein gewisses Maß an Selbstbestimmung und Eigenverantwortlichkeit umzusetzen.

Beruht die Wertschätzung seiner selbst nur auf Anerkennung und Lob durch andere, führt das zur Selbstaufopferung.

Stabilisierend auf das eigene Selbstwertgefühl wirkt die Klarheit in Bezug auf eigens mögliche Leistung im Arbeitskontext und eine Arbeitszufriedenheit, unabhängig von lobenden Äußerungen. Positive Erlebnisse wirken dabei generell als Ressource und sollten bewusst mehrere Sekunden lang wahrgenommen werden, damit sie sich stärkend auswirken.

Zwei Aspekte kommunikativer Bewältigungsstrategien spielen eine besondere Rolle: die innere Kommunikation und das Bitten um Hilfe im sozialen Arbeits- und Privatleben.

Vielen Personen fällt es schwer, direkt um Hilfe zu bitten, daher geschieht dies oft implizit, denn es wird angenommen, dass andere die eigene Belastungssituation erkennen können. Es wird erwartet, dass Unterstützung angeboten wird, oder es wird fragend angedeutet, ob jemand helfen könne. Beispiele sind:

- „Ich müsste noch das machen, könntest Du mir da helfen?"
- „Das und das muss noch erledigt werden. Kann mal jemand helfen?"
- „Es liegt noch das an – wer übernimmt mal gerade?"
- u.v.m.

Hier kann zwar gehofft werden, dass sich Hilfe ergibt, doch klarer wären folgende Fragen:

- „Klaus, ich habe noch drei Zimmer zu versorgen und brauche Hilfe. Übernimmst Du bitte eins?"
- „Annette, auf dem Anrufbeantworter sind drei Anfragen für Termine zur Therapie. Rufst Du bitte zwei davon an, während Du die Abrechnungen machst?"
- „Auf Station drei sollen noch zwei Kniebewegungsschienen angepasst werden. Dirk, Du gehst doch gleich dort hin wegen der Verordnungen. Stellst Du dann die beiden Schienen bitte ein?"

Eine klare Aussage, um welche Tätigkeiten es sich handelt, hilft anderen im Prozess des Verstehens und dem Erkennen der Notwendigkeit konkreter Hilfe. Eine wertschätzend formulierte Ansprache und die Bitte in Frageform machen deutlich, dass Unterstützung gewünscht wird, gleichzeitig wird das Gefühl, eine Ansage erteilt zu bekommen, vermieden.

Die innere Kommunikation mit sich selbst wirkt suggerierend und hat ebenfalls Einfluss auf das Selbstwirksamkeitsgefühl, sie sollte also unterstützend, wertschätzend und respektvoll geführt werden (▶ Abschn. 3.2 und 3.3).

Beispiele für hilfreiche Selbstsuggestionen finden sich in ◘ Tab. 6.1.

Wird die eigene Person im inneren Dialog kritisiert, ist dies häufig besonders ungnädig, und damit dergleichen nicht einprogrammiert wird, sollte sprachlich dem Prinzip der momentanen, situativen Analyse gefolgt werden. Innere Selbstkritik bleibt dann das, was sie ist: eine situative Bewertung und Analyse zur Optimierung.

Mit folgenden Beispielen gelingt eine Entschärfung innerer kritisierender Dialoge:

- „Das war gerade ungünstig/unpassend/falsch" statt „Ich kriege es einfach nie hin."
- „Heute fällt es mir einfach mal schwer, zu allen freundlich zu sein" statt „das nervt immer so".

Generell sind positives Denken, Willen zur Problemlösung und Selbstwirksamkeit gute Strategien für Belastungsbewältigung. Die eigenen Grenzen zu kennen und Strategien zum Emotionsmanagement zu besitzen, ist ebenfalls notwendig, insbesondere zu Trauer, Wut und Angst.

Die Reduzierung der subjektiv empfundenen Arbeitsbelastung gelingt auch durch Wissenserwerb, dieser fördert einerseits das Selbstwirksamkeitsgefühl, andererseits hilft er bei Verstehensprozessen, da Unsicherheit Ängste fördert. Eine positive Ausstrahlung, Lächeln sowie Humor wirken sich auf das eigene emotionale Erleben und die Wirkung der eigenen Person auf andere aus (▶ Abschn. 2.5). Kleinere Teams und kollegiale Unterstützung sind zudem hilfreich und förderlich für das subjektive Wohlbefinden in Arbeitsprozessen.

▪ Bedeutung der Kommunikation in Bezug auf Stressorenmanagement

Persönliche Stressoren und deren physisch-psychischen Mechanismus zu kennen, ist genauso wichtig wie die Klärung der Ursachen ihres Auftretens. Stressorenmanagement findet mit und durch Kommunikation statt, denn sich mitteilen zu können unterstützt Reflexion und fördert Management in Stresssituationen. Eigene Resilienzfaktoren werden so aktiviert und mittels intrapersoneller Kommunikation aktiviert. Hierzu dienen folgende Strategien:

Bewusstwerden folgender **Aspekte**:

- Das eigene Tun und Lassen ist beeinflussbar – das anderer Menschen nicht.
- Es gibt nur die Bewertung des „Anders-Verstehens" – denn jede Person versteht innerhalb ihres Systems der Wahrnehmung und Zuschreibung.
- Akzeptanz kann helfen, Kräfte einzuteilen oder Konsequenzen zu ziehen
- Oft ist es nicht so ausweglos wie wahrgenommen – es erfordert vielleicht einen Perspektivwechsel oder Abstand zu der Situation.

Tab. 6.1 Hilfreiche Selbstsuggestionen (in Anlehnung an Quernheim 2018 und Ross und Fritzsche 2016)

Thema	Inhalt und Bezug	Mögliche Suggestionen
Eigenes Arbeitsverhalten	Das eigene Arbeitsverhalten beruht auf einem inneren Anspruch, der antreibend sein kann, aber auch Stress fördern kann.	Ich mache so gut ich kann. Ich darf Fehler machen. Es ist in Ordnung, dass ich mich jetzt darum kümmere. Es muss nicht immer 100 % sein.
Ansprüche durch andere	Diese sind oft implizit und entstehen durch subjektive Wahrnehmungen und können auf Annahmen beruhen.	Ich habe jetzt gute Gründe, das so zu machen. Es ist für mich sinnvoll, dass ich diese Priorität jetzt so setze. Ich bin okay, auch wenn das für andere unbequem ist.
Zeitbezogen	Das Tempo der eigenen Arbeit ist sehr variabel. Das Gefühl, Zeitdruck zu haben, kann Stress fördern. Die Wahrnehmung des eigenen Tempos durch andere ist nicht kontrollierbar.	Ich arbeite so schnell wie möglich mit der erforderlichen Sorgfalt. Ich darf patientenzentriert sein. Ich darf Pausen machen. Ich darf entscheiden, wann ich mich beeile.
Selbstwahrnehmung	Innere Zustände sind ein hilfreicher Parameter in Bezug auf Stress und Überlastungssymptome.	Ich spüre, wie es mir geht, und nehme Rücksicht darauf – es ist okay. Ich bin ebenso wichtig wie andere. Auch mir darf mal etwas recht gemacht werden. Ich darf es mir auch mal recht machen. Ich darf auch mal schwach sein und mir Hilfe holen.

6

Überprüfen der Wirkung folgender **Glaubenssätze** und **Überzeugungen**:

- Besteht eine hinderliche „Ja, aber…"-Haltung, oder gibt es eine offenere „Es wird schon gehen…"-Einstellung?
- Sagt man sich sorgenvoll: „Jede Lösung hat ein Problem", oder hat man die ressourcenfindende Einstellung: „Jedes Problem hat eine Lösung?"
- Ist die eigene Überzeugung: „Vielleicht ist das ja möglich, aber es ist zu schwierig!", oder vertritt man die lösungsorientierte Meinung: „Vielleicht ist es schwierig, aber es wird schon möglich sein!"

Positiv denkende Personen sind resilienter, und erfolgreiches Stressorenmanagement ist ihnen möglich, auch wenn sie aus prekären Umständen kommen, denn nicht die äußeren Umstände determinieren Fähigkeiten zu Bewältigung, sondern die Selbstsuggestionen einer Person.

Folgende **Selbstsuggestionen** sind **hilfreich**:

- Ich sorge in und nach Stresssituationen gut für mich.
- Ich glaube an meine Kompetenz und die Bedeutung meiner Arbeitskraft.
- Ich nutze die Möglichkeit sozialer Kontakte.
- Ich suche realistische Ziele und denke langfristig – das alles wird seinen Sinn haben und bringt mich weiter.
- Eine Krise ist kein unüberwindbares Problem.

Die interpersonelle Kommunikation sollte von diesen Überzeugungen geprägt werden, was auch in der Interaktion mit gestressten Personen hilft: Patienten, Kollegen und Mitarbeitern.

So bleibt eine Situation dort, wo sie erlebt wird und in der beruflichen Rolle wird Gelassenheit genutzt.

Eine professionelle Gesprächsführung mit Bezugnahme auf Ausdrucks- und Appellebene lässt die Verantwortung beim Interaktionspartner und fördert dennoch Verständnis. Sie hat Lern- und Optimierungspotenzial für zukünftige Interaktionen, dabei verstärken sich Selbstwirksamkeit und Selbstfürsorge von Gesundheitsfachkräften in der beruflichen Rolle.

Das vorliegende Kapitel beinhaltet viele gesundheitsrelevante und professionalisierende Aspekte, diese sollten vertieft und individualisiert werden. Möglichkeiten der Selbstreflexion und zum Üben dazu finden sich nun im folgenden und letzten Teil des Kapitels.

6.4 Selbstreflexion und Übungsteil

- ▶ **Abschn. 6.1 Überzeugungen und Glaubenssätze**

A. Überzeugungen und Glaubenssätze entdecken
1) Finden Sie Überzeugungen und Glaubenssätze aus folgenden biographischen Bereichen Ihres Lebens:
   - Kindheit und Jugend (von Eltern, Großeltern)
   - Bildung und Schulzeit (durch Erzieher, Lehrer, Mitschüler, Eltern und Geschwister anderer Schüler oder Spielkameraden)
   - In Ausbildung und Studienzeit
2) Welche der gefundenen Phrasen haben Potenzial, ein Lebensmuster zu werden?
3) Inwieweit beeinflussen diese Phrasen das Handeln und Tun? Woran merken Sie das?
4) Welche der gefundenen Überzeugungen und Glaubenssätze sind hilfreich? Warum und wann ist das der Fall?
5) Wie können einschränkende oder missliche Überzeugungen umformuliert werden, sodass sie positiv wirken?

B. Positive Überzeugungen und Glaubenssätze finden
   - Finden Sie persönliche Stärken, die Ihnen im Beruf nutzen können.
   - Binden Sie diese jeweils in einen kurzen Satz ein.
   - Lassen Sie diese zu einer Überzeugung werden, in dem Sie sie an eine berufliche Vorstellung binden. In beruflichen Situationen können Sie dann darauf zurückgreifen.

Beispiel:

Persönliche Stärke	Satzkonstruktion	Berufliche Situation
Humor	Mein Lachen nimmt mir keiner!	Wenn andere genervt sind und sich mir gegenüber entsprechend äußern.

- ▶ **Abschn. 6.2 Achtsamkeit und Selbstcoaching**

A. Achtsamkeit und ich
1) Wann erleben Sie sich als achtsam sich selbst gegenüber? Wann erleben Sie sich als achtsam anderen gegenüber? Woran merken Sie das?

____

____

____

____

____

2) Denken Sie an eine sehr entspannte Situation, in der Sie ganz bei sich sein können. Was macht dann Ihre Atmung? Wie fühlt sich der Körperspannungsmix an – also die Balance zwischen Anspannung und Entspannung? Wie wirkt sich das auf Ihre Konzentration aus? Wie wirkt sich das auf Ihr Einfühlungsvermögen aus?

____

____

____

____

____

____

B. Achtsamkeit verwirklichen
1) Denken Sie an eine tägliche Situation Ihres Lebens. Es sollte eine Situation sein, die Sie immer wieder ausführen oder erleben – alleine und für sich.

6

Praktizieren Sie das nächste Mal dabei das Konzept der Achtsamkeit:

- Beginnen Sie mit der Atmung – spüren Sie diese bewusst und beobachten Sie Ihren Atem: Einatmung, Ausatmung, Atempausen.
- Hören Sie Ihre Gedanken und Gefühle dabei bewusst.
- Finden Sie positive, wertfreie Gedanken.
- Wenn unangenehme, Spannung verursachende Gedanken, Gefühle oder Aufträge an sich selbst auftreten: Nehmen Sie diese wahr, geben Sie ihnen Ihr Okay und lassen Sie sie vorbeiziehen.

2) Denken Sie an eine konkrete Situation, die Ihnen jedoch ermöglichen würde, Achtsamkeit zu verwirklichen. Planen Sie nun für diese Situation Achtsamkeit:

- Wie wird Ihre Atmung sein? Und wie werden Sie diese beeinflussen? Denken Sie an eine Situation aus Aufgabe A.
- Wie werden Ihre Gedanken und Emotionen sein? Voller Angst? Wut? Trauer? Wie können Sie diese annehmen? Wie können Sie diese mildern?
- Wie werden Sie also negative, Anspannung verursachende Gedanken und Gefühle mildern?
- Stellen Sie sich den Ablauf von Atmung, Gedanken und Gefühlen vor, die Ihnen zu Achtsamkeit verhelfen werden.

C. Achtsamkeit in der Kommunikation

- Mit welchen Beispielen aus dem Buchtext werden Sie Zugewandtheit in Ihrer Sprache verwirklichen? Suchen Sie sich zwei Phrasen aus, die zu Ihnen passen.

____

____

____

____

- Erstellen Sie eine Liste mit positiven Worten, die Sie bei Gelegenheit anbringen können: Gegenüber Kollegen, Patienten und Vorgesetzten. Beispielsweise, wenn Sie eine Idee anbringen, einen Auftrag erteilen oder ein für Sie positives Merkmal von Führung rückmelden werden.

____

____

____

____

____

- Wie ist Ihr derzeitiges Gefühl für Ihr Studium, und was denken Sie dazu? Analysieren Sie diese Gedanken auf positive und negative Begriffe. Nun ändern Sie diese in Richtung positiver oder zumindest wertfreier Worte.

____

____

____

____

____

D. Entscheidungsfindung mittels Selbstcoaching ausprobieren

- Denken Sie an eine einfache Entscheidung, die für Sie ansteht.
- Versuchen Sie mit, den Beschreibungen im Buchtext diese Entscheidung zu verwirklichen.

■ ▶ **Abschn. 6.3 Stressorenmanagement**

A. Stressoren identifizieren

- Denken Sie an alltägliche Abläufe. Was davon löst wann Stress in Ihnen aus?

____

____

— Denken Sie an Situationen, die Ihnen im Beruf begegnen werden (Zeitmangel, unzufriedene Patienten, ungeduldige und unausgeglichene Kollegen, Charaktereigenschaften, die Sie nerven). Was genau löst dabei in Ihnen Stress aus? Wie zeigt sich das in Ihren Körperreaktionen?

____

____

____

B. Angst als Stressor

— Was macht Ihnen im Beruf Angst? Inwieweit löst das Stressreaktionen aus? Denken Sie an physische und psychische Vorgänge.

____

____

____

C. Burn-out erkennen

— Stellen Sie eine Liste zusammen mit Menschen, die Sie kennen und die sich in der Altersspanne befinden, in der häufig ein Burn-out-Syndrom auftritt.

____

____

____

— Warum könnten bei diesen Menschen Burn-out-Symptome auftreten? Woran würden Sie das merken?

____

____

____

____

____

— Warum könnte bei diesen Menschen kein Burn-out auftreten? Warum ist das Ihrer Meinung nach so?

____

____

____

— Formulieren Sie Situationen oder Erlebnisse, die ein Burn-out generell wahrscheinlicher machen.

____

____

____

____

____

D. Stressoren analysieren und managen

— Machen Sie sich die Analyseschritte, welche das Stressorenmanagement fördert, noch einmal mit Hilfe des Buchtextes bewusst.

— Nun schauen Sie auf aktuelle oder Ihnen bekannte Stressoren.

— Analysieren Sie diese mit den 5 Schritten aus dem Text auf Seite 193.

— Welches sind Ihre persönlichen und von anderen Menschen unabhängige Möglichkeiten, Gegengewichte zu Stress zu setzen?

— Wenden Sie die ABC-Übung (Klappenbach 2015) an, wenn Sie an eine stressige Situation im Studium denken bzw. diese analysieren.

— Finden Sie 1–3 Ihnen bekannte Personen, die Stress erleben. Nun fragen Sie sich: Welche Bedürfnisse blieben unerfüllt, sodass es zum Stresserleben kam/kommt?

E. **Energielevel erheben**
   - Zeichnen Sie in die Säulen der Abbildung jeweils einen Strich, der die Höhe der Prozente kenntlich macht. So haben Sie einen Überblick über die Verhältnismäßigkeit von Ausgewogenheit Ihrer Lebensbereiche. Überlegen Sie: Wie ausgewogen erscheinen die Bereiche hinsichtlich der verschiedenen Level und ist das stimmig für Sie?
   - Stellen Sie Ihre Grafik jemandem vor, mit dem Sie lernen oder der sich gerne mit Ihnen austauscht und begründen Sie.

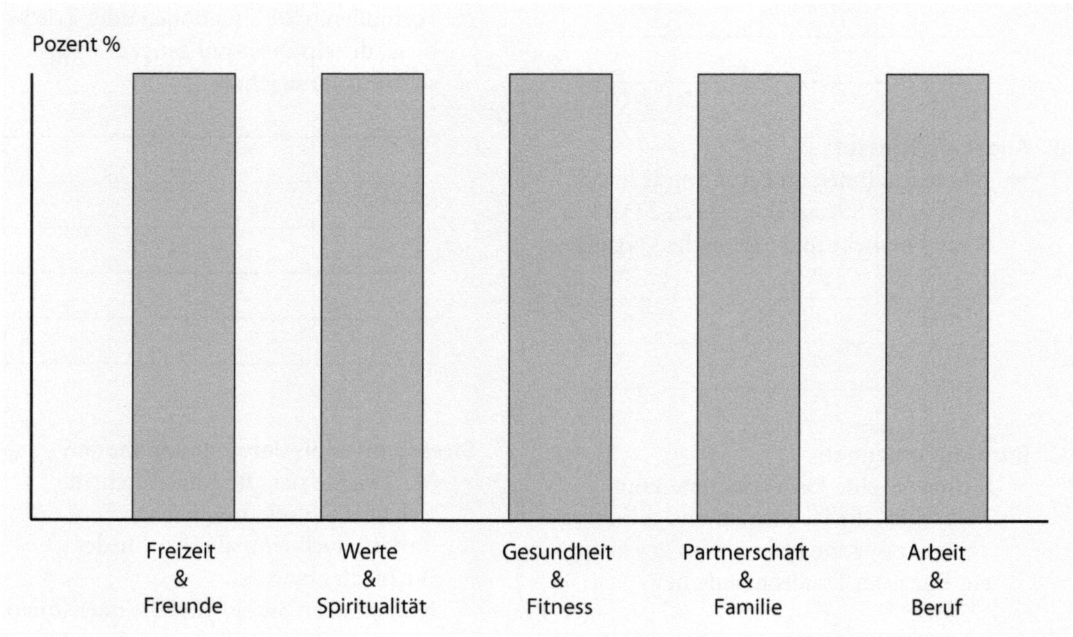

Das ist mir aus ▶ Kap. 6 besonders im Gedächtnis geblieben:

Das will ich aus Kap. 6 noch vertiefen:

6

Literatur

Bamberg E, Keller M, Wohlert C, Zeh A (2006) BGW-Stresskonzept – Das arbeitspsychologische Stressmodell. https://www.bgw-online.de/SharedDocs/Downloads/DE/Medientypen/Wissenschaft-Forschung/BGW08-00-000_Stresskonzept_Das_arbeitspsychologische_Stressmodell_Download.pdf?__blob=publicationFile. (PDF-Dokument). Zugegriffen im Januar 2019

Bergner T (2005) Lebensmuster erkennen und nutzen. MVG, München

Britt MA (2017) Psychologische Experimente. Anaconda, Köln

Günthner A, Batra A (2012) Stessmanagement als Burn-out-Prophylaxe. Bundesgesundheitsblatt, 55:183–189 https://doi.org/10.1007/s00103-011-1406-y. (PDF-Datei, April 2017). Springer, Berlin/Heidelberg

Harke K (2017) Wirkung und Auftreten in der Praxis. Z PT-Erfolg. Richard Pflaum, München, S 13–14

Hoos-Leistner, Heike und Balk, Michael (2008) Gesprächsführung für Physiotherapeuten. Thieme-Verlag Stuttgart

Klappenbach D (2015) Aufbaumodul Coaching. Europäischer Hochschulverbund Hamburg, 6. Aufl. IMK-Institut für mediative Kommunikation und Diversity-Kompetenz, Hamburg,

Kothes PJ, Rosmann N (2014) Mit Achtsamkeit in Führung. Klett-Cotta, Stuttgart

Lackner, Maria (2017) Achtsam kommunizieren in Krankenhaus, Pflegeheim und ambulantem Pflegedienst. In: Scheurl-Defersdorf, Mechthild von (2017): Wir sind füreinander da – bewusste Sprache in der Pflege. Verlag Lingva Eterna GmbH, Erlangen.

Mergel A (2017) Achtsame Kommunikation – Wertschätzende Begegnungen auf Augenhöhe. Scorpio, München

Quernheim G (2018) Nicht ärgern – ändern! Gelassenheit statt Burnout. Springer Medizin, Springer, Berlin/Heidelberg

Ross, Uwe H. und Fritzsche, Kurt (2016) Burnout-Prävention. In: Fritzsche, Kurt (Hrsg.): Psychosomatische Grundversorgung. PDF-Dokument DOI 10.1007/978-3-663-47744-1_30 Springer Verlag Berlin Heidelberg 2016

Schrör T (2016) Führungskompetenz durch achtsame Selbstwahrnehmung und Selbstführung. Springer Fachmedien, Wiesbaden. https://doi.org/10.1007/978-3-658-055-4_4

Spreiter M (2014) Burnoutprävention für Führungskräfte. Haufe-Lexware, Freiburg

Springer P (2017) Die Kraft der Sprache im Krankenhaus. In: von Scheurl-Defersdorf M (Hrsg) Wir sind füreinander da. Bewusste Sprache in der Pflege. Lingva Eterna, Erlangen

Weintraub P (2018) Spuk aus der Vergangenheit. Z Alles Unser Gehirn, 1, 68–72, Centennial Media (Hrsg.: Ben Harris, Sebastian Raatz)

Wippert P-M, Beckmann J (2009) Stress- und Schmerzursachen verstehen. Georg Thieme, Stuttgart

Weiterführende Literatur

Annesley M (2015) übersetzt von Trunk, Christoph (2016) Anleitung zur Achtsamkeit. Dorling Kindersley Limited. London, 2015. (Deutschsprachige Ausgabe: Dorling Kindersley, München)

Batra Anil (2012) Stessmanagement als Burn-out-Prophylaxe. Bundesgesundheitsblatt, 55:183-189 https://doi.org/10.1007/s00103-011-1406-y. (PDF-Datei, April 2017). Springer, Berlin/Heidelberg

Bertelsmann Stiftung und GfK (2015) Bedeutung der Arbeit. https://www.bertelsmann-stiftung.de/fileadmin/files/user_upload/Bedeutung_der_Arbeit_final_151002_korr.pdf. (PDF-Dokument). Zugegriffen im Dezember 2018

Frosch Z (2017) Wertschätzende Sprache als Führungsinstrument im Pflegemanagement. In: von Scheurl-Defersdorf M (Hrsg) Wir sind füreinander da – Bewusste Sprache in der Pflege. Lingva Eterna, Erlangen

Glocker P (2015) Weniger Stress im Leben. Scorpio, München

Gries D (2016) Erfolgreich durch die Krise – Resilienz im Alltag. C.H. Beck oHG, München

Haurand C, Weniger M (2015) In: Haurand C, Ullrich H, Weniger M (Hrsg) Stressmedizin. MVV Medizinische Wissenschaftliche Verlagsgesellschaft, Berlin

Kelley, John D. (2015): Your best life: coping with emotional pain in a demanding work environment. J Clin Orthop Relat Res, 474(2): 315-318. https://doi.org/10.1007/s119999-015-4610-5. (PDF-Datei). Springer, Berlin/Heidelberg

Klappenbach D (2011) Mediative Kommunikation, 2. Aufl. Jungfermann, Paderborn

Koller F (2003) Keine Chance dem Burnout. Z Physiopraxis 1(03):50–52. Thieme, Stuttgart

Lamothe M ea (2015) Outcomes of MBSR or MBSR-based interventions in health care providers: A systematic review with a focus on empathy and emotional competencies. J Complement Ther Med 24(2016):19–28. Elsevier Health. www.elsevierhealth.com/journals/ctim. (PDF). Zugegriffen am 12.2017

Möller S (2014) Besser im Team. Springer Medizin/Springer, Berlin/Heidelberg

Pletzer MA (2017) Emotionale Intelligenz – Einführung und Trainingsbuch, 2. Aufl. Haufe-Lexware, Freiburg

Zillessen A (2010) Im Hier und Jetzt. Z Physiopraxis 3(10):41–43. Georg Thieme, Stuttgart

Erratum zu: Intrapersonelle und interpersonelle Kommunikation

Erratum zu

H. Hoos-Leistner, Intrapersonelle und interpersonelle Kommunikation,
https://doi.org/10.1007/978-3-662-59220-5_3

Wir machen darauf aufmerksam, dass die jetzt zur Verfügung gestellte Fassung sich von der zunächst veröffentlichten Fassung unterscheidet. Ursache dafür ist eine Korrektur der Quelle in Kapitel 3.4 zur Kollegialen Beratung, Intervision und Supervision

Auf Seite 101 wurde der folgende Text korrigiert:
Ein fester Zeitrahmen ist sinnvoll, doch sind die zeitlichen Abstände variabel und abhängig von den Möglichkeiten, welche der Arbeitskontext bietet. Der Ablauf einer kollegialen Beratung beinhaltet folgenden Prozess:

Der Satz wurde korrigiert zu:
Ein fester Zeitrahmen ist sinnvoll, doch sind die zeitlichen Abstände variabel und abhängig von den Möglichkeiten, welche der Arbeitskontext bietet. Der Ablauf einer kollegialen Beratung beinhaltet folgenden Prozess (in Anlehnung an Tietze 2003, 2018):

Auf Seite 102 wurde der folgende Text korrigiert:
Bei der Intervision geht es ebenfalls um das Reflektieren und Besprechen aktueller Probleme und Herausforderungen, sie findet im eigenen Team statt und kommt ohne einen externen Spezialisten aus.

Die aktualisierte Version des Kapitels 3 dieses Buches finden Sie unter
https://doi.org/10.1007/978-3-662-59220-5_3

Der Satz wurde korrigiert zu:
Bei der Intervision geht es ebenfalls um das Reflektieren und Besprechen aktueller Probleme und Herausforderungen in psychosozialen Berufen. Sie findet im eigenen Team statt und kommt ohne einen externen Spezialisten aus.

Auf Seite 102 wurde der folgende Text korrigiert:
Die folgenden Methoden zur Anwendung der Intervision sind hilfreich (in Anlehnung an Arnold 2013), nachdem ein Fall aus der Gruppe eingebracht wurde:

Der Satz wurde korrigiert zu:
Folgende Methoden aus der kollegialen Beratung (Tietze, nach Arnold, 2013) sind auch zur Anwendung einer Intervision hilfreich, nachdem ein Fall eingebracht wurde:

Serviceteil

Stichwortverzeichnis